Ueber die

Körperbeschaffenhei

der zum

einjährig-freiwilligen Dienst

berechtigten Wehrpflichtigen Deutschlands.

Auf Grund amtlichen Materials

unter Mitwirkung

von

Dr. Nicolai,

Oberstabsarzt und Regimentsarzt des Königin Augusta Garde-Grenadier-Regiments Nr. 4,

bearbeitet

von

Dr. **Heinrich Schwiening,**

Stabsarzt und Hülfsreferent bei der Medizinal-Abteilung des Kriegsministeriums.

Mit 15 Kurventafeln im Text und 7 Karten.

Springer-Verlag Berlin Heidelberg GmbH

1909

Veröffentlichungen

aus dem Gebiete des

Militär-Sanitätswesens.

Herausgegeben

von der

Medizinal-Abteilung

des

Königlich Preussischen Kriegsministeriums.

Heft 40.

Ueber die Körperbeschaffenheit der zum einjährig-freiwilligen Dienst berechtigten Wehrpflichtigen Deutschlands.

Auf Grund amtlichen Materials

unter Mitwirkung

von

Dr. **Nicolai,**

Oberstabsarzt und Regimentsarzt des Königin Augusta Garde-Grenadier-Regiments Nr. 4,

bearbeitet

von

Dr. **Heinrich Schwiening,**

Stabsarzt und Hülfsreferent bei der Medizinal-Abteilung des Kriegsministeriums.

Mit 15 Kurventafeln im Text und 7 Karten.

Springer-Verlag Berlin Heidelberg GmbH

1909

Ueber die

Körperbeschaffenheit

der zum

einjährig-freiwilligen Dienst

berechtigten Wehrpflichtigen Deutschlands.

Auf Grund amtlichen Materials

unter Mitwirkung

von

Dr. Nicolai,

Oberstabsarzt und Regimentsarzt des Königin Augusta Garde-Grenadier-Regiments Nr. 4.

bearbeitet

von

Dr. **Heinrich Schwiening,**

Stabsarzt und Hülfsreferent bei der Medizinal-Abteilung des Kriegsministeriums.

Mit 15 Kurventafeln im Text und 7 Karten.

Springer-Verlag Berlin Heidelberg GmbH
1909

ISBN 978-3-662-34183-4 ISBN 978-3-662-34453-8 (eBook)
DOI 10.1007/978-3-662-34453-8

Softcover reprint of the hardcover 1st edition 1909

Inhaltsverzeichnis.

Einleitung.

Ueber den ungünstigen Einfluß der höheren Schulen auf die körperliche Entwickelung der Schüler ist schon seit langer Zeit und von vielen Seiten Klage geführt worden, ohne daß es möglich war, für die Berechtigung oder Nichtberechtigung dieser Klagen sichere zahlenmäßige Nachweise zu erbringen. Wohl liegen eine Reihe von statistischen Erhebungen vor über das Vorkommen einiger Körperfehler bei den Schülern höherer Schulen, z. B. über die Häufigkeit von Refraktionsfehlern, sie beziehen sich aber entweder nur auf einzelne Schulen oder geben keinen Aufschluß über die Art der besuchten Schule und die Länge der Schulbesuchszeit, so daß sie zu vergleichenden Untersuchungen nicht verwertbar sind.

Dieser Mangel an ausreichendem Material über den Einfluß der höheren Schulen auf die Körperentwickelung der jungen Leute kann nicht wunder nehmen. Während für die breite Masse der aus den niederen Schulen hervorgegangenen männlichen Jugend die Listen der Aushebungskommissionen wenn auch nicht ganz einwandfreie, so doch einigermaßen verwendbare Daten über ihre körperliche Entwickelung enthalten, versagen diese Listen für die Besucher der höheren Schulen völlig; wenn auch ein Teil der letzteren vor der Aushebungskommission zur Untersuchung kommt, so wird doch der bei weitem größere Prozentsatz nur bei demjenigen Truppenteil untersucht, bei dem er sich zur Einstellung als Einjährig-Freiwilliger meldet; nur diejenigen, welche von den Truppenteilen als untauglich abgewiesen werden, kommen behufs endgültiger Entscheidung ihres Militärverhältnisses noch vor die Ober-Ersatzkommission.

Die Untersuchungen bei der Meldung zum einjährig-freiwilligen Dienst geben bisher aber die einzige Möglichkeit, für sämtliche Schüler der höheren Lehranstalten vergleichbares Material über ihre körperliche Entwickelung zu erhalten.

Bei der Wichtigkeit, welche unzweifelhaft diese Frage in vielen Beziehungen — sowohl in rein pädagogischer, als auch in schulhygienischer und nicht zuletzt in allgemein sozialer Hinsicht — besitzt, war es eine nicht zu umgehende Pflicht der Heeresverwaltung, Mittel und Wege zu finden, um die Untersuchungsergebnisse der sich zum einjährig-freiwilligen Dienst meldenden jungen Leute zu einer statistischen Bearbeitung verwertbar zu machen.

Die Schwierigkeiten, welche sich einer Sammlung des diesbezüglichen Materials entgegenstellten, waren nicht gering und sind bedingt durch die Bestimmungen über die Ableistung des einjährig-freiwilligen Militärdienstes überhaupt.

Gemäß Ziffer 8 der „Dienstanweisung zur Beurteilung der Militärdienstfähigkeit“ sind zwar besondere Listen vorgeschrieben, welche die Truppensanitätsoffiziere über jeden sich zu genanntem Dienst Meldenden auszufüllen haben. Eine einfache summarische statistische Aufbereitung dieser Listen würde aber zu durchaus falschen Ergebnissen geführt haben. Es kommt oft vor, daß sich ein junger Mann bei einem Truppenteil zum Dienst meldet und für untauglich erklärt wird; er meldet sich darauf an einer anderen Stelle und kann dort als tauglich angenommen und eingestellt werden; die nicht zu vermeidenden verschiedenartigen Auffassungen der untersuchenden Sanitätsoffiziere über den Einfluß mancher Körperfehler auf die Militärtauglichkeit, die Vorschrift der Heerordnung (§ 5,5), daß an junge Leute, welche freiwillig zum Waffendienst eintreten wollen, die zulässig geringsten körperlichen Anforderungen gemacht werden dürfen, endlich die verschiedenen Anforderungen an die körperliche Rüstigkeit bei den einzelnen Waffengattungen, geben hierfür eine ausreichende Erklärung ab. Aber auch, wenn ein zum einjährig-freiwilligen Dienst Berechtigter von mehreren Truppenteilen als untauglieh abgewiesen ist, so kann er doch später noch bei der behufs endgültiger Regelung seiner Militärverhältnisse erfolgenden Vorstellung vor der Ober-Ersatzkommission von dieser für tauglich zum aktiven Waffendienst erklärt werden.

Es erhellt, daß sich bei dieser Sachlage aus den Freiwilligen-Untersuchungslisten der Truppen-Sanitätsoffiziere kein brauchbares Material gewinnen ließ; zahlreiche Doppelzählungen ein und desselben Mannes wären nicht zu vermeiden, und über diejenigen, welche von der Ober-Ersatzkommission ihre endgültige Beurteilung als untauglich erhalten, wäre auf diesem Wege überhaupt keine Kenntnis zu erhalten gewesen.

So blieb für eine zuverlässige Statistik einzig und allein die Zählkartenmethode über, indem über jeden jungen Mann, der sich zum einjährig-freiwilligen Dienst meldet, an jeder Stelle, wo er untersucht wird, eine Zählkarte ausgefüllt wird; auf diese Art ließ sich allein das endgültige Urteil des einzelnen, ob tauglich oder dauernd untauglich, feststellen.

So wurde denn durch kriegsministerielle Verfügung vom 9. 4. 1904 Nr. 126/4. 04 MA die Ausfüllung der nachstehenden Zählkarten über jeden zum genannten Dienst sich meldenden jungen Mann angeordnet.

Truppenteil bezw. Bezirkskommando.

....Armeekorps.

....

Zählkarte
für
Einjährig-Freiwillige.

Vor- und Familienname: ....

geboren { zu.............................., Provinz usw. ....
{ .... am .... ten .... 1 ....

Religion: .... Bürgerlicher Beruf: ....

hat welche Schule besucht? ....

bis zu welcher Klasse? .... bis zu welchem Lebensalter? ....

hat die Berechtigung zum einj.-freiw. Dienst auf Grund W. O. *§ 89,6, *§ 90, *§ 91?

*Ist bereits früher untersucht bei: ....

....

*und für untauglich befunden wegen: ....

....

Tag der jetzigen Untersuchung: .... Körpergröße: ....

Körpergewicht: .... Brustumfang: ....

Befund an den Augen, Sehschärfe rechts: .... links: ....

Etwaige Brechungsfehler
oder sonstige Veränderungen
rechts: .... links: ....

Befund an den Ohren, Hörschärfe für Flüstersprache } rechts: .... links: ....

Etwa nachgewiesene Ursache der
Beeinträchtigung der Hörschärfe: ....

Befund an den Atmungsorganen: ....

„ am Herzen: ....

*Sonstige Fehler: ....

Tauglich für: ....

Untauglich wegen: ....

*Endgültige Entscheidung der Ober-Ersatzkommission: ....

....

....

*Wird eingestellt bei: ....

....

....

*Bemerkungen: ....

Unterschrift:

....

Die mit * versehenen Fragen sind in Fällen, in welchen sie nicht in Betracht kommen, zu durchstreichen.

In der ersten Zeit wurden, wie in der genannten Verfügung ausdrücklich angeordnet war, auch beim Aushebungsgeschäft über die hier zur Vorstellung kommenden, zum einjährigen Dienst Berechtigten die gleichen Zählkarten ausgefüllt. Da es sich aber herausstellte, daß in einigen Bezirken — namentlich den Großstädten — durch diese Ausfüllung den kommandierten Sanitätsoffizieren eine sehr große Mehrarbeit erwuchs, welche geeignet war, das eigentliche Aushebungsgeschäft zu verzögern, so wurde gem. Verfügung vom 28. 8. 05, Nr. 2010/6. 05 MA nachgegeben, daß von der Ausfüllung der Karten beim Aushebungsgeschäft abgesehen werden könne; über diejenigen jungen Leute, welche von der Ober-Ersatzkommision für tauglich erklärt werden, soll nur bei ihrer Einstellung bei einem Truppenteil die Karte ausgestellt und mit 2 diagonalen roten Strichen als Unterscheidungszeichen versehen werden. Ueber diejenigen, welche bei der Vorstellung vor der Ober-Ersatzkommission in Bestätigung früherer Untersuchungen die Entscheidung als „dauernd untauglich“ erhalten, wird somit eine besondere Karte nicht mehr ausgefüllt; findet sich also über einen Mann neben der Karte über die Untersuchung bei einem Truppenteil mit der Entscheidung als „zeitig untauglich“ keine weitere Karte mit den diagonalen roten Strichen, so ist ohne weiteres der Schluß zu ziehen, daß er auch von der Ober-Ersatzkommission als dauernd untauglich erklärt worden ist.

Diese Erleichterung durch Nichtausfüllung der Zählkarten seitens der zum Aushebungsgeschäft kommandierten Sanitätsoffiziere ist aber, wie nicht verschwiegen werden soll, mit einem wesentlichen Nachteil verknüpft. Infolge der Vergünstigung der zum einjährigen Dienst Berechtigten, sich aus den verschiedensten Gründen zurückstellen lassen zu können, braucht die Einstellung der von der Ober-Ersatzkommission als tauglich erklärten Leute zum aktiven Dienst nicht sogleich nach der ergangenen Entscheidung zu erfolgen, sondern kann noch mehrere Jahre hinausgeschoben werden. Die Einreichung der wie oben angegeben besonders gekennzeichneten Zählkarten wird sich in diesen Fällen also auch bedeutend verzögern, so daß ein sicheres Urteil über die endgültige Entscheidung der zahlreichen, vom Truppenteil als zeitig untauglich zurückgewiesenen jungen Leute auf Grund der Zählkarten sich erst nach Verlauf einer längeren Reihe von Jahren gewinnen lassen wird. Jedenfalls ist der Zeitraum, über welchen sich die nachfolgenden Untersuchungen erstrecken, hierfür zu kurz und die Ergebnisse können daher bisher nur als vorläufige angesehen werden.

Die vorstehenden Ausführungen dürften die Schwierigkeiten gezeigt haben, welche der Gewinnung eines einigermaßen zuverlässigen

Materials über die Körperbeschaffenheit der zum einjährigen Dienst berechtigten Militärpflichtigen entgegenstanden, welche Schwierigkeiten aber auch die Aufbereitung der Zählkarten selbst bereitete. Da nach dem Gesagten über zahlreiche Leute, je nach ihren Meldungen bei verschiedenen Truppenteilen bzw. ihrer Untersuchung beim Ober-Ersatzgeschäft, 2, 3 oder noch mehr Zählkarten vorlagen, so galt es zunächst, neben der sonstigen Ordnung der Karten nach den verschiedenen, der Bearbeitung zu Grunde zu legenden Richtungen die Doppelkarten über ein und denselben Mann herauszufinden und zu vereinigen[1]).

Nach Aussonderung der Doppelkarten blieben aus dem Zeitraum von 1904—1906, aus dem das Material zur Bearbeitung herangezogen werden konnte, die Zählkarten über 80454 untersuchte, zum einjährigen Dienst berechtigte junge Leute übrig. Von diesen waren nach den Zählkarten 27804 als zeitig untauglich erklärt; es ist nicht unwahrscheinlich, daß ein erheblicher Prozentsatz von diesen inzwischen eine endgültige Entscheidung erhalten hat, doch ist es, wie nach den obigen Ausführungen über die neu eingeführte Kennzeichnung der Zählkarten über die beim Ober-Ersatzgeschäft untersuchten Leute erklärlich, bei der Kürze der Zeit nicht möglich, ein Urteil darüber zu gewinnen, ob diese zeitig Untauglichen schließlich doch noch tauglich zum aktiven Dienst geworden, oder ob sie als dauernd untauglich erklärt worden sind. Aus diesem Grunde sind diese 27804 zeitig Untauglichen bei den weiteren Untersuchungen außer Betracht gelassen und letztere nur auf die 52650 endgültig Abgefertigten ausgedehnt. Die Unsicherheit über die große Zahl der zeitig Untauglichen macht sich jedoch auch bei den Untersuchungen über die endgültig Abgefertigten insofern störend bemerkbar, als die Berechnung des Prozentverhältnisses zwischen Tauglichen und dauernd Untauglichen natürlich nicht ganz den tatsächlichen Verhältnissen entsprechen kann; die Zahl der Untauglichen ist wahrscheinlich zu klein, da eben die aus der Zahl der zeitig Untauglichen für dauernd untauglich Erklärten bei der Berechnung nicht berücksichtigt werden konnten. Es muss einer nach mehreren Jahren in Aussicht zu nehmenden erneuten Bearbeitung des

1) Die Auszählung der Karten und die Aufstellung der umfangreichen Listen usw. ist zum großen Teil in der sanitäts-statistischen Abteilung bei der Kaiser Wilhelms-Akademie für das militärärztliche Bildungswesen (Vorstand: Oberstabsarzt z. D. Professor Dr. Salzwedel) ausgeführt worden. Außerdem beteiligten sich an den Vorarbeiten in dankenswerter Weise die Stabsärzte an der Kaiser Wilhelms-Akademie Flemming, Friedheim, Wagner, Pochhammer, Saar, Thiemich, Stier, Scholz, Koch, Hillebrecht, Bertkau, Eckert und Kalähne.

gesamten Materials vorbehalten bleiben, diesen Mangel abzustellen. — Die vorliegenden Ergebnisse können daher, wie schon einmal gesagt und hier nochmals besonders hervorgehoben sei, nur als vorläufige angesehen werden.

Wie der Titel des Buches besagt, umfassen die Untersuchungen ganz Deutschland, da die Medizinal-Abteilung des Königlich Bayerischen Kriegsministeriums, welche seinerzeit die gleiche Zählkarte für den Bereich der Bayerischen Armee eingeführt hatte, im Interesse einer einheitlichen Bearbeitung das gesamte Material in dankenswerter Weise zur Verfügung gestellt hat.

I. Ueber die Tauglichkeitsverhältnisse der zum einjährigen Dienst Berechtigten im allgemeinen.

1.

Auf den Zählkarten ist, wie das Muster S. 3 zeigt, angegeben, ob die Berechtigung zum einjährig-freiwilligen Dienst auf Grund des § 89,6, 90 oder 91 der Wehrordnung erworben ist.

Der § 90 umfaßt alle diejenigen jungen Leute, welche die Berechtigung auf Grund des Besuches einer zur Ausstellung der entsprechenden Zeugnisse autorisierten höheren Schule erworben haben. Welche Schulen dazu gehören, wird weiter unten angeführt werden. Naturgemäß entfällt der weitaus größte Teil aller unserer Statistik zu Grunde liegenden Militärpflichtigen auf diese Gruppe — von den 52640 endgültig Abgefertigten nicht weniger als 50407 = 95,7% der Gesamtzahl.

Der § 91 umfaßt solche jungen Leute, welche die Berechtigung auf Grund eines besonderen, vor einer Prüfungskommission abgelegten wissenschaftlichen Examens erlangt haben; ihre Zahl beläuft sich auf 1976 = 3,8%.

Der § 89,6 der Wehrordnung endlich bezieht sich auf diejenigen jungen Leute, welchen auf Grund einer besonderen Hand- oder Kunstfertigkeit oder sonstiger besonderer hervorragender Leistungen usw. nach Bestehen einer Prüfung in den Elementarkenntnissen die Berechtigung zum einjährigen Dienst erteilt ist. Ihre Zahl beträgt nur 267 = 0,5% aller Berechtigten.

Die 50407 nach § 90 W.O. Berechtigten verteilen sich nun auf die einzelnen Schulen[1]) wie folgt:

---

1) Für die Einteilung nach Schularten ist das Verzeichnis maßgebend gewesen, welches alljährlich im Armee-Verordnungsblatt über diejenigen Lehranstalten des Deutschen Reiches veröffentlicht wird, welche die Berechtigung zur Ausstellung von Befähigungszeugnissen für den einjährigen Dienst besitzen.

1.	Gymnasien	25246
2.	Realgymnasien	6791
3.	Progymnasien	313
4.	Realprogymnasien . . .	142
5.	Oberrealschulen	4026
6.	Realschulen	8953
7.	Seminare	2910
8.	Handelsschulen[1]) . . .	578
9.	Industrieschulen[1]) . . .	369
10.	Landwirtschaftsschulen. .	601
11.	Privatschulen	478
	Summe	50407

Den Hauptanteil hat somit das Gymnasium, sodann die Realschule, das Realgymnasium und die Oberrealschule. Auf diese Schularten wird sich hiernach — auch ihrer allgemeinen Bedeutung entsprechend — im wesentlichen die spätere vergleichsweise Darstellung erstrecken. Die zu 8—10 in obiger Uebersicht aufgeführten Schulen können bei ihrer geringen Besetzung für Vergleiche mit den übrigen Schulen im allgemeinen kaum herangezogen werden, da bei der Kleinheit der absoluten Zahlen die Schwankungen der Prozentverhältnisse naturgemäß zu groß sind und dadurch leicht unzutreffende Schlußfolgerungen gezogen werden könnten. Dazu kommt, daß die Schüler, welche sich die wissenschaftliche Befähigung zum einjährigen Dienst auf diesen Schulen erworben, doch zum Teil vorher schon eine andere Schule besucht haben, worüber die Zählkarten zumeist keine Auskunft geben. Das gleiche ist der Fall mit den „Privatschulen", doch werden die sämtlichen genannten Schulen in den folgenden Tabellen usw. der Vollständigkeit halber meist mit aufgeführt werden.

Auch bei den gemäß § 91 W.O. zum einjährigen Dienst Berechtigten ist auf den Zählkarten fast überall die Art der vorher besuchten Schule angegeben — eine Trennung der Gesamtzahl hiernach erübrigt sich aber, da die Ziffern für die einzelnen Schulen dann viel zu klein würden.

2.

Berechnet man nun zunächst im allgemeinen, wieviel von den aus den einzelnen Schulen hervorgegangenen Schülern tauglich oder

---

1) Es sei darauf hingewiesen, daß unter „Handels- und Industrieschulen" vielfach andere Schulen, Anstalten pp. verstanden werden, als die hier in Frage kommenden. Bei letzteren handelt es sich um solche Privatschulen, die in ihren Lehrplänen — neben den Handels- usw. Fächern — vollständig den staatlichen oder kommunalen Schulen gleichen.

dauernd untauglich zum aktiven Dienst waren, so ergibt sich die folgende Uebersicht:

Es waren

	tauglich		dauernd untauglich	
	abs.	%	abs.	%
1. Gymnasien	15696	62,2	9550	37,8
2. Realgymnasien . . .	4344	64,0	2447	36,0
3. Progymnasien . . .	202	64,5	111	35,5
4. Realprogymnasien . .	95	66,9	47	33,1
5. Oberrealschulen . . .	2724	67,7	1302	32,3
6. Realschulen	5907	66,0	3046	34,0
7. Seminare	2127	73,1	783	26,9
8. Handelsschulen . . .	401	69,4	177	30,6
9. Industrieschulen . . .	239	64,8	130	35,2
10. Landwirtschaftsschulen .	501	83,4	100	16,6
11. Privatschulen . . .	358	74,9	120	25,1
I. Summe nach § 90 . .	32594	64,7	17813	35,3
II. Nach § 91	1449	73,3	527	26,7
III. Nach § 89,6	201	75,3	66	24,7
Gesamtsumme	34244	65,0	18406	35,0

Bei Betrachtung dieser Tabelle ist zunächst an das zu erinnern, was oben über die Bewertung dieser Prozentziffern im allgemeinen gesagt ist — daß wahrscheinlich die Zahl der dauernd Untauglichen zu gering, die der Tauglichen dagegen zu hoch ist. Aber auch bei Berücksichtigung dieser Fehlerquelle, die ja bei allen Schularten ziemlich gleichmäßig anzuschlagen sind, fällt sofort in die Augen (Tafel 1), daß das Gymnasium den ungünstigsten Tauglichkeitsquotienten aufzuweisen hat. Es folgen von den zahlenmäßig vergleichbaren Schulen das Realgymnasium, die Realschulen und die Oberrealschulen. Sehr günstig stehen, soweit die kleinen Zahlen ein Urteil zulassen, die Seminare, die Privatschulen und die Landwirtschaftsschulen. Bei der so günstigen Stellung der Seminare ist übrigens daran zu denken, daß sich von deren Angehörigen vielleicht nur solche jungen Leute zum einjährig-freiwilligen Dienst melden, welche sich gesund und kräftig fühlen, während die andern, welche schwächlich sind oder an offensichtigen, den Dienst ausschließenden Krankheiten leiden, sich nicht erst um die Vergünstigung des einjährigen Dienstes bemühen.

Auch wenn aus den schon mehrfach besprochenen Gründen der Tauglichkeitsquotient in Wirklichkeit selbst wesentlich niedriger sein sollte, so dürfte doch die Zahl der Tauglichen an sich noch immer als nicht ungünstig bezeichnet werden können, namentlich gegenüber den allgemeinen Aushebungsergebnissen, wie sie alljährlich für das Deutsche

Reich veröffentlicht werden. Nun darf man allerdings dabei nicht außer Acht lassen, daß, wie schon mehrfach erwähnt, an die zum freiwilligen Dienst sich Meldenden die zulässig geringsten körperlichen Anforderungen

Tafel 1.

Von je 100 Besuchern der nachstehenden Schulen waren

Schulart	tauglich zum Dienst mit der Waffe
Gymnasien	62,2
Realgymnasien	64,0
Progymnasien	64,5
Industrieschulen	64,8
Realschulen	66,0
Realprogymnasien	66,9
Oberrealschulen	67,7
Handelsschulen	69,4
Seminare	73,1
Privatschulen	74,9
Landwirtschschul.	83,4
Durchschnitt (§ 90 W. O.)	64,7
§ 91 W. O.	73,3
§ 89 W. O.	75,3
Gesamtdurchschnitt	65,0

gestellt werden dürfen, und daß die Untersuchungen und Entscheidungen über die Militärtauglichkeit bei den zum einjährig-freiwilligen Dienst sich Meldenden und den sonstigen Militärpflichtigen unter wesentlich anderen

Umständen ausgeführt werden. Bei den letzteren hat der untersuchende Arzt eine große Auswahl unter den vorgestellten Leuten und wird eher geneigt sein, bei zweifelhafter Tauglichkeit die Zurückstellung oder Ausmusterung des Einzelnen zu empfehlen, während bei den zum einjährigen Dienst Berechtigten diese Auswahl fortfällt und jeder der überhaupt als tauglich bezeichnet werden kann, auch eingestellt werden muß.

Noch günstiger, als die auf Grund eines Schulzeugnisses zum einjährigen Dienst Berechtigten stehen diejenigen, welche ihre Befähigung gemäß § 91 W.O. durch ein besonderes Examen nachgewiesen haben, und diese werden noch um ein weniges von denjenigen übertroffen, welchen der Vorzug des einjährigen Dienstes auf Grund besonderer Leistungen usw. (§ 89,6 W.O.) eingeräumt ist. Nächst anderen, wohl mit dem Schulbesuch zusammenhängenden Gründen dürfte in erster Linie an diesem so günstigen Ergebnis der Umstand Teil haben, daß sich zu dem besonderen Examen nur solche jungen Leute melden, welche von vornherein körperlich kräftig entwickelt und von ihrer Militärtauglichkeit überzeugt sind; das gleiche wird der Fall bei denjenigen sein, welche sich um die Berechtigung gemäß § 89,6 W.O. bemühen. Minder kräftige, oder mit offensichtlichen, die Tauglichkeit ausschließenden Fehlern behaftete junge Männer werden sich vielfach der Mühe des für sie zwecklosen Examens oder der entsprechenden Eingaben an die zuständigen Behörden garnicht unterziehen.

3.

Bei der Beurteilung, ob die für die einzelnen Schulen festgestellten Unterschiede in den Tauglichkeitsprozenten auf Rechnung der Schule und ihres Einflusses auf die körperliche Entwickelung der Schüler zu setzen sind, ist es von Wert, zu untersuchen, wie lange die Schüler die Schule besucht haben, und ob aus der Länge des Schulbesuches sich gewisse Anhaltspunkte für die Beurteilung der hier interessierenden Frage sich gewinnen lassen. Es wäre ja von Bedeutung gewesen, auch die Klasse, bis zu welcher die Schule besucht worden ist, festzustellen — ausgehend von der Ueberlegung, daß die oberen Klassen mit ihren gesteigerten Ansprüchen an die Körper- und Geisteskräfte des einzelnen besonders geeignet sein dürften, die Entwickelung der jungen Leute zu beeinflussen. Eine Auszählung der Zählkarten nach dieser Richtung scheiterte aber an der zu verschiedenartigen Bezeichnung der Klassen. so daß davon Abstand genommen werden mußte. Es ist daher zunächst nur das Lebensalter berücksichtigt, und sind zu diesem Zwecke

3 Gruppen gebildet: Gruppe I mit einem Schulbesuch bis zum vollendeten 16. Lebensjahre — in der Erwägung, daß der Abgang aus der Schule mit dem Zeugnis der wissenschaftlichen Befähigung für den einjährigen Dienst vor diesem Jahre im allgemeinen zu den Ausnahmen zu rechnen ist; Gruppe II mit einem Schulbesuch bis zum 19. Lebensjahre — diese Grenze dürfte im Durchschnitt dem Lebensalter entsprechen, in dem das Abiturientenexamen gemacht wird; Gruppe III mit einem Schulbesuch bis zum 20. Lebensjahr und darüber — diese Gruppe umfaßt das militärpflichtige Alter. Eine weitere Differenzierung erschien nicht angebracht, da sonst die Besetzung der einzelnen Gruppen — wenigstens bei einer Reihe von Schulen — zu gering geworden und auch die Uebersichtlichkeit der Betrachtung vermindert wäre.

Die folgende Tabelle zeigt nun zunächst, wie sich die Zahl der unseren Untersuchungen zugrunde liegenden 52650 jungen Leute auf diese 3 Gruppen verteilt.

Es hatten die Schule besucht bis zum

	16. Lebensjahre		17.—19. Lebensjahre		20. Lebensjahre u. darüber	
	abs.	%	abs.	%	abs.	%
1. Gymnasien	1925	7,6	15471	61,3	7850	31,1
2. Realgymnasien . .	1287	18,9	4405	64,9	1099	16,2
3. Progymnasien . . .	95	30,3	193	61,7	25	8,0
4. Realprogymnasien .	67	47,2	74	52,1	1	0,70
5. Oberrealschulen . .	979	24,3	2520	62,6	527	13,1
6. Realschulen . . .	3502	39,1	5065	56,6	386	4,3
7. Seminare	17	0,58	761	26,1	2132	73,3
8. Handelsschulen . .	149	25,8	394	68,2	35	6,1
9. Industrieschulen .	14	3,8	142	38,5	213	57,7
10. Landwirtschaftsschulen	104	17,3	402	66,9	95	15,8
11. Privatschulen . . .	157	32,8	262	54,8	59	12,3
Summe nach § 90 . . .	8296	16,5	29689	58,9	12422	24,6
Nach § 91	605	30,6	1048	53,0	323	16,3
Nach § 89,6	140	52,4	75	28,1	52	19,5
Gesamtsumme	9041	17,2	30812	58,5	12797	24,3

Die Uebersicht bietet schon an sich manches Interessante. Wie a priori zu erwarten war, ist bei den unter den § 90 W.O. fallenden Schülern die Gruppe II (Schulbesuch bis zum 17.—19. Lebensjahre) am stärksten besetzt, allerdings mit erheblichen Unterschieden bei den einzelnen Schulen. Um einiges herauszugreifen, so ist die Zahl der das Gymnasium schon mit dem 16. Lebensjahr verlassenden Schüler ganz gering, bei dem Realgymnasium beträgt ihre Zahl schon fast $^1/_5$, bei den Oberrealschulen fast $^1/_4$ und den Realschulen sogar fast $^2/_5$. Das umgekehrte Verhalten zeigen diese 4 Schulen hinsichtlich der Schüler, welche erst im 20. oder noch höheren Lebensjahren die Schule verlassen haben; ihre Zahl beträgt beim Gymnasium fast $^1/_3$, beim Realgymnasium nur etwa $^1/_6$, bei der Oberrealschule etwa $^1/_8$ und der Realschule sogar nur $^1/_{25}$ der Gesamtzahl. Die absoluten Zahlen für das Progymnasium und Realprogymnasium sind zu klein, um zu Vergleichen herangezogen werden zu können. Hält man diesen Prozentzahlen die oben (S. 9) mitgeteilten Tauglichkeitsquoten gegenüber, so ergibt sich zunächst, daß die Gymnasiasten, welche die Schule am längsten besuchen, in der Tat die wenigsten Tauglichen aufweisen, etwas günstiger stehen die Realgymnasiasten und ziemlich gleich am günstigsten die Oberrealschüler und Realschüler, deren Anteil an den höheren Lebensaltern am geringsten ist. Es wird aber noch eines weiteren Eingehens auf die Einzelverhältnisse bedürfen, um hieraus etwa zu ziehende Schlüsse gewinnen zu können.

Eigenartig sind die für die Seminare ermittelten Zahlen; sehr auffallend erscheint es, daß bei ihnen die Gruppe I (Schulbesuch bis zum 16. Lebensjahre) wenn auch nur gering, so doch überhaupt vertreten ist, da es kaum möglich erscheint, daß jemand bereits in diesem Alter seine seminaristische Ausbildung vollendet haben kann. Es liegt der Gedanke nahe, daß es sich hierbei um Irrtümer bei der Ausfüllung der Zählkarten gehandelt hat — eine nachträgliche Feststellung war leider nicht möglich. Im übrigen erklärt sich der hohe, fast $^3/_4$ der Gesamtzahl ermittelte Anteil der III. Altersklasse leicht durch den Bildungsgang dieser jungen Leute, welcher einen früheren Eintritt in das Seminar im allgemeinen überhaupt ausschließt. Daß sie trotzdem eine so günstige Tauglichkeitsquote (73,1%) haben, ist wohl zum großen Teil dem oben besprochenen Umstande (S. 9) zuzuschreiben, daß sich zum einjährigen Dienst nur die kräftigsten von ihnen melden; außerdem mag dabei mitsprechen, daß die Seminaristen zum nicht unerheblichen Teil aus ländlichen Verhältnissen stammen und so von Hause aus vielfach körperlich kräftiger sein dürften, als die wohl meist stadtgeborenen oder in Städten groß gewordenen Besucher der anderen höheren Schulen und daß sie vor dem Seminar meist nur eine niedere oder mittlere Schule besucht haben, welche ihren Gesundheitsverhältnissen weniger geschadet hat. Der Faktor der ländlichen Abstammung spricht wohl auch außer der Beschäftigung bei denjenigen jungen Leuten vielfach mit, welche auf einer Landwirtschaftsschule ihre Berechtigung zum einjährigen Dienst erworben haben. Trotzdem bei ihnen die II. und III. Gruppe der Lebensalter verhältnismässig stark besetzt sind, haben sie ja die höchste Tauglichkeitsquote aufzuweisen; auch hier dürfte der Besuch der Landwirtschaftsschule überhaupt erst relativ spät einsetzen und so dem günstigen Einfluß der Herkunft und der wohl oft schon vorher begonnenen Berufstätigkeit keinen Abbruch mehr tun können.

Auffällig liegen die Verhältnisse — soweit die kleinen Zahlen ein Urteil zulassen — bei den Handels- und Industrieschülern; von letzteren hat über die Hälfte die Schule erst im 20. oder noch höherem Lebensjahre verlassen, während von den Handelsschülern nur ein ganz geringer Prozentsatz so lange die Schule besucht, ja über ein $^1/_4$ hat sie schon mit 16 Jahren verlassen. Man könnte auch hier an einen Einfluß der Länge des Schulbesuches denken, wenn man die entsprechenden Tauglichkeitsquoten dagegenhält: bei den Industrieschulen 64,8%, also etwa entsprechend denjenigen bei den wissenschaftlichen Vollanstalten — bei den Handelsschulen dagegen 69,4%, nächst den aus Seminaren, Landwirtschafts- und Privatschulen Hervorgegangenen der höchste Anteil von Tauglichen. Aber die Zahlen sind, wie gesagt, zu klein, um sichere Schlüsse zu gestatten.

Daß von den nach § 91 W. O. zum einjährigen Dienst Berechtigten fast $^1/_3$ die Schule nur bis zum 16. Lebensjahr besucht hat, ist weiter nicht auffällig; die Verteilung auf die Lebensalter ähnelt sehr derjenigen bei den Privatschulen, ebenso auch die Prozentanteile der Tauglichen und Untauglichen — wie ja wohl auch die äußeren Lebensverhältnisse und der sonstige Entwickelungsgang der zu diesen beiden Kategorien Gehörigen vielfach ziemlich gleich sein dürften.

Von den gemäß § 89,6 W.O. auf Grund besonderer Leistungen zum einjährigen Dienst Zugelassenen entfällt, wie nicht anders zu erwarten, über die Hälfte auf die I. Gruppe, von den 140 hierzu Gehörigen haben sogar 73 die Schule — wohl meist eine Volks- oder Bürgerschule — nur bis zum 14. Lebensjahre besucht. Es kann sogar als auffällig bezeichnet werden, daß noch so viele eine längere Schulzeit aufzuweisen haben.

4.

Die vorstehende Uebersicht und die daran geknüpften kurzen Bemerkungen vermögen aber noch keine sichere Auskunft darüber zu geben, ob der Länge der Schulzeit tatsächlich ein bestimmender Einfluß auf die körperliche Entwickelung und damit auf die mehr minder große Tauglichkeit oder Untauglichkeit zum aktiven Militärdienst beizumessen ist. Es ist vielmehr dazu noch erforderlich, zu untersuchen, wie sich die Tauglichkeitsquoten bei den einzelnen, nach der Länge der Schulbesuchszeit gegliederten Gruppen stellen. Die folgende Tabelle gibt hierüber Auskunft.

Es waren bei einem Schulbesuch bis zum

	I. 16. Lebensjahre				II. 17.—19. Lebensjahre				III. 20. Lebensjahre u. dar.			
	tauglich		dauernd untauglich		tauglich		dauernd untauglich		tauglich		dauernd untauglich	
	abs.	%	abs.	%	abs.	%	abs.	%	abs.	%	abs.	%
1. Gymnasien	1161	60,3	764	39,7	9839	63,6	5632	36,4	4696	59,8	3154	40,2
2. Realgymnasien	819	63,6	468	36,4	2835	64,4	1570	35,6	690	62,8	409	37,2
3. Progymnasien	60	63,2	35	36,8	126	65,3	67	34,7	16	64,0	9	36,0
4. Realprogymnasien	40	59,7	27	40,3	54	73,0	20	27,0	1	—	—	—
5. Oberrealschulen	645	65,9	334	34,1	1722	68,3	798	31,7	357	67,7	170	32,3
6. Realschulen	2256	64,4	1246	35,6	3400	67,1	1665	32,9	251	65,0	135	35,0
7. Seminare	11	64,7	6	35,3	555	72,9	206	27,1	1561	73,2	571	26,8
8. Handelsschulen	95	63,8	54	36,2	280	71,1	114	28,9	26	74,3	9	25,7
9. Industrieschulen	7	50,0	7	50,0	99	69,7	43	30,3	133	62,4	80	37,6
10. Landwirtschaftsschulen	83	79,8	21	20,2	342	85,1	60	14.9	76	80,0	19	20,0
11. Privatschulen	119	75,8	38	24,2	197	75,2	65	24,8	42	71,2	17	28,8
Summe nach § 90	5296	63,8	3000	36,2	19449	65,5	10240	34,5	7849	63,2	4573	36,8
Nach § 91	448	74,1	157	25,9	763	72,8	285	27,2	238	73,7	85	26,3
Nach § 89,6	98	70,0	42	30,0	57	76,0	18	24,0	46	88,5	6	11,5
Gesamtsumme	5842	64,6	3199	35,4	20269	65,8	10543	34,2	8133	63,5	4664	36,5

Vergleicht man zunächst die Tauglichkeitsquoten der einzelnen Schulen innerhalb jeder der 3 Gruppen, so ergeben sich im allgemeinen die gleichen Verhältnisse, wie bei der Gesamtzahl in der Tabelle S. 9. Von den 4 Hauptschularten stehen immer die Gymnasien am ungünstigsten, es folgen dann die Realgymnasien, die Realschulen und zuletzt die Oberrealschulen. Auch die übrigen Schulen gruppieren sich in gleicher Weise wie in der genannten Tabelle.

Vergleicht man dann weiter die 3 Gruppen bei jeder einzelnen Schule, so kommt man zu eigenartigen Ergebnissen. Bei den Gymnasiasten, Realgymnasiasten und den aus Privatschulen Hervorgegangenen haben diejenigen, welche die Schule bis zum 20. Lebensjahr und länger besucht haben, die niedrigste Tauglichkeitsziffer. Sonst findet sich die ungünstigste Tauglichkeitsquote fast durchweg gerade bei der Gruppe I, also bei denjenigen, welche schon mit spätestens dem 16. Lebensjahre die Schule verlassen haben und somit dem Einfluß der Schule am kürzesten ausgesetzt gewesen sind; allein bei den Privatschulen und bei den nach § 91 W. O. zum einjährigen Dienst Berechtigten zeigt die I. Gruppe die besten Tauglichkeitsverhältnisse, welche im übrigen fast durchweg bei der Gruppe II nachzuweisen sind.

Es wäre verfehlt, aus den Zahlen der vorstehenden Tabelle allein schon weitgehende Schlüsse über den Einfluß der Schulbesuchsdauer auf die körperliche Entwickelung ziehen oder gar auf Verschiedenheiten, welche bei den einzelnen Schulen in dieser Beziehung etwa obwalten, schließen zu wollen. Man muß bedenken, daß die Schulbesuchsdauer doch immer nur ein Faktor von vielen ist, die für die Gestaltung der Tauglichkeit der Schüler wirksam sind. Immerhin kann man — und die weiteren Untersuchungen werden das bestätigen — soviel aus den Ergebnissen folgern, daß ein besonders langer Schulbesuch für die spätere Tauglichkeit zum aktiven Dienst nicht günstig, daß aber auch ein frühes Verlassen der Schule der gesundheitlichen Entwickelung durchaus nicht besonders zuträglich zu sein scheint.

5.

Bevor nun hierüber und über die mutmaßlichen Gründe dieser Erscheinung in nähere Erörterungen eingetreten werden kann, sollen vorerst noch einige weitere zahlenmäßige Uebersichten gebracht werden, welche über einen zweiten, für die körperliche Ausbildung der jungen Leute wichtigen Faktor Aufschluß zu geben und den obigen Schlußsatz zu ergänzen geeignet sind.

Es ist ja klar, daß nur ein Teil der zum einjährigen Dienst Berechtigten gleich oder wenigstens bald nach Beendigung ihrer Schulzeit sich schon zum Diensteintritt meldet und untersucht wird.

Nach § 89,1 W.O. darf die Berechtigung zum einjährig-freiwilligen Dienst im allgemeinen nicht vor vollendetem 17. Lebensjahre nachgesucht werden. Die frühere Nachsuchung, sofern es sich nur um einen kurzen Zeitraum handelt, darf ausnahmsweise zugelassen werden, doch hat in solchen Fällen die Aushändigung des Berechtigungsscheines nicht vor vollendetem 17. Lebensjahre zu erfolgen. Es folgt daraus, daß bei den zur Gruppe I gehörigen jungen Leuten, deren Schulzeit schon mit dem 16. Lebensjahre beendet war, eine sofortige Meldung und Untersuchung ausgeschlossen ist, aber auch von den anderen verschieben nicht wenige die Meldung und etwaige Einstellung zum Dienst um oft viele Jahre nach dem Verlassen der

Schule. Es war daher erforderlich, noch zu untersuchen, wieviel Zeit im Durchschnitt bei den einzelnen Schulen und den anderen Kategorien zwischen der Beendigung der Schulzeit und dem Tage der militärärztlichen Untersuchung (Ausstellung der Zählkarten) vergangen war — denn diese Zeit der beginnenden Berufstätigkeit oder des weiteren vorbereitenden Studiums ist natürlich von nicht unwesentlicher, unter Umständen sogar von ausschlaggebender Bedeutung für die endgültige körperliche Entwickelung des Einzelnen.

Zu diesem Zwecke sind 4 Gruppen gebildet: Gruppe A mit einer Zwischenzeit von längstens 1 Jahre, Gruppe B mit einer Zwischenzeit von 2 bis 3 Jahren, Gruppe C von 4 bis 5 Jahren und Gruppe D mit einer Zwischenzeit von mehr als 5 Jahren. Eine weitere Differenzierung erschien nicht notwendig, da bei einem zwischen Schulbesuch und militärärztlicher Untersuchung liegenden Zeitraum von mehr als 5 Jahren ein Einfluß der Schule auf die Körperentwickelung kaum noch nachweisbar sein dürfte.

Es betrug nun die Zwischenzeit zwischen Beendigung des Schulbesuches und der militärärztlichen Untersuchung:

	A. 1 Jahr		B. 2—3 Jahre		C. 4—5 Jahre		D. über 5 Jahre	
	abs.	%	abs.	%	abs.	%	abs.	%
1. Gymnasien	4187	16,6	4577	18,1	8875	35,2	7607	30,1
2. Realgymnasien	677	10,0	1181	17,4	2372	34,9	2561	37,7
3. Progymnasien	22	7,0	54	17,3	109	34,8	128	40,9
4. Realprogymnasien	4	2,8	13	9,1	39	27,5	86	60,6
5. Oberrealschulen	482	12,0	699	17,4	1362	33,8	1483	36,8
6. Realschulen	580	6,5	1474	16,5	3237	36,2	3662	40,9
7. Seminare	1080	37,1	1293	44,4	459	15,8	78	2,7
8. Handelsschulen	58	10,0	185	32,0	231	40,0	104	18,0
9. Industrieschulen	161	43,6	83	22,5	84	22,8	41	11,1
10. Landwirtschaftsschulen	81	13,5	257	42,8	192	31,9	71	11,8
11. Privatschulen	43	9,0	85	17,8	153	32,0	197	41,2
Summe nach § 90	7375	14,6	9901	19,6	17113	34,0	16018	31,8
Nach § 91	216	10,9	419	21,2	612	31,0	729	36,9
Nach § 89,6	30	11,2	45	16,9	51	19,1	141	52,8
Gesamtsumme	7621	14,5	10365	19,7	17776	33,8	16888	32,1

Die vorstehende Tabelle bietet — namentlich bei einem Vergleich mit derjenigen S. 12 — manches Interessante. Sie zeigt, daß die zum einjährigen Dienst Berechtigten nur in relativ wenigen Fällen bald nach Beendigung ihrer Schulzeit sich zum Dienst melden.

Insbesondere trifft das zu bei den Besuchern der höheren wissenschaftlichen Schulen (Gymnasien, Realgymnasien und Realschulen), die — trotz ihres verhältnismäßig späten Abganges von der Schule, — doch in etwa $^2/_3$ und mehr aller Fälle über 3 Jahre, ja in $^1/_3$ sogar über 5 Jahre verstreichen lassen, ehe sie sich zur militär-

Tafel 2.

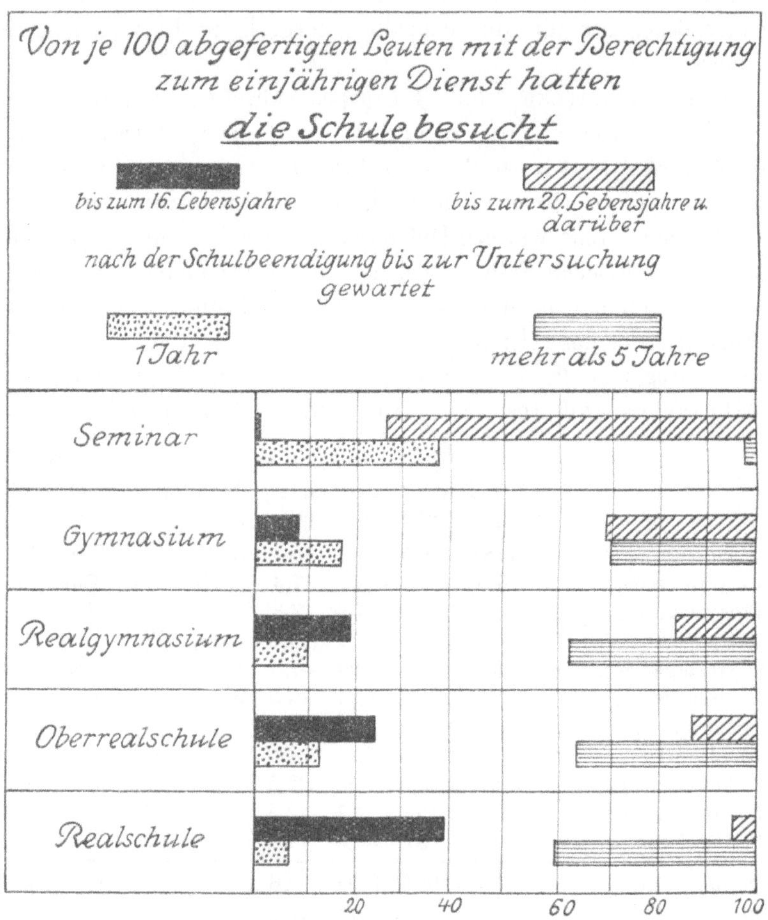

ärztlichen Untersuchung behufs Ableistung ihrer Dienstpflicht melden. Die Beziehungen zwischen Länge der Schulbesuchsdauer und Zwischenzeit gibt die Tafel 2 in bildlicher Darstellung übersichtlich wieder. Anders liegen die Verhältnisse bei den Spezialschulen. Hier scheint eine Zwischenzeit von mehr als 5 Jahren relativ selten zu sein, nur die Besucher einer Handelsschule warten — dem ziemlich frühen Ab gang von der Schule entsprechend — ebenfalls zum großen Teil mehr als 3 Jahre mit ihrer Meldung zum Dienst, während von den aus einer Industrie- und Landwirtschaftsschule Hervorgegangenen etwa $^2/_3$ schon innerhalb der ersten 3 Jahre nach der Beendigung des Schulbesuches sich stellen. Die aus den Seminaren hervorgegangenen Lehrer müssen im allgemeinen sofort nach Beendigung ihres Examens eintreten, da sie nicht vor Ableistung ihrer Dienstpflicht angestellt werden. Daß bei einem immerhin nicht ganz geringen Teile eine längere Zwischenzeit auf den Zählkarten angegeben ist, erklärt sich wohl daraus, daß manche der jungen Lehrer zuerst an Privatschulen Stellung nehmen oder behufs Ausbildung in anderen Unterrichtszweigen (z. B. Turnen, Musik) einige Zeit bis zu ihrer Meldung zum Diensteintritt verstreichen lassen.

Die auf Grund des § 91 W.O. Berechtigten stehen denjenigen aus Privatschulen Hervorgegangenen und im allgemeinen den Gymnasiasten usw. nahe.

Daß von den auf Grund besonderer Leistungen gemäß § 89,6 zum einjährigen Dienst Zugelassenen über die Hälfte mehr als 5 Jahre bis zur Gestellung warten, ist bei dem meist frühen Abbruch ihrer Schulzeit nicht auffällig.

6.

Um den Einfluß, welchen offensichtlich die Dauer des Schulbesuches auf die Zeit der Gestellung zum Dienst ausübt, noch deutlicher zu beleuchten, war es erforderlich, das Material unter gleichzeitiger Berücksichtigung der beiden Gesichtspunkte aufzubereiten und zu sehen, wie viele von jeder der 3 Schulbesuchsgruppen sich schon im 1. Jahre nach der Schulentlassung, dann im 2. und 3., im 4. und 5. Jahre und in noch späteren Jahren zum Dienst gemeldet haben und untersucht sind.

Die Kombination dieser beiden Gesichtspunkte ergibt allerdings die Schwierigkeit, daß bei manchen Schulen die absoluten Zahlen für die einzelnen Untergruppen recht klein werden, so daß sie zu prozentualen Vergleichen nicht herangezogen werden können. Der Vollständigkeit halber sind aber in der folgenden Tabelle (S. 20) alle Schulen aufgeführt.

Es war oben (S. 16/17) gesagt, daß bei den zur Gruppe I gehörigen Leuten, deren Schulzeit schon mit dem 16. Lebensjahre beendet war, auf Grund der Bestimmung des § 89,1 W.O. eine sofortige Meldung zum Diensteintritt ausgeschlossen ist. Wenn trotzdem in der nachstehenden Tabelle unter der Gruppe I einige Leute aufgeführt sind,

	I. Schulbesuch bis zum 16. Lebensjahre								II. Schulbesuch bis zum 17.—19. Lebensjahre								III. Schulbesuch bis zum 20. Lebensjahre und darüber							
	darunter mit einer Zwischenzeit zwischen Schulbeendigung und Untersuchung von								darunter mit einer Zwischenzeit zwischen Schulbeendigung und Untersuchung von								darunter mit einer Zwischenzeit zwischen Schulbeendigung und Untersuchung von							
	A. 1 Jahr		B. 2 u. 3 Jahren		C. 4 u. 5 Jahren		D. Mehr als 5 J.		A. 1 Jahr		B. 2 u. 3 Jahren		C. 4 u. 5 Jahren		D. Mehr als 5 J.		A. 1 Jahr		B. 2 u. 3 Jahren		C. 4 u. 5 Jahren		D. Mehr als 5 J.	
	abs.	%	abs.	%	abs.	%	abs.	%	abs.	%	abs.	%	abs.	%	abs.	%	abs.	%	abs.	%	abs.	%	abs.	%
1. Gymnasien . . .	14	0,73	170	8,8	567	29,5	1174	61,0	1966	12,7	2727	17,6	5921	38,3	4857	31,4	2207	28,1	1680	21,4	2387	30,4	1576	20,1
2. Realgymnasien .	7	0,54	79	6,1	401	31,2	800	62,2	345	7,8	843	19,1	1678	38,1	1539	34,9	325	29,6	259	23,6	293	26,7	222	20,2
3. Progymnasien . .	1	1,1	9	9,5	23	24,2	62	65,3	16	8,3	39	20,2	78	40,4	60	31,1	5	20,0	6	24,0	8	32,0	6	24,0
4. Realprogymnasien	—	—	2	3,0	9	13,4	56	83,6	4	5,4	11	14,9	29	39,2	30	40,5	—	—	—	—	1	100,0	—	—
5. Oberrealschulen .	11	1,1	81	8,3	306	31,3	581	59,3	282	11,2	489	19,4	944	37,5	805	31,9	189	35,9	129	24,5	112	21,2	97	18,4
6. Realschulen . .	17	0,49	253	7,2	1140	32,6	2092	59,7	367	7,2	1113	22,0	2047	40,4	1538	30,4	196	50,8	108	28,0	50	12,9	32	8,3
7. Seminare . . .	—	—	1	5,9	4	23,5	12	70,6	246	32,3	263	34,6	203	26,7	49	6,4	834	39,1	1029	48,3	252	11,8	17	0,8
8. Handelsschulen .	1	0,67	21	14,1	65	43,6	62	41,6	35	8,9	154	39,1	164	41,6	41	10,4	22	62,9	10	28,6	2	5,7	1	2,9
9. Industrieschulen .	2	14,3	—	—	3	21,4	9	64,3	36	25,4	29	20,4	50	35,2	27	19,0	123	57,7	54	25,3	31	14,6	5	2.4
10. Landwirtschafts-schulen . . .	4	3,8	15	14,4	43	41,4	42	40,4	57	14,2	96 1	48,8	123	30,6	26	6,5	20	21,0	46	48,4	26	27,4	3	3,2
11. Privatschulen . .	—	—	9	5,7	35	22,3	113	72,0	26	9,9	58	22,1	101	38,6	77	29,4	17	28,8	18	30,5	17	28,8	7	11,9
Summe nach § 90 .	57	0,69	640	7,7	2596	31,3	5003	60,3	3380	11,4	5922	19,9	11338	38,2	9049	30,5	3938	31,7	3339	26,9	3179	25,6	1966	15,8
Nach § 91	1	0,17	20	3,3	156	25,8	428	70,7	117	11,2	272	25,9	387	36,9	272	26,0	98	30,3	127	39,3	69	21,4	29	9,0
Nach § 89,6	1	0,71	3	2,1	19	13,6	117	83,7	18	24,0	21	28,0	22	29,3	14	18,7	11	21,2	21	40,4	10	19,2	10	19,2
Gesamtsumme . . .	59	0,65	663	7,3	2771	30,7	5548	61,4	3515	11,4	6215	20,2	11747	38,1	9335	30,3	4047	31,6	3487	27,2	3258	25,5	2005	15,7

welche schon im 1. Jahre nach ihrer Schulentlassung behufs Einstellung zum einjährig-freiwilligen Dienst untersucht sind, so kann das nur auf Ungenauigkeiten bei den Altersangaben auf den Zählkarten beruhen. Eine nachträgliche Richtigstellung dieser Angaben ließ sich nicht ermöglichen, schien auch bei der geringen Anzahl der Leute ohne wesentliche Bedeutung, da ihre Verteilung auf die anderen Gruppen an den sonstigen Ergebnissen kaum etwas geändert hätte.

Im übrigen bestätigt die Tabelle im allgemeinen die Erwartung, daß von den jungen Leuten mit kurzer Schulzeit eine baldige Meldung zum Dienst nur ganz vereinzelt erfolgt, während die überwiegende Mehrzahl von ihnen (durchschnittlich etwa $^3/_5$) mehr als 5 Jahre damit warten. Von denjenigen, welche eine Schulzeit von mittlerer Länge hinter sich haben, wartet im Gesamtdurchschnitt fast ein Drittel nur 1—3 Jahre mit ihrer Gestellung, am häufigsten findet bei diesen Leuten die Meldung zum Dienst im 4. und 5. Jahre nach der Schulentlassung statt — doch walten in dieser Gruppe bei den einzelnen Schulen größere Unterschiede ob, als in der I. Gruppe, indem die Schüler der wissenschaftlichen Anstalten im allgemeinen eine längere Zwischenzeit aufweisen, während die aus den Fachschulen Hervorgegangenen bedeutend häufiger in den ersten 3 Jahren nach ihrer Schulbeendigung zur Untersuchung kommen, und eine Wartezeit von mehr als 5 Jahren bei ihnen zu den Seltenheiten gehört.

Von den Leuten endlich, die bis zum 20. Lebensjahr und noch länger die Schule besucht haben, meldet sich naturgemäß die Mehrzahl bald nach ihrer Schulentlassung; doch weisen auch hier die verschiedenen Schulen charakteristische Unterschiede auf. Namentlich zeichnet sich das Gymnasium dadurch aus, daß seine Schüler trotz langen Schulbesuches doch erst verhältnismäßig spät zur Untersuchung sich stellen, etwas mehr als die Hälfte (50,5 %) warten noch über 3 Jahre mit ihrer Meldung; auch bei den Realgymnasiasten ist der Anteil der auf die längeren Zwischenzeitsgruppen entfallenden jungen Leute mit 46,9 % recht hoch, während bei den Schülern der anderen Schulen, namentlich der Fachschulen, die Mehrzahl ihrer Dienstpflicht schon in dem 1. Jahre oder wenigstens innerhalb der ersten 3 Jahre nach der Beendigung ihrer Schulzeit zu genügen versucht.

Auf weitere Einzelheiten der Tabelle einzugehen, erübrigt sich; auch die mutmaßlichen Gründe der Unterschiede bei den einzelnen Schulen näher zu erörtern, dürfte nicht erforderlich sein, da sie sich durch die Verschiedenheiten der für die einzelnen Schulen hauptsächlich in Betracht kommenden Berufe und ihren entsprechenden

Ausbildungsgang, Studium usw. hinreichend und leicht erklären lassen.

7.

Es sei daher gleich zu der wichtigeren Frage geschritten, wie sich die Tauglichkeitsverhältnisse bei Berücksichtigung der Zwischenzeit zwischen Schulbeendigung und Untersuchung gestalten.

Die folgende Tabelle gibt darüber Auskunft und zwar unter gleichzeitiger Trennung der Zahlen nach der Länge des Schulbesuches. Es sind nur die Zahlen für die Tauglichen aufgeführt, diejenigen für die Untauglichen lassen sich durch Abzug von den Zahlen der Tabelle S. 20 leicht berechnen.

Die Prozentzahlen beziehen sich stets auf die bei jeder Schule und in jeder Untergruppe endgültig abgefertigten Leute, deren Zahl ebenfalls aus der Tabelle S. 20 sich ergibt — z. B. die Zahl der Gymnasiasten, welche bei einem Schulbesuch bis zum 16. Lebensjahre noch mehr als 5 Jahre bis zur Gestellung gewartet haben, beträgt 1174, davon sind tauglich erklärt 573 = 48,8 %.

Zum Schluß sind in der Uebersicht die gleichen Daten für die Gesamtsummen, nicht getrennt nach der Schulbesuchsdauer, aufgeführt.

Es waren nun tauglich:

	I. Schulbesuch bis zum 16. Lebensjahre								II. Schulbesuch bis zum 17.—19. Lebensjahre							
	darunter mit einer Zwischenzeit zwischen Schulbeendigung und Untersuchung von								darunter mit einer Zwischenzeit zwischen Schulbeendigung und Untersuchung von							
	A. 1 Jahr		B. 2 u. 3 Jahren		C. 4 u. 5 Jahren		D. Mehr als 5 J.		A. 1 Jahr		B. 2 u. 3 Jahren		C. 4 u. 5 Jahren		D. Mehr als 5 J.	
	abs.	%	abs.	%	abs.	%	abs.	%	abs.	%	abs.	%	abs.	%	abs.	%
1. Gymnasien . . .	9	64,3	135	79,4	444	78,3	573	48,8	1732	88,1	2163	79,3	3741	63,2	2203	45,4
2. Realgymnasien . .	5	71,4	76	96,2	319	79,5	419	52,4	323	93,6	689	81,7	1098	65,4	725	47,1
3. Progymnasien . .	1	100,0	9	100,0	20	87,0	30	48,4	14	87,5	31	79,5	48	61,5	33	55,0
4. Realprogymnasien .	—	—	2	100,0	8	88,9	30	53,6	4	100,0	9	81,8	25	86,2	16	53,3
5. Oberrealschulen .	6	54,5	73	90,1	244	79,7	322	55,4	270	95,7	428	87,5	619	65,6	405	50,3
6. Realschulen . . .	14	82,3	246	97,2	954	83,7	1042	49,8	338	92,1	940	84,5	1389	67,9	733	47,7
7. Seminare . . .	—	—	1	100,0	1	25,0	9	75,0	233	94,7	181	68,8	119	58,6	22	44,9
8. Handelsschulen . .	1	100,0	21	100,0	50	76,9	23	37,1	33	94,3	132	85,7	97	59,2	18	43,9
9. Industrieschulen .	2	100,0	—	—	2	66,7	3	33,3	32	88,9	22	75,9	30	60,0	15	55,6
10. Landwirtschafts-schulen	4	100,0	14	93,3	36	83,7	29	69,1	50	87,7	180	91,8	100	81,3	12	46,2
11. Privatschulen . .	—	—	9	100,0	28	80,0	82	72,6	24	92,3	51	87,9	68	67,3	54	70,1
Summe nach § 90 . .	42	73,7	586	91,6	2106	81,1	2562	51,2	3053	90,3	4826	81,5	7334	64,7	4236	46,8
Nach § 91	1	100,0	20	100,0	139	89,1	288	67,3	107	91,5	236	86,8	282	72,9	138	50,7
Nach § 89,6	1	100,0	3	100,0	15	78,9	79	67,5	15	83,3	19	90,5	16	72,7	7	50,0
Gesamtsumme . . .	44	74,6	609	91,9	2260	81,6	2929	52,8	3175	90,3	5081	81,8	7632	65,0	4381	46,9

	III. Schulbesuch bis zum 20. Lebensjahre und darüber								Gesamtsumme							
	darunter mit einer Zwischenzeit zwischen Schulbeendigung und Untersuchung von								darunter mit einer Zwischenzeit zwischen Schulbeendigung und Untersuchung von							
	A. 1 Jahr		B. 2 u. 3 Jahren		C. 4 u. 5 Jahren		D. Mehr als 5 J.		A. 1 Jahr		B. 2 u. 3 Jahren		C. 4 u. 5 Jahren		D. Mehr als 5 J.	
	abs.	%	abs.	%	abs.	%	abs.	%	abs.	%	abs.	%	abs.	%	abs.	%
1. Gymnasien . .	1707	77,3	994	59,2	1345	56,4	650	41,2	3448	82,4	3292	71,9	5530	62,3	3426	45,0
2. Realgymnasien	258	79,3	171	66,0	159	54,3	102	45,9	586	86,6	936	79,3	1576	66,4	1246	48,7
3. Progymnasien .	5	100,0	5	83,3	5	62,5	1	16,7	20	90,9	45	83,3	73	67,0	64	50,0
4. Realprogymnas.	—	—	—	—	1	100,0	—	—	4	100,0	11	84,6	34	87,2	46	53,5
5. Oberrealschulen	156	82,5	87	67,4	72	64,3	42	43,3	432	89,6	588	84,1	935	68,7	769	51,9
6. Realschulen . .	135	68,9	64	59,3	33	66,0	19	59,4	487	84,0	1250	84,8	2376	73,4	1794	49,0
7. Seminare . . .	679	81,4	725	70,5	146	57,9	11	64,7	912	84,4	907	70,2	266	58,0	42	53,9
8. Handelsschulen	17	77,3	7	70,0	1	50,0	1	100,0	51	87,9	160	86,5	148	64,1	42	40,3
9. Industrieschulen	90	73,2	25	46,3	17	54,8	1	20,0	124	77,0	47	56,6	49	58,3	19	46,3
10. Landwirtschaftsschulen . . .	18	90,0	40	87,0	17	65,4	1	33,3	72	88,9	234	91,1	153	79,7	42	59,2
11. Privatschulen .	14	82,4	13	72,2	10	58,8	5	71,4	38	88,4	73	85,9	106	69,3	141	71,6
Summe nach § 90 .	3079	78,2	2131	63,8	1806	56,8	833	42,4	6174	83,7	7543	76,2	11246	65,7	7631	47,6
Nach § 91 . . .	82	83,7	102	80,3	41	59,4	13	44,8	190	88,0	358	85,4	462	75,5	439	60,2
Nach § 89,6 . . .	10	90,9	20	95,2	8	80,0	8	80,0	26	86,7	42	93,3	39	76,5	94	66,7
Gesamtsumme . .	3171	78,4	2253	64,6	1855	56,9	854	42,6	6390	83,9	7943	76,6	11747	66,1	8164	48,3

Betrachtet man in der vorstehenden Tabelle zunächst nur die Ergebnisse für die Gesamtsumme, ohne Teilung nach der Schulbesuchsdauer, und vergleicht wieder in jeder Zwischenzeitgruppe die einzelnen Schulen miteinander, so ergibt sich, daß von den 4 Hauptschularten, wie bisher, das Gymnasium überall die wenigsten Tauglichen geliefert hat, demnächst, ausgenommen in Gruppe A, das Realgymnasium, dann die Realschulen, wobei die Oberrealschulen und die eigentlichen Realschulen in den einzelnen Gruppen im günstigsten Platz wechseln. Läßt man die Progymnasien und Realprogymnasien als zu kleine Zahlen darbietend außer Betracht, so haben ferner fast stets die Landwirtschaftsschulen die meisten Tauglichen aufzuweisen. Auch die aus Privat- und Handelsschulen Hervorgegangenen stehen nicht ungünstig, nur in der letzten Gruppe hat die Zahl der Tauglichen unter den Handelsschülern erheblich abgenommen. Die Industrieschüler stehen dagegen durchweg wenig günstig da.

Auch das Verhältnis der beiden anderen Kategorien (nach § 91 und § 89,6 W.O.) ist im allgemeinen das gleiche, wie es sich in der Gesamtübersicht S. 9 darstellt.

Besonderes Interesse aber beansprucht der Vergleich der einzelnen

Schulen innerhalb der 4 Gruppen; da zeigt es sich nämlich, daß mit der Länge der Zwischenzeit zwischen Beendigung des Schulbesuches und der militärärztlichen Untersuchung die Tauglichkeit mit wenigen Ausnahmen kontinuierlich abnimmt: diejenigen wehrpflichtigen jungen Leute, welche sich im ersten Jahre nach ihrem Abgang von der Schule zum Diensteintritt gemeldet haben, weisen die günstigsten, diejenigen, welche mehr als 5 Jahre gewartet haben, fast durchweg die ungünstigsten Verhältnisse auf. Der Unterschied in den Tauglichkeitsprozenten zwischen den Gruppen A und D ist ganz bedeutend, bei den meisten Schulen beträgt er zwischen 30—40 %. Allein die Realschulen und Landwirtschaftsschulen zeigen in der Gruppe B (Zwischenzeit von 2—3 Jahren) eine etwas höhere Tauglichkeitsziffer als in der Gruppe A, doch ist die Differenz so gering, daß sie keine besondere Bedeutung beanspruchen kann. Auch daß die 3. Kategorie (nach § 89,6 W.O.) in der Gruppe B etwas mehr Taugliche aufweist, dürfte bei der Kleinheit der Zahlen nicht ins Gewicht fallen.

Nun sei angesichts dieses Ergebnisses zwar wieder an die schon mehrfach betonten Fehlerquellen des der Bearbeitung zugrunde liegenden Materials erinnert; es ist zuzugeben, daß bei Berücksichtigung der bisher als nur zeitig untauglich außer Betracht gelassenen Zählkarten sich die Zahlenreihen insofern verschieben werden, als sich die Zahl der Untauglichen in den Gruppen der kleineren Zwischenzeiten vergrößern, die Zahl der Tauglichen vermindern wird, denn es ist wahrscheinlich, daß unter denjenigen, welche sich bald nach ihrer Schulentlassung zum Dienst melden, mehr zeitig Untaugliche sein werden als unter denjenigen, welche sich erst später zur Untersuchung stellen — immerhin sind die Unterschiede der einzelnen Gruppen A—D doch so groß, daß selbst erhebliche Korrekturen an dem Gesamtergebnis kaum etwas ändern dürften; vielleicht werden sich die Differenzen etwas ausgleichen und verkleinern, die Gesetzmäßigkeit selbst, wie sie sich in der Tabelle kundgibt, wird wohl kaum durchbrochen werden. Daß man die besprochenen Ergebnisse tatsächlich als etwas Gesetzmäßiges anzusehen berechtigt ist, dafür spricht auch schon der Umstand, daß sich die gleiche Tendenz fast durchweg — auch bei den nur gering besetzten Schulen — nachweisen läßt; ein derartiges regelmäßiges Verhalten trotz kleiner Zahlen kann kaum durch Zufälligkeiten erklärt werden.

Zu einer richtigen Bewertung dieser Verhältnisse kommt man aber erst, wenn man bei der Betrachtung auch die Schulbesuchsdauer mitberücksichtigt, wie es in den Hauptspalten I—III der vorstehenden Tabelle geschehen ist.

Zunächst seien die Hauptsummen ins Auge gefaßt, die sich übrigens von der Summe der nach § 90 W.O. zum einjährigen Dienst (allein auf Grund des Schulbesuches) Berechtigten kaum unterscheiden, und zur leichteren Uebersichtlichkeit nochmals kurz wiederholt und in

Tafel 3.

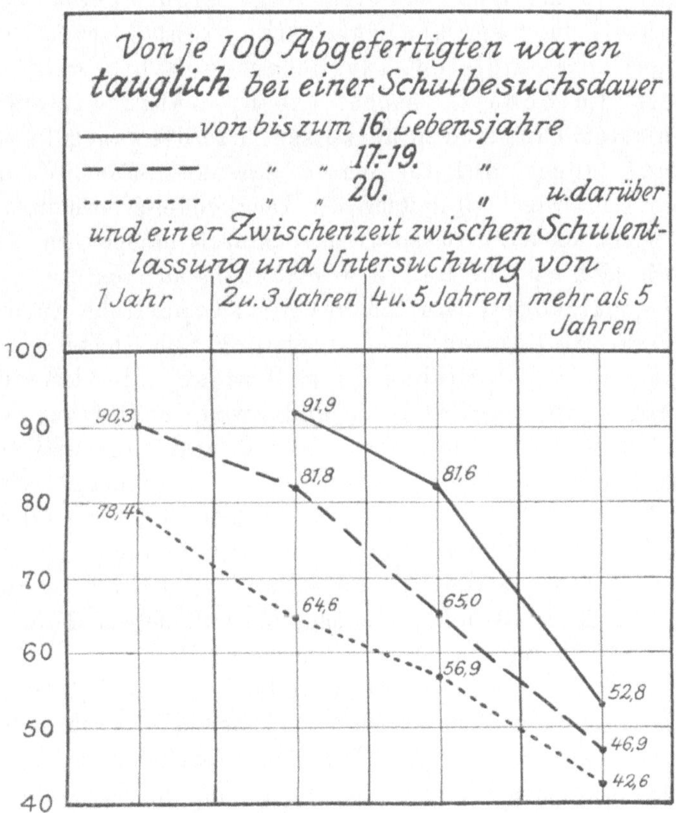

Tafel 3 graphisch dargestellt. Dabei ist von der Anführung der auf die Gruppe I A entfallenden Zahl aus den auf S. 16, 17, 19 u. 21 angeführten Gründen — als den Tatsachen widersprechend — außer Betracht gelassen. Es waren tauglich in $^0/_0$ der jeweilig endgültig Abgefertigten:

Zwischenzeit zwischen Schulbeendigung und Untersuchung:

Länge des Schulbesuches	A	B	C	D	Summe
I	—	91,9	81,6	52,8	64,6
II	90,3	81,8	65,0	46,9	65,8
III	78,4	64,6	56,9	42,6	63,5
Summe	83,9	76,6	66,1	48,3	65,0

Hier zeigt es sich nun, daß, ebenso wie im Gesamtdurchschnitt, auch in allen 3 Gruppen I—III die Zahl der Tauglichen mit der Länge der Zwischenzeit abnimmt, d. h. diejenigen, welche sich innerhalb des ersten Jahres nach ihrem Schulabgang gestellt haben, haben stets die höchste Tauglichlichkeitsquote, und diese nimmt konstant und beträchtlich ab, je länger die jungen Leute mit der Meldung zum Dienst gewartet haben. Des weiteren zeigt sich aber auch, daß die Gruppe I durchweg am günstigsten steht — es haben stets diejenigen die meisten Tauglichen gehabt, welche am kürzesten die Schule besucht haben, während diejenigen die wenigsten Tauglichen aufweisen, die bis zum 20. Lebensjahre und länger auf der Schule gewesen sind. Wenn auch für diese eigenartige Gestaltung der Tauglichkeitsverhältnisse noch andere, weiter unten zu besprechende Faktoren mitsprechen, so wird man doch hiernach der Länge des Schulbesuches einen nicht zu unterschätzenden Einfluß auf die körperliche Entwickelung beimessen können: je kürzer der Schulbesuch, desto günstiger die Tauglichkeitsverhältnisse, je länger die Schulzeit, desto ungünstiger, und zwar in gleicher Weise, ob die Zwischenzeit zwischen Schulbeendigung und Untersuchung kurz oder lang gewesen ist — allerdings mit dem Unterschiede, daß die Differenz zwischen den Tauglichkeitsziffern der kürzesten und längsten Schulbesuchszeit immer geringer wird, je länger die Zwischenzeit währt; in Gruppe B (Zwischenzeit 2 und 3 Jahre) beträgt diese Differenz 27,3 %, in Gruppe C 24,7 % und in Gruppe D nur 10,2 %.

Der Einfluß der Schulbesuchszeit verliert sich also, je länger die jungen Leute aus der Schule sind — a priori ja eine ganz natürliche Erscheinung, welche in obigen Zahlen ihre Bestätigung findet.

Es ist nicht möglich und erforderlich, die gleichen Verhältnisse für die gesamten Schularten zu besprechen; im allgemeinen lassen sie sich überall in gleicher Weise nachweisen, wie sie sich im Gesamtdurchschnitt darstellen. Namentlich trifft das für die 4 Hauptschularten zu, gewisse Abweichungen von der Regelmäßigkeit bei den anderen Schulen erklären sich leicht durch die geringen absoluten Zahlen und dürften wohl kaum auf etwaige besondere Einflüsse der Schulen selbst zurückzuführen sein.

Im übrigen zeigt ein Vergleich der 4 Hauptschularten untereinander, daß auch bei dieser Betrachtungsweise das Gymnasium fast in allen Spalten die niedrigsten Tauglichkeitsziffern aufzuweisen hat, was man wohl kaum als einen Zufall ansehen kann, sondern als einen gewissen ungünstigen Einfluß des Gymnasiums auf die körperliche Entwickelung seiner Schüler aufzufassen berechtigt ist.

Wie erklären sich nun diese eigenartigen, auf den ersten Blick etwas verwickelten, im Grunde aber durchaus klaren Verhältnisse?

Werfen wir nochmals einen Blick auf die kleine Tabelle S. 25, so sehen wir, daß in den Schulbesuchsgruppen I und II die Tauglichkeitsquoten bei den Zwischenzeiten von 2—5 bzw. 1—3 Jahren auffallend hoch sind; 80—90 % und noch etwas darüber aller jungen Leute, die zu diesen Gruppen gehören, sind als tauglich befunden, während der Gesamtdurchschnitt nur 65 beträgt. Diese ganz enorme Höhe der Tauglichkeitsprozente mag zwar z. T. auf die relativ geringeren Anforderungen an die Körperbeschaffenheit bei den zum freiwilligen Dienst sich meldenden jungen Leuten zurückgeführt werden können; immerhin überragen die genannten Prozentsätze den Durchschnitt so bedeutend, daß dies allein als ausreichende Erklärung kaum gelten kann. Man wird vielmehr noch nach andern Gründen suchen müssen, und da dürfte zuerst daran zu denken sein, daß von den jungen Leuten, welche frühzeitig oder wenigstens zu normaler Zeit die Schule beendigen, sich in den ersten Jahren nach ihrer Schulentlassung überhaupt nur solche zum Dienst melden, welche von vornherein körperlich kräftig sind, oder sich wenigstens kräftig genug fühlen, um den Anstrengungen des Dienstes gewachsen zu sein. Durch diese gewissermaßen natürliche Auslese sammeln sich in den späteren Jahren die schwächlicheren Leute und solche mit offensichtlicheren Fehlern usw. in stärkerem Maße an, wodurch naturgemäß die Tauglichkeitsquoten erheblich heruntergedrückt werden. So erklärt sich auch, daß der Unterschied zwischen den Tauglichkeitsquoten in den einzelnen Zwischenzeitgruppen mit der Länge der Schulzeit geringer wird; während die Differenz zwischen der Gruppe B und D bei einer Schulzeit bis zum 16. Lebensjahre 39,1 %, bei einer Schulzeit bis zum 17.—19. Lebensjahre noch 34,9 % beträgt, stellt er sich in der III. Gruppe bei einer Schulzeit bis zum 20. Lebensjahre und darüber nur auf 22 %. Die Angehörigen der letztgenannten Gruppe, welche so spät die Schule verlassen, können eben aus den verschiedensten leicht erklärlichen Gründen vielfach ihre Dienstzeit nicht so lange hinausschieben, so müssen sich von ihnen zahlreichere junge Leute zum Dienst melden, auch wenn über ihre Tauglichkeit oder Untauglichkeit Zweifel obwalten — wodurch natürlich die Tauglichkeitsprozente auch schon in der Gruppe der kürzeren Zwischenzeiten ungünstiger beeinflußt werden.

Aber ganz allein diesen Faktor — dem freiwilligen Hinausschieben der Meldung zum Dienst seitens der schwächlicheren usw. jungen Leute — die konstante Abnahme der Tauglichkeit mit zunehmender Länge der Zwischenzeit zuzuschieben, ist doch wohl kaum angängig.

Es ist den obigen Ausführungen gegenüber zu bedenken, daß auch mancher, der mit Sicherheit auf Befreiung vom Dienst rechnen kann, die Regelung seines Militärverhältnisses möglichst frühzeitig erstreben und sich daher sobald wie möglich zur Untersuchung melden wird. Dann ist aber auch die Abnahme der Tauglichkeitsprozente, je länger die Zeit nach der Schule währt, zu konstant und zu gleichmäßig nachweisbar, als daß sie allein durch die Wirkung dieses einen willkürlichen Faktors erklärt werden könnte.

Es müssen also wohl noch andere Umstände mitsprechen, die um so stärker die körperliche Entwickelung zu beeinträchtigen geeignet sind, je weiter die Schule zurückliegt.

Es ist nun eine für die unteren sozialen Schichten bereits statistisch nachgewiesene Tatsache[1], daß die Zeit des Ueberganges von der Schule in den Beruf, die Lehrlingszeit, sich durch eine besonders hohe Morbidität und Mortalität auszeichnet. Aehnliche Verhältnisse dürften auch bei den Angehörigen der höheren sozialen Schichten, den Besuchern der höheren wissenschaftlichen oder Fachschulen, bis zu einem gewissen Grade obwalten.

Die Gründe hierfür sind in beiden Fällen wohl annähernd die gleichen. Der Schüler steht, solange er die Schule besucht, entweder in der Obhut des Elternhauses oder lebt wenigstens in der Aufsicht unterliegenden Pensionen usw.; auch diejenigen jungen Leute, welche schon während der Schulzeit ein etwas selbständigeres Leben zu führen Gelegenheit haben, sind doch immerhin durch den Zwang der Schulordnung oder — wenn diese sich ja auch oft umgehen lassen wird — doch durch den Zwang der Arbeit zur Erreichung des gesetzten Zieles zu einem einigermaßen regelmäßigen Lebenslauf angehalten. Ausnahmen hiervon, welche natürlich vorkommen, dürften im großen und ganzen vereinzelt sein und die Richtigkeit der obigen Annahme für die Durchschnittsmasse kaum einzuschränken vermögen.

Anders gestalten sich aber die Dinge, wenn der Schüler den

---

1) Fr. Prinzing, Die hohe Morbidität der Lehrlinge und jüngeren Gehülfen in vielen Berufen. Zeitschr. f. soziale Medizin. Herausgeg. von Grotjahn und Kriegel. Bd. II. 1906. S. 37.

Schulstaub abschüttelt und in das Leben eintritt, sei es, daß er sich einem akademischen Beruf widmen will und die Universität bezieht, sei es, daß er zur Ausbildung in einem praktischen Beruf die Schulbank mit den Kontorsessel vertauscht oder was für Möglichkeiten sonst noch immer vorliegen. Ledig des Schulzwanges und meist auch entzogen der elterlichen oder sonstigen autoritativen Aufsicht werden die jungen Leute nur zu leicht ein Opfer der gewonnenen Freiheit — es ist schon viel, namentlich in der letzten Zeit, über diese, dem angehenden Manne von allen Seiten drohenden Gefahren geschrieben, so daß sich ein weiteres Eingehen erübrigt. Dazu kommt bei vielen das anstrengende Einarbeiten in die neue Berufstätigkeit, eine oft vom Morgen bis zum Abend mit kurzer Mittagszeit dauernde Arbeit, ohne die bei noch so reichlichen Schularbeiten immer möglichen Ruhepausen nach eigener Wahl; auch pekuniäre Schwierigkeiten mögen bei dem einem oder andern zeitweise eine zweckmäßige Ernährung hintanhalten, ungünstige Wohnungsverhältnisse kommen vielfach hinzu, alles Momente, welche die körperliche Entwickelung zu schädigen und bei längerer Einwirkung auch einen von Hause aus widerstandsfähigen Organismus zu schwächen geeignet sind. Natürlich kann alles dies nicht für jeden einzelnen Fall als Regel aufgestellt werden, auch hat sich in letzter Zeit insofern schon ein erfreulicher Umschwung bemerkbar gemacht, als gerade auch in den höheren sozialen Schichten durch die Ausbreitung von sportlichen Uebungen aller Art ein Gegengewicht gegen die Schädigungen des sonstigen Lebens geschaffen wird — daß aber die besprochenen Verhältnisse vielfach obwalten, wird keiner leugnen können.

Auch ist zu berücksichtigen, daß in der Zeit nach dem Schulabgang vielfach mehr Gelegenheit gegeben ist zu äußeren Verletzungen und Körperschädigungen, als während der Schulzeit selbst. Endlich ist noch eines Punktes zu erwähnen: je länger die Zeit nach Beendigung des Schulbesuches ist und je mehr die jungen Leute eines in ihre Lebensweise tief einschneidenden Zwanges entwöhnt, je mehr sie ferner mit fortschreitendem Lebensalter körperlichen Anstrengungen entfremdet sind, um so geringer wird die eigene Neigung sein, sich den Beschwerden des Dienstes aussetzen zu sollen. Natürlich wird das auf das Ergebnis der militärärztlichen Untersuchung und das Urteil, ob tauglich oder nicht tauglich, im allgemeinen keinen Einfluß ausüben — es ist aber doch denkbar, daß in Fällen, welche hinsichtlich der körperlichen Tauglichkeit auf der Grenze stehen, der Untersucher auch derartige Ueberlegungen nicht ganz außer Acht lassen kann, und daß der Militärpflichtige selbst geringe Fehler und

Beschwerden, deren er in früheren Jahren kaum geachtet hätte, jetzt mehr in den Vordergrund zu stellen geneigt ist. Es sind dies Einflüsse, im einzelnen nicht nachweisbar, die aber doch bei der Beurteilung der gesamten Verhältnisse nicht außer Acht gelassen werden dürfen.

Alle diese Momente erschweren natürlich die Beurteilung des Einflusses, welchen die Schule an sich auf die körperliche Entwickelung der Schüler ausübt, in hohem Grade. Trotzdem kann man aber wohl ohne Bedenken sagen, daß die Zeit nach der Schule aus den verschiedenen, oben besprochenen Gründen von mindestens der gleichen, wenn nicht von größerer Bedeutung für die Gestaltung der Tauglichkeitsziffern ist, als der Schulbesuch selbst; daß aber auch dieser nicht ganz gering angeschlagen werden darf, sei hier nochmals wiederholt.

Denn daß bei gleicher Zwischenzeit, wie wir gesehen haben, die Tauglichkeit abnimmt, je länger der Schulbesuch gedauert hat, und daß diese Abnahme in allen Zwischenzeitsgruppen nachweisbar ist, läßt sich doch nur dadurch erklären, daß eben der Aufenthalt auf der Schule die Entstehung oder stärkere Ausbildung mancher Krankheitszustände und körperlichen Fehler und Gebrechen zu begünstigen geeignet ist.

Wie sich im einzelnen diese konkurrierenden Einflüsse von Schule und späterer Zeit bemerkbar machen, darüber wird das spätere Studium der bei der Untersuchung festgestellten, die Untauglichkeit bedingenden Fehler und Gebrechen weiteren Aufschluß geben. Bevor auf diese eingegangen wird, soll aber noch ein Punkt erörtert werden, der für die Beurteilung der fraglichen Verhältnisse nicht ohne Interesse sein dürfte.

8.

Wie schon bereits in den einleitenden Bemerkungen auseinandergesetzt, war die Gewinnung eines verwertbaren Materials über die zum einjährigen Dienst berechtigten jungen Leute dadurch besonders erschwert, daß ein als untauglich bezeichneter Mann sich doch noch bei einem anderen Truppenteil melden und hier oder später bei der Ober-Ersatzkommission als tauglich erklärt werden kann. Es schien daher von Wert, festzustellen, wie viele von den endgültig als tauglich erklärten Leuten schon vorher ein- (oder mehrere) mal als zeitig untauglich bezeichnet worden waren.

Die folgenden Uebersichten geben kurz die entsprechenden Zahlen.

Von den Tauglichen waren bei früheren Untersuchungen für untauglich erklärt:

	Abs.	% der Abgefertigten	% der Tauglichen
1) Gymnasien	1188	4,7	7,6
2) Realgymnasien	517	7,6	11,9
3) Progymnasien	10	3,2	5,0
4) Realprogymnasien . .	12	8,5	12,6
5) Oberrealschulen	251	6,2	9,2
6) Realschulen	470	5,3	7,9
7) Seminare	209	7,2	9,8
8) Handelsschulen	18	3,1	4,5
9) Industrieschulen . . .	27	7,3	11,3
10) Landwirtschaftsschulen	47	7,8	9,4
11) Privatschulen	49	10,3	13,6
Summe nach § 90	2798	5,5	8,6
Nach § 91 . .	167	8,5	11,5
Nach § 89,6 .	32	12,0	15,9
Gesamtsumme	2997	5,7	8,8

Die Prozentzahlen, bezogen sowohl auf die Summe der Abgefertigten wie auf die Tauglichen allein, schwanken in recht erheblichen Grenzen, ohne daß es möglich ist, hieraus schon wesentliche Beziehungen, sei es zu den Tauglichkeitsquoten der einzelnen Schulen an sich, sei es zur Länge des Schulbesuches ohne Zwang aufzufinden.

Was die Zwischenzeit zwischen Schulbeendigung und Untersuchung betrifft, so betrug die Zahl der früher untauglich, später als tauglich Erklärten:

bei den	in der Gruppe A		Gruppe B		Gruppe C		Gruppe D	
	abs.	% [1]	abs.	% [1]	abs.	% [1]	abs.	% [1]
1. Gymnasien . . .	122	3,5	228	7,2	435	7,9	403	11,8
2. Realgymnasien .	30	5,1	67	7,2	185	11,7	235	18,8
3. Oberrealschulen .	24	5,6	36	6,1	99	10,6	92	12,0
4. Realschulen . .	27	5,5	97	7,8	178	7,5	168	9,4
5. Seminaren . . .	71	7,8	104	11,5	31	11,7	3	7,1
Summe nach § 90	294	4,8	570	7,6	975	8,7	959	12,6
nach § 91	12	6,3	36	10,1	60	13,9	59	13,4
nach § 89,6	5	19,2	9	21,4	4	10,3	14	14,9
Gesamtsumme	311	4,9	615	7,7	1039	8,8	1032	12,6

1) In % der Tauglichen jeder Gruppe.

Bei den aufgeführten Schulen — bei den übrigen sind die Zahlen zu klein, so daß sich ihre Aufzählung erübrigt — nimmt also die Zahl der früher Untauglichen ziemlich gleichmäßig mit der Länge der Zwischenzeit zwischen Schulbeendigung und endgültiger Entscheidung zu und erreicht z. B. in der Gruppe D bei den Gymnasien, Oberrealschulen und namentlich den Realgymnasien ziemlich hohe Prozentsätze.

Daß in der Kategorie der nach § 89,6 W.O. zum einjährigen Dienst Berechtigten sich die Gleichmäßigkeit nicht findet, hier gerade die beiden ersten Gruppen A und B mit kurzer Zwischenzeit die höchsten Prozentsätze an früher Untauglichen aufweisen, ist auffällig, erklärt sich aber vielleicht durch die an sich zu kleinen absoluten Zahlen.

II. Ueber die verschiedenen Grade der Untauglichkeit.

Die summarischen Ergebnisse über Tauglichkeit und Untauglichkeit haben wohl einen allgemeinen Ueberblick über die Körperbeschaffenheit der zum einjährigen Dienst Berechtigten jungen Leute zu geben vermocht, ein tieferes Erfassen der fraglichen Verhältnisse, insbesondere der bei den verschiedenen Schulen wirksamen Einflüsse usw. wird sich aber erst gewinnen lassen aus einer Untersuchung, welcher Grad von Untauglichkeit vorgelegen hat bezw. welche körperlichen Fehler und Gebrechen im einzelnen die Untauglichkeit bedingt haben.

Es ist nicht möglich, alle in Betracht kommenden Körperfehler, wie sie die Anlage 1 der Heerordnung aufführt, für jede Schule aufzuzählen, zumal ein großer Teil der als Untauglichkeitsgrund auf den Zählkarten angegebenen Krankheitszustände nur vereinzelt vorkommt und daher für die Beurteilung der Körperbeschaffenheit unserer Militärpflichtigen ohne Bedeutung ist. Es werden daher im folgenden nur diejenigen Fehler zahlenmäßig nachgewiesen und gruppenweise besprochen werden, welche nach ihrer Häufigkeit im ganzen oder bei einzelnen Schulen oder auch nach der Art des ihnen zu Grunde liegenden Krankheitsprozesses besonderes Interesse beanspruchen können.

1.

Zunächst sei in der folgenden Uebersicht kurz angegeben, wie sich die als dauernd untauglich erklärten Leute auf die verschiedenen Grade der Dienstuntauglichkeit verteilen, und zwar nach den Anlagen 1 A—E der H.O., wobei bemerkt sei, daß die Anlage

1 A solche Fehler enthält, welche an sich die Fähigkeit zum Dienst mit der Waffe nicht aufheben; nur bei besonders starkem Hervortreten oder bei dem Vorliegen mehrerer Fehler darf nach dieser Anlage die Diensttauglichkeit als ausgeschlossen angesehen werden;

1 B solche Fehler enthält, welche die Fähigkeit zum aktiven Dienst mit der Waffe ausschließen, den Dienst in der Ersatzreserve aber noch gestatten (bedingte Tauglichkeit);

1 C Krankheiten und Gebrechen umfaßt, welche zeitig untauglich machen, aber beseitigt oder so vermindert werden können, daß vollkommene oder bedingte Tauglichkeit erwartet werden kann (s. unten);

1 D Krankheiten und Gebrechen betrifft, welche nur den Dienst im Landsturm gestatten;

1 E alle Körperfehler enthält, welche dauernd zu jedem Militärdienst untauglich machen.

Wenn die Anlage 1 C eigentlich auch nur solche Fehler betrifft, die zeitig untauglich machen, so finden sich doch auch bei den endgültig Abgefertigten häufig die Untauglichkeitsgründe nach dieser Anlage angegeben — es betrifft solche Leute, bei denen nach ärztlichem Urteil noch zu beseitigende oder vorübergehende Krankheitszustände vorliegen, die aber — im 3. Militärpflichtjahre — doch eine endgültige Entscheidung über ihr Militärverhältnis erhalten und, da sie untauglich sind, nun auf Grund des ärztlichen Urteils ausgemustert werden müssen. Zu dieser Anlage 1 C sind auch alle diejenigen Fälle gerechnet worden, in denen sich auf den Zählkarten keine bestimmten Nummern der Anlage fanden, sondern nur der § 8 der H.O. als Untauglichkeitsgrund angeführt war; der § 8 enthält die Bestimmungen über die zeitige Untauglichkeit — seine Anführung entspricht im allgemeinen dem Vorliegen von allgemeiner Schwächlichkeit gem. Anl. 1 C 1, unter welcher Rubrik auch die fraglichen Fälle verrechnet sind.

Von den Untauglichen waren nun beurteilt nach H.O., Anl. 1:

	A		B		C		D		E		wegen Mindermaß		unbekannt		Summe	
	abs.	%	abs.	%	abs.	%	abs.	%	abs.	%	abs.	%	abs.	%	abs.	%
1. Gymnasien . . .	235	0,93	475	1,9	1944	7,7	5646	22,4	1244	4,9	4	0,02	2	0,01	9550	37,8
2. Realgymnasien . .	51	0,75	116	1,7	506	7,5	1499	22,1	264	3,9	4	0,06	7	0,10	2447	36,0
3. Progymnasien . .	—	—	3	0,96	30	9,6	66	21,1	10	3,2	2	0,64	—	—	'111	35,5
4. Realprogymnasien .	2	1,4	2	1,4	10	7,0	29	20,4	4	2,8	—	—	—	—	47	33,1
5. Oberrealschulen .	33	0,82	66	1,6	339	8,4	729	18,1	135	3,4	—	—	—	—	1302	32,3
6. Realschulen . . .	68	0,76	161	1,8	875	9,8	1647	18,4	292	3,3	3	0,03	—	—	3046	34,0
7. Seminare	21	0,72	34	1,2	230	7,9	425	14,6	68	2,3	1	0,03	4	0,14	783	26,9
8. Handelsschulen . .	5	0,87	13	2,3	45	7,8	95	16,4	19	3,3	—	—	—	—	177	30,6
9. Industrieschulen .	4	1,1	5	1,4	39	10,6	69	18,7	13	3,5	—	—	—	—	130	35,2
10. Landwirtschaftsschulen	4	0,67	4	0,67	23	3,8	54	9,0	15	2,5	—	—	—	—	100	16,6
11. Privatschulen . .	4	0,84	4	0,84	26	5,4	70	14,6	16	3,4	—	—	—	—	120	25,1
Summe nach § 90	427	0,85	883	1,8	4067	8,1	10329	20,5	2080	4,1	14	0,03	13	0,03	17813	35,3
Nach § 91	13	0,66	24	1,2	131	6,6	294	14,9	62	3,1	2	0,10	1	0,05	527	26,7
Nach § 89,6	3	1,1	7	2,6	9	3,4	44	16,5	2	0,75	—	—	1	0,37	66	24,7
Gesamtsumme	443	0,84	914	1,7	4207	8,0	10667	20,3	2144	4,1	16	0,03	15	0,03	18406	35,0

Der Anteil der nach Anl. 1 A Beurteilten ist durchweg recht klein und bietet zu Bemerkungen keinen Anlaß. Auch die nur bedingt Tauglichen (Ersatzreserve, Anl. 1 B) machen im Durchschnitt noch nicht 2 % der Abgefertigten aus; bei den 4 Hauptschulen ist die Zahl der hierzugehörigen Untauglichen fast ganz gleich (1,6—1,9 %). Der

Tafel 4.

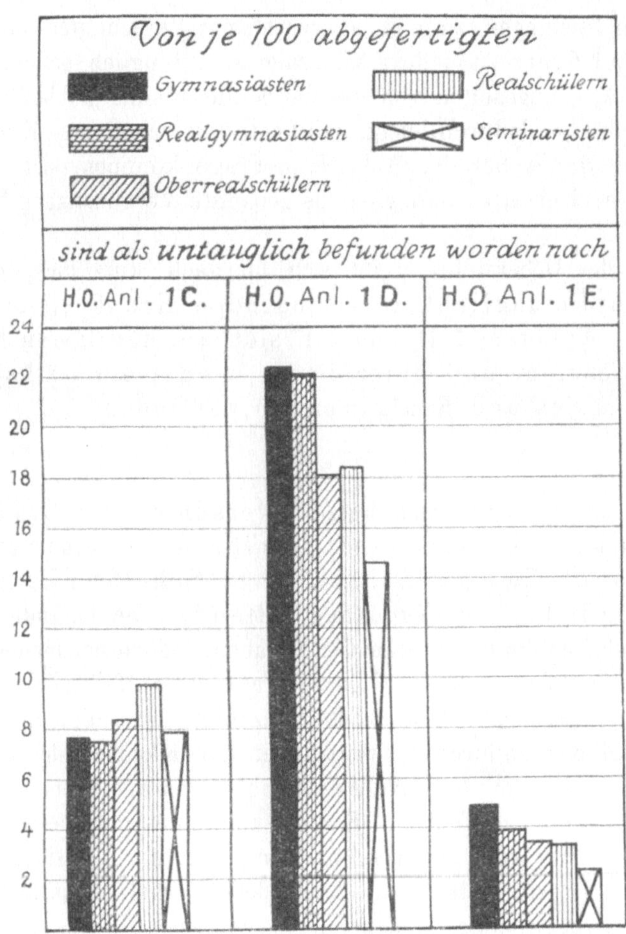

größte Prozentsatz entfällt auf die nach Anl. 1 D, als nur landsturmtauglich beurteilten jungen Leute; hier steht — wie auch Tafel 4 deutlich erkennen läßt — das Gymnasium am höchsten mit 22,4 %, es folgt das Realgymnasium (22,1 %), die Realschule (18,4 %) und die Oberrealschule (18,1 %), also bei den 4 Hauptschulen allein ein Unterschied von 4,3 %. Die übrigen Schulen weisen alle viel kleinere Prozentsätze auf. Nächst der Anl. 1 D ist die Anl. 1 C am zahlreichsten besetzt. Dauernd zu jedem Militärdienst untauglich (Anl. 1 E) sind im Durchschnitt nur 4,1 % aller Abgefertigten gewesen. Auch hier steht wieder das Gymnasium mit 4,9 % bedeutend am schlechtesten; an zweitungünstigster Stelle folgt das Realgymnasium mit 3,9 %, dann die Oberrealschule (3,4 %) und die Realschule (3,3 %). Letzteren nahe stehen die Handelsschulen (3,3 %), Industrieschulen (3,5 %) und die Privatschulen (3,4 %). Daß von den nach § 89,6 W.O. auf Grund besonderer Leistungen zum einjährigen Dienst Berechtigten nur 0,75 % nach Anl. 1 E als zu jedem Militärdienst untauglich befunden sind, erklärt sich — abgesehen von den durch die kleinen Zahlen bedingten Fehlerquellen — dadurch leicht, daß Leute mit schwereren Krankheitszuständen, wie sie bei der Anl. 1 E in Frage kommen, sich wohl im allgemeinen nicht allzu häufig um die genannte Vergünstigung bemühen werden.

Aus der Uebersicht ergibt sich hiernach kurz dies, daß die ernsteren Untauglichkeit bedingenden Krankheitszustände nach den Anlagen 1 D und 1 E sich am häufigsten bei den 4 Hauptschulen, und unter diesen wieder am stärksten bei den Gymnasien und Realgymnasien vorfinden.

2.

Wie macht sich nun bei den verschiedenen Graden der Untauglichkeit die Länge des Schulbesuches einerseits und diejenige der Zwischenzeit zwischen Schulbeendigung und militärärztlicher Untersuchung geltend? Die folgenden Uebersichten enthalten die entsprechenden Angaben, jedoch nur für diejenigen Schularten, welche nach der Größe der auf sie entfallenden absoluten Zahlen eine Vergleichbarkeit der Prozentzahlen gestatten; die letzteren würden bei den anderen Schularten bei der Kleinheit der absoluten Zahlen doch zu sehr von Zufälligkeiten abhängen und könnten so leicht zu falschen Schlüssen führen. Eine Zusammenfassung dieser Schulen, an die gedacht werden könnte, erschien aber mit Rücksicht auf das oben (S. 20/21) erörterte, recht verschiedene Verhalten hinsichtlich der Länge des Schulbesuches und der „Zwischenzeit" zu dem vorliegenden Zweck nicht angängig.

Auch war es hier — sowie bei allen folgenden Untersuchungen — nicht möglich, die beiden Gesichtspunkte — Länge des Schulbesuches einer- und der Zwischenzeit andererseits — zu kombinieren, wie es oben in der Tabelle S. 22/23 geschehen ist. Die beiden nachstehenden Tabellen zeigen an sich in manchen Spalten so geringe absolute Zahlen, daß eine noch weitere Teilung nicht angängig erschien.

		Untauglich nach Anl. 1 A der H.O.				Untauglich nach Anl. 1 B der H.O.				Untauglich nach Anl. 1 C der H.O.				Untauglich nach Anl. 1 D der H.O.				Untauglich nach Anl. 1 E der H.O.			
		Schulbesuch bis zum Jahre			Summe	Schulbesuch bis zum Jahre			Summe	Schulbesuch bis zum Jahre			Summe	Schulbesuch bis zum Jahre			Summe	Schulbesuch bis zum Jahre			Summe
		16.	17. bis 19.	20. u. dar.		16.	17. bis 19.	20. u. dar.		16.	17. bis 19.	20. u. dar.		16.	17. bis 19.	20. u. dar.		16.	17. bis 19.	20. u. dar.	
1. Gymnasien	abs.	19	137	79	235	42	278	155	475	186	1111	647	1944	438	3412	1796	5646	78	693	473	1244
	%	0,99	0,89	1,0	0,93	2,2	1,8	2,0	1,9	9,7	7,2	8,2	7,7	22,8	22,1	22,9	22,4	4,1	4,5	6,0	4,9
2. Realgymnasien	abs.	16	29	6	51	26	72	18	116	118	322	66	506	261	977	261	1499	44	167	53	264
	%	1,2	0,66	0,55	0,75	2,0	1,6	1,6	1,7	9,2	7,3	6,0	7,5	20,3	22,2	23,7	22,1	3,4	3,8	4,8	3,9
5. Oberrealschulen	abs.	8	19	6	33	16	40	10	66	98	210	31	339	180	442	107	729	32	87	16	135
	%	0,82	0,75	1,1	0,82	1,6	1,6	1,9	1,6	10,0	8,3	5,9	8,4	18,4	17,6	20,3	18,1	3,3	3,5	3,0	3,4
6. Realschulen	abs.	29	38	1	68	66	90	5	161	356	483	36	875	667	897	83	1647	126	156	10	292
	%	0,83	0,75	0,26	0,76	1,9	1,8	1,3	1,8	10,2	9,5	9,3	9,8	19,0	17,7	21,5	18,4	3,6	3,1	2,6	3,3
7. Seminare	abs.	—	6	15	21	—	10	24	34	2	66	162	230	4	109	312	425	—	14	54	68
	%	—	0,79	0,70	0,72	—	1,3	1,3	1,2	11,8	8,7	7,6	7,9	23,5	14,3	14,6	14,6	—	1,8	2,5	2,3
Summe nach § 90	abs.	77	240	110	427	157	510	216	883	800	2291	976	4067	1661	6035	2633	10329	299	1158	623	2080
	%	0,93	0,81	0,89	0,85	1,9	1,7	1,7	1,8	9,6	7,7	7,9	8,1	20,0	20,3	21,2	20,5	3,6	3,9	5,0	4,1
Nach § 91	abs.	4	8	1	13	9	10	5	24	33	79	19	131	91	155	48	294	20	31	11	62
	%	0,66	0,76	0,31	0,66	1,5	0,95	1,5	1,2	5,4	7,5	5,9	6,6	15,0	14,8	14,9	14,9	3,3	3,0	3,4	3,1
Gesamtsumme	abs.	83	248	112	443	171	522	221	914	839	2373	995	4207	1779	6202	2686	10667	321	1189	634	2144
	%	0,92	0,80	0,88	0,84	1,9	1,7	1,7	1,7	9,3	7,7	7,8	8,0	19,7	20,1	21,0	20,3	3,5	3,9	5,0	4,1

		Untauglich nach Anlage 1 A der H.O.					Untauglich nach Anlage 1 B der H.O.					Untauglich nach Anlage 1 C der H.O.					Untauglich nach Anlage 1 D der H.O.					Untauglich nach Anlage 1 E der H.O.				
		Zwischenzeit zwischen Schule und Untersuchung in Jahren				Summe	Zwischenzeit zwischen Schule und Untersuchung in Jahren				Summe	Zwischenzeit zwischen Schule und Untersuchung in Jahren				Summe	Zwischenzeit zwischen Schule und Untersuchung in Jahren				Summe	Zwischenzeit zwischen Schule und Untersuchung in Jahren				Summe
		1	2 bis 3	4 bis 5	über 5		1	2 bis 3	4 bis 5	über 5		1	2 bis 3	4 bis 5	über 5		1	2 bis 3	4 bis 5	über 5		1	2 bis 3	4 bis 5	über 5	
1. Gymnasien . . .	abs.	24	35	95	81	235	36	76	154	209	475	163	228	737	816	1944	399	728	1941	2578	5646	117	217	418	492	1244
	%	0,57	0,76	1,1	1,1	0,93	0,86	1,7	1,7	2,7	1,9	3,9	5,0	8,3	10,7	7,7	9,6	15,9	21,9	33,9	22,4	2,8	4,7	4,7	6,5	4,9
2. Realgymnasien .	abs.	2	8	12	29	51	3	10	38	65	116	16	41	175	274	506	47	155	482	815	1499	23	31	87	123	264
	%	0,29	0,68	0,51	1,1	0,75	0,44	0,85	1,6	2,5	1,7	2,4	3,5	7,4	10,7	7,5	6,9	13,1	20,3	31,8	22,1	3,4	2,6	3,7	4,8	3,9
5. Oberrealschulen .	abs.	1	4	13	15	33	5	9	15	37	66	6	16	122	195	339	33	65	233	398	729	5	17	44	69	135
	%	0,21	0,57	0,95	1,0	0,82	1,0	1,3	1,1	2,5	1,6	1,2	2,3	8,9	13,1	8,4	6,8	9,3	17,1	26,8	18,1	1,0	2,4	3,2	4,6	3,4
6. Realschulen . .	abs.	1	3	21	43	68	3	20	57	81	161	22	44	249	560	875	58	119	445	1025	1647	9	38	89	156	292
	%	0,17	0,20	0,65	1,2	0,76	0,52	1,4	1,8	2,2	1,8	3,8	3,0	7,7	15,3	9,8	10,0	8,1	13,7	28,0	18,4	1,6	2,6	2,7	4,3	3,3
7. Seminare . . .	abs.	4	14	2	1	21	16	14	3	1	34	37	112	72	9	230	97	209	96	23	425	13	34	19	2	68
	%	0.37	1,1	0,44	1,3	0,72	1,5	1,1	0,65	1,3	1,2	3,4	8.7	15,7	11,5	7,9	8,9	16,2	20,9	29,5	14.6	1,2	2,6	4,1	2,6	2,3
Summe nach § 90	abs.	33	69	150	175	427	66	136	281	400	883	253	466	1423	1925	4067	672	1333	3327	4997	10329	176	350	683	871	2080
	%	0,45	0,70	0,88	1,1	0,85	0,89	1,4	1,6	2,5	1,8	3,4	4,7	8,3	12,0	8,1	9,1	13,5	19,4	31,2	20,5	2,4	3,5	4,0	5,4	4,1
Nach § 91	abs.	—	3	3	7	13	1	4	8	11	24	5	10	44	72	131	14	36	76	168	294	5	8	17	32	62
	%	—	0,72	0,49	0,96	0,66	0,46	0,95	1,3	1,5	1,2	2,3	2,4	7,2	9,9	6,6	6,5	8,6	12,4	23,0	14,9	2,3	1,9	2,8	4,4	3,1
Gesamtsumme	abs.	34	72	153	184	443	67	140	290	417	914	258	477	1468	2004	4207	689	1371	3412	5195	10667	181	358	700	905	2144
	%	0,45	0,69	0,77	1,1	0,84	0,88	1,4	1,5	2,5	1,7	3,4	4,6	7,4	11,9	8,0	9,0	13,2	17,3	30,8	20,3	2,4	3,5	3,5	5,4	4,1

Unter Berücksichtigung der Erörterungen S. 23—26 wird man aber auch ohne diese Differenzierung in der Lage sein, die folgenden Untersuchungsergebnisse einigermaßen richtig beurteilen zu können.

Die Prozentzahlen in den beiden vorstehenden Tabellen beziehen sich immer auf die in der betreffenden Gruppe endgültig abgefertigten Leute (vergl. Tabelle S. 8, 12 u. 17); die wegen Mindermaß als untauglich Erklärten und die wenigen Leute, bei denen der Grad der Untauglichkeit aus den Zählkarten mit Sicherheit nicht zu erkennen war (s. Tabelle S. 34), sind außer Betracht gelassen. Für die Spalten I A gilt das oben S. 13, 19 u. 21 Gesagte. Betrachtet man nun zunächt die Tabelle über die Länge der Schulzeit, und zwar die Spalten für die Gesamtsummen bzw. für die Summe nach § 90 W. O., welche fast vollkommen übereinstimmen, so ergeben sich recht bemerkenswerte Verhältnisse.

Es zeigt sich nämlich, daß nach Anl. 1 A, B und C, d. h. wegen geringerer oder heilbarer Leiden im Durchschnitt mehr Leute der Gruppe I für untauglich erklärt sind, als in den beiden anderen Gruppen. Am ausgesprochensten ist das Verhalten für die nach Anl. 1 C Beurteilten nachweisbar; auch die 5 in der Tabelle nachgewiesenen Schularten haben durchweg in der Gruppe I die meisten und — mit Ausnahme des Gymnasiums — in der Gruppe III die wenigsten Untauglichen nach Anl. 1 C.

Umgekehrt liegen dagegen die Verhältnisse bei dem nach Anl. 1 D und 1 E Beurteilten, bei denen also ernstere körperliche Fehler und Krankheitszustände vorliegen; hier steigt bei Berücksichtigung der Gesamtsumme und insbesondere auch bei den beiden Hauptschulen (Gymnasium und Realgymnasium) die Untauglichkeitsquote mit der Länge der Schulzeit regelmäßig an, und zwar in recht erheblichem Grade. So sind bei den Gymnasien z. B. von der Gruppe I (kürzeste Schuldauer) nur 4,1 % von der Gruppe III (längste Schuldauer) 6,0 % der jeweilig endgültig Abgefertigten dauernd untauglich zu jedem Militärdienst gewesen; für die Realgymnasiasten lauten die gleichen Zahlen 3,4 und 4,8 %. Bei den Oberrealschulen und Realschulen ist bei den nach Anl. 1 D Beurteilten das gleiche Verhalten nachweisbar, während sich bei den nach Anl. 1 E Beurteilten die Prozentzahlen etwas verschieben; ob das wirklich den Tatsachen entspricht, oder nicht vielmehr auf Zufälligkeiten beruht, muß bei den immerhin kleinen Zahlen dahingestellt bleiben. Die Seminare verhalten sich hinsichtlich der Anl. 1 E wie die Gymnasien usw., bei der Anl. 1 D stehen dagegen hier die Leute mit kürzester Schuldauer am ungünstigsten.

Betrachtet man zunächst noch die zweite der vorstehenden Tabellen, in welcher in gleicher Anordnung, die nach Anl. 1 A—E als untauglich Befundenen, nur getrennt nach der Zwischenzeit zwischen Beendigung des Schulbesuchs und der militärärztlichen Untersuchung, aufgeführt sind, so ergibt sich, daß hier bei sämtlichen Untauglichkeitsgraden die Untauglichkeitsquote stetig ansteigt, je länger die Zwischenzeit währt, und zwar gleichmäßig bei allen in der Tabelle aufgeführten Schulen und dementsprechend auch in den Gesamtsummen. Die Zunahme der Untauglichen ist durchweg eine recht beträchtliche, der Unterschied zwischen der kürzesten und längsten Zwischenzeitgruppe beträgt das Zwei- bis mehr als Vierfache.

Es macht sich hier also das gleiche Verhalten geltend, wie wir es bezüglich der Gesamtsummen kennen gelernt haben (S. 23 ff.).

Ist nun den oben besprochenen Verschiedenheiten in der Häufigkeit der Untauglichen nach den Anl. 1 A—C einerseits und 1 D und E andererseits, wie sie sich in den Schulbesuchsgruppen zeigen eine besondere Bedeutung beizumessen?

Wir hatten gesehen, daß der Länge des Schulbesuches unzweifelhaft ein ungünstiger Einfluß auf die körperliche Entwicklung eingeräumt werden muß, daß dieser aber durch das Hinausschieben der Meldungen zum Dienst und das Ansammeln der weniger kräftigen und weniger gesunden Leute in den Gruppen der längeren Zwischenzeiten sowie durch die sonstigen Einflüsse der Jahre nach der Schulentlassung z. T. verdeckt und der sicheren Beurteilung entzogen wird. Nun werden natürlich diejenigen jungen Leute, welche die Schule nur bis zum 16. Lebensjahre besucht haben, die Meldung zum Dienst besonders häufig länger hinausschieben — wie ja auch die Tabelle S. 20 beweist —, namentlich aber dann, wenn sie mit geringeren oder vorübergehenden Krankheiten oder Körperfehlern behaftet sind, welche über ihre Tauglichkeit zum Dienst Zweifel zulassen — teils in der Erwartung, daß sie nach Beseitigung oder Besserung des Zustandes sicher tauglich sein werden, teils vielleicht in der Hoffnung, daß bei einer Meldung in späteren Lebensjahren auch schon der geringere körperliche Fehler als Untauglichkeitsgrund anerkannt werden könnte. So ließe sich dadurch ohne allzugroßen Zwang erklären, daß solche unbedeutendere und mehr vorübergehende Krankheitszustände bei den Leuten mit der kürzesten Schuldauer am häufigsten verzeichnet sind. Dazu kommt, wie nicht verschwiegen werden soll, daß wenigstens die Zahlen für die nach Anl. 1 A u. B Beurteilten an sich etwas kleiner sind, so daß bei ihnen auch manche Zufälligkeiten nicht auszuschließen sind.

Natürlich ist dieser Faktor des längeren Hinausschiebens der Meldung zum Dienst auch bei den nach Anl. 1 D und E Beurteilten ebenso wirksam wie der sonstige Einfluß der Zeit nach der Schule; aber die Regelmäßigkeit, mit der die Zahl der nach Anl. 1 D und auch E Untauglichen ansteigt, je länger der Schulbesuch gedauert hat, legen die Vermutung nahe, daß gerade bei diesen ernsteren Fehlern die Dauer des Schulaufenthaltes nicht unwesentlich mitspricht.

Im übrigen zeigt sich auch in den beiden Tabellen S. 37/38, daß fast in allen Spalten das Gymnasium die höchsten Untauglichkeitszahlen aufweist, demnächst das Realgymnasium und dann die beiden Realschularten in wechselnder Weise; besonders ausgesprochen ist die ungünstige Stellung des Gymnasiums und auch des Realgymnasiums den anderen Schulen gegenüber bei den nach Anl. 1 D und E Beurteilten, am wenigsten bei den nach Anl. 1 C für untauglich Erklärten — eine weitere Stütze für die eben ausgesprochene Vermutung, daß gerade bei den ernsteren Fehlern und Gebrechen ein ungünstiger Einfluß des Schulbesuches nicht von der Hand zu weisen ist.

III. Ueber die Krankheiten und Körperfehler, welche hauptsächlich die Untauglichkeit bei den zum einjährigen Dienst Berechtigten bedingt haben.

1.

Die wichtigste Frage ist nun: welches sind die körperlichen Fehler im einzelnen, die in erster Linie die Untauglichkeit der zum einjährigen Dienst Berechtigten jungen Leute bedingt haben?

Bevor die festgestellten Krankheiten und Gebrechen tabellarisch aufgeführt und im einzelnen besprochen werden, seien noch einige kurze Bemerkungen über die Art der Registrierung und die Bewertung der gefundenen Zahlen vorausgeschickt.

In den mehrfach erwähnten Anlagen 1 A—E der H.O. ist unter 78 Nummern eine grosse Reihe von Krankheitszuständen aufgeführt, soweit möglich geordnet nach Körpergegenden, und innerhalb jeder Nummer wieder auf die einzelnen Anlagen (1 A, 1 B, 1 C, 1 D, 1 E) nach der Schwere des Zustandes verteilt — welche erfahrungsgemäß am häufigsten bei den Militärpflichtigen vorgefunden werden. Es leuchtet ein, daß ein derartiges, zur Listenführung bestimmtes Schema nicht alle überhaupt vorkommenden, vom Regelrechten abweichenden Körperzustände enthalten kann, auch bei noch so großer Vermehrung der einzelnen Nummern. Es ist vielmehr erforderlich, in einem solchen Schema manche Krankheitszustände unter einer Nummer zusammenzufassen, wobei es natürlich — dem praktischen Zweck entsprechend — nur auf den derzeitigen Zustand ankommt, ohne Rücksicht auf die Aetiologie des Zustandes, ganz abgesehen davon, daß es bei vielen Fehlern angesichts der kurzen, zur Untersuchung meist zur Verfügung stehenden Zeit garnicht möglich wäre, die Entstehungsursache des vorgefundenen Körperfehlers mit Sicherheit festzustellen. Dazu kommt, daß auch wenn mehrere Krankheitszustände auf den Zählkarten notiert waren, statistisch doch stets nur einer verwertet werden kann, so daß die anderen für die Statistik verloren gehen; das trifft besonders bei den nach der Anl. 1 A Beurteilten zu, bei denen außer dem als Untauglichkeitsgrund angeführten Fehler meist noch mehrere andere körperliche Regelwidrigkeiten vorlagen, welche erst zusammen Untauglichkeit bedingten.

Es ist ferner zu berücksichtigen, daß die Einreihung mancher Krankheitszustände unter die einzelnen Nummern der Anlagen zu Zweifeln Veranlassung geben und von den verschiedenen Untersuchern je nach ihrem subjektiven Ermessen verschieden gehandhabt werden kann.

Bei einer statistischen Aufbereitung der notierten Fehler — wie zu dem vorliegenden Zwecke — ist es endlich nicht möglich, jede einzelne Krankheitsnummer besonders aufzuführen und zu besprechen, da dies die Uebersicht sehr erschweren und bei der Seltenheit mancher Fehler auch zu kleine, statistisch nicht verwertbare Zahlen ergeben würde. Es ist daher erforderlich, manche der notierten Nummern zu Gruppen zusammenzufassen, wodurch ja einerseits zwar die oben kurz angedeuteten etwaigen Ungleichheiten in der Einreihung der Fehler seitens verschiedener Untersucher zum Teil ausgeglichen, andererseits aber auch wieder die Zusammenfassung verschiedenartiger und im Grunde genommen nicht zusammengehöriger Krankheitszustände begünstigt wird.

Bei der Bewertung der zu bringenden Zahlen sind alle diese Umstände — außer den in der Einleitung schon besprochenen sonstigen Fehlerquellen — zu berücksichtigen; die für die einzelnen Fehler festgestellten Zahlen können eben nur als annähernde angesehen werden und geben nur ein ungefähres Bild von der Körperbeschaffenheit der unserer Statistik zugrunde liegenden Wehrpflichtigen.

2.

Dies vorausgeschickt, sei in der folgenden Tabelle zunächst summarisch aufgeführt, welche Krankheitszustände in erster Linie bei den sich zum einjährigen Dienst meldenden jungen Leuten gefunden und ihre Untauglichkeit zum aktiven Dienst mit der Waffe bedingt haben.

Im Anhang ist angegeben, welche Nummern der Anlagen 1 A—E der H.O. in den folgenden Krankheitsgruppen zusammengefaßt sind.

Von den als untauglich Erklärten litten an:	abs.	% der Untauglichen	% der Abgefertigten
1. Allgemeiner Schwächlichkeit, schwacher Brust usw.	6684	36,4	12,8
2. Krankheiten des Herzens und der großen Gefäße	2707	14,7	5,1
3. Augen-(Brechungs-)fehlern	1886	10,3	3,6
4. Krankheiten der Gliedmaßen und Gelenke (außer Nr. 8)	1023	5,6	1,9
5. Krankheiten der Lungen und des Brustfelles	829	4,5	1,6
6. Unterleibsbrüchen	569	3,1	1,1
7. Krankheiten der Ohren	492	2,7	0,93
8. Plattfuß	479	2,6	0,91
9. Narben	476	2,6	0,90
10. Fettleibigkeit	413	2,2	0,78
11. Krampfadern	341	1,9	0,65
12. Kropf	282	1,5	0,54
13. Verkrüppelungen und Mißbildungen	258	1,4	0,49
14. Verbiegungen usw. der Wirbelsäule	252	1,4	0,49
15. Krankheiten der Harn- und Geschlechtsorgane	245	1,3	0,47
16. Blindheit eines Auges oder beider Augen . .	228	1,2	0,43
17. Krankheiten des Nervensystems (außer Nr. 20 und 22)	190	1,0	0,36
18. Unterleibsleiden	170	0,93	0,33
19. Anderen Augenkrankheiten	131	0,71	0,25
20. Epilepsie	76	0,41	0,14
21. Schlechten Zähnen	53	0,29	0,10
22. Geisteskrankheit und geistiger Beschränktheit	45	0,24	0,09
23. Stottern	27	0,15	0,05

Die vorstehend aufgeführten Krankheitszustände umfassen 96,9 % aller Untauglichen, der Rest von rund 3 % entfällt auf eine Reihe von ganz vereinzelt notierten Fehlern, deren Namhaftmachung sich erübrigt.

Ueber die Hälfte aller Untauglichen entfällt auf die 3 zuerst genannten Fehlergruppen, die allgemeinen Schwächezustände, die Herzkrankheiten und Brechungsanomalien, während die Erkrankungen der Lungen und des Brustfelles erst an fünfter Stelle stehen und z. B. nur $^1/_3$ der Zahl der Herzleiden ausmachen.

Namentlich überrascht der bedeutende Anteil der wegen allgemeiner Körperschwäche als untauglich Zurückgestellten; rechnet man dazu noch die Lungenkrankheiten, was bei den vielfachen Uebergängen und der Schwierigkeit an der Feststellung leichterer Lungenerkrankungen wohl berechtigt sein dürfte, so sind über $^2/_5$ aller Untauglichen wegen derartiger Zustände vom Heeresdienst befreit worden, ein Ergebnis, das um so mehr auffallen muss, als ja bekanntlich an die Körperbeschaffenheit der zum freiwilligen Dienst sich meldenden jungen Leute die zulässig niedrigsten Anforderungen gestellt werden dürfen, und weil auch angenommen werden kann, daß unter den bisher nicht Berücksichtigten zeitig Untauglichen wohl viele sind, die zu dieser Kategorie gehören.

Auch der Anteil der Erkrankungen des Herzens und der großen Gefässe sowie der Augenbrechungsfehler an der Gesamtzahl der Untauglichen muß als sehr hoch bezeichnet werden. Demgegenüber treten die anderen, namentlich äußeren Fehler sehr in den Hintergrund.

3.

Von besonderem Interesse ist es, diese Verhältnisse mit denjenigen der sonstigen Militärpflichtigen zu vergleichen. Zwar wird ein Vergleich durch die Ungleichartigkeit des Materials erschwert; und zwar, abgesehen von der verschiedenen Größe der absoluten Zahlen, besonders dadurch, daß bei unseren Leuten zahlreiche Untauglichkeitsgründe unter der Anlage 1 C[1]) (zeitige Untauglichkeit) verrechnet sind, während bei den übrigen Militärpflichtigen diese Anlage für die dauernd Untauglichen nicht in Frage kommt. Auch lassen sich aus den zur Verfügung stehenden Listen über die Ergebnisse des Aushebungsgeschäfts nach Muster 2 der H.O. die Vergleichszahlen nicht für alle Fehler genau in der gleichen Weise berechnen, wie es in der Uebersicht S. 44 geschehen ist, da das Muster 2 der H.O. manche Krankheiten und Gebrechen in anderer Weise zu Gruppen zusammenfaßt. Trotz dieser Schwierigkeiten seien im folgenden wenigstens für einige der Untauglichkeitsgründe die Zahlen vergleichsweise gegenübergestellt, und zwar sind nur die Prozentzahlen, bezogen auf die Gesamtsumme der Untauglichen gebracht. Bei der so verschiedenen Art der Erhebungen könnte ein Vergleich von den auf die endgültig Abgefertigten bezogenen Prozentzahlen leicht zu unrichtigen Schlüssen Veranlassung geben — während die nachstehenden Daten immerhin einen ungefähren Ueberblick über den verschiedenen Anteil der einzelnen Fehler und Gebrechen von der Gesamtuntauglichkeit der beiden Kategorien von Militärpflichtigen gestatten.

1) Die Angaben von Nummern der Anlage C der H. O. trotz endgültiger Untauglichkeitserklärung des Mannes ist wohl so zu erklären, daß das Leiden vom Arzt als noch besserungsfähig oder überhaupt in absehbarer Zeit vorübergehend gehalten, daher unter Anlage 1 C verrechnet und diese Angabe bei der endgültigen Entscheidung nicht in die entsprechende Nummer der Anlage 1 B, D oder E abgeändert worden ist.

Von je 100 dauernd zum aktiven Dienst mit der Waffe Untauglichen waren vom Heeresdienst befreit bei den

Wegen	Zum einjährigen Dienst Berechtigten	Sonstigen Militärpflichtigen
Allgemeiner Schwächlichkeit, schwacher Brust usw.	36,4	35,4
Krankheiten des Herzens und der großen Gefäße	14,7	5,8
Krankheiten der Lungen und des Brustfells . . .	4,5	1,9
Augenbrechungsfehler	10,3	4,4
Blindheit eines Auges oder beider Augen	1,2	1,3
Anderer Augenkrankheiten	0,71	1,0
Ohrenerkrankungen	2,7	2,9
Epilepsie	0,41	0,70
Geisteskrankheiten	0,24	1,4
Anderer Krankheiten des Nervensystems	1,0	0,33
Krankheiten der Gliedmaßen und Gelenke	5,6	6,1
Unterleibsbrüche	3,1	4,1
Plattfuß	2,6	4,9
Krampfadern	1,9	3,9
Narben	2,6	1,6
Verkrüppelungen und Mißbildungen	1,4	3,1
Schlechter Zähne	0,29	0,7
Fettleibigkeit	2,2	0,29

Tafel 5 gibt die Hauptdaten der vorstehenden Uebersicht graphisch wieder.

Die Verschiedenheiten zwischen beiden Kategorien sind sehr bemerkenswert.

Die allgemeine Schwächlichkeit, schwache Brust usw. ist zwar bei beiden ziemlich gleich hoch vertreten, dagegen übertrifft der Anteil der Herz- und Lungenkrankheiten bei den zum einjährigen Dienst Berechtigten um ein ganz Bedeutendes den gleichen Anteil bei den sonstigen Militärpflichtigen. Das gleiche ist der Fall bei den Refraktionsfehlern, während der Prozentsatz der Blindheit bei beiden Kategorien fast gleich ist, und auch derjenige der anderen Augenfehler ist in beiden Fällen nur wenig verschieden voneinander.

Anders ist es bei den äußeren Fehlern und Gebrechen. Bei den Krankheiten der Gliedmaßen und Gelenke ist der Unterschied zuungunsten der sonstigen Militärpflichtigen noch nicht sehr bedeutend, aber bei den Unterleibsbrüchen, Plattfußleiden und besonders bei den Krampfadern und den Verkrüppelungen und Mißbildungen überwiegen die sonstigen Militärpflichtigen die zum einjährigen Dienst Berechtigten sehr erheblich.

Auffällig ist, daß bei den letzteren die Narben nicht unbeträchtlich häufiger als Untauglichkeitsgrund verzeichnet sind, als bei ersteren.

Daß bei diesen schlechte Zähne zahlreicher verzeichnet sind, als bei den aus höheren Schulen Hervorgegangenen, kann nicht weiter wundernehmen.

Tafel 5.

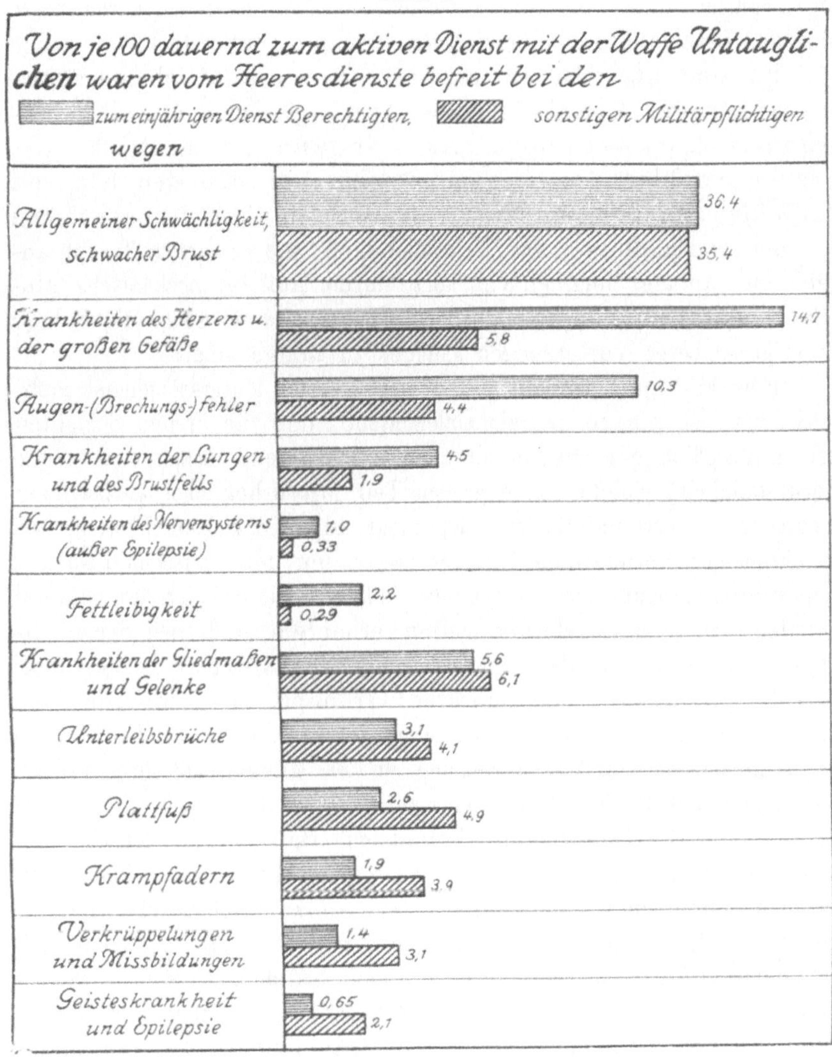

Die Ohrenleiden sind bei beiden Kategorien ziemlich gleich vertreten.

Die Epilepsie weist bei den sonstigen Militärpflichtigen einen höheren Anteil auf; auch die Geisteskrankheiten sind bei diesen bedeutend häufiger — doch ist hierbei das S. 54/55 über diese Krankheiten Gesagte zu beachten. Umgekehrt ist der Anteil der anderen Krankheiten des Nervensystems bei den zum einjährigen Dienst Berechtigten wesentlich höher.

Daß endlich bei den letzteren die Fettleibigkeit fast 8 mal häufiger als Untauglichkeitsgrund vertreten ist, als bei den sonstigen Militärpflichtigen, ist bei der Verschiedenheit der sozialen Verhältnisse und der Lebensweise beider Kategorien leicht verständlich.

Es sind also in erster Linie die eigentlichen Organerkrankungen, Krankeiten der Atmungs- und Zirkulationsorgane, des Nervensystems, sodann namentlich die Brechungsfehler der Augen, welche bei den den höheren Schichten angehörigen Militärpflichtigen überwiegen, während bei der großen Masse der Wehrpflichtigen die zwar z. T. auf angeborener Anlage beruhenden, aber durch äußere mechanische Einflüsse zur Entwickelung kommenden Körperschäden sowie die Folgen sonstiger äußerer Verletzungen häufiger zu finden sind.

Eine Erklärung für diese beachtenswerten Unterschiede ist nicht schwer; es ist von vornherein einleuchtend, daß die breiten Schichten der militärpflichtigen Jugend durch ihre bedeutend früher einsetzende Berufstätigkeit, welche zum großen Teil mit erheblicher körperlicher Anstrengung verbunden ist, viel mehr äußeren Schädlichkeiten, sei es einmaligen Verletzungen, sei es dauernden mechanischen Insulten, Ueberanstrengungen usw., ausgesetzt sind, als die Schüler der höheren Schulen. Diese hinwiederum sind in erhöhtem Maße den Schädlichkeiten ausgesetzt, welche mit anstrengender sitzender Lebensweise, dem Mangel an Luft und Bewegung verknüpft sind; in Verbindung hiermit steht ferner eine — infolge geringerer Abhärtung des Körpers — wohl denkbare grössere Neigung zu Erkältungen mit ihren Folgen für Lunge und Herz. Und wenn der Anteil der wegen allgemeiner Schwächlichkeit usw. vom Heeresdienst Befreiten an der Gesamtzahl der Untauglichen bei beiden Kategorien zahlenmäßig keinen erheblichen Unterschied darstellt, so muß dies durchaus als eine zuungunsten der zum einjährigen Dienst Berechtigten sprechende Erscheinung gedeutet werden, denn a priori hätte angenommen werden können, daß bei diesen infolge der besseren sozialen Verhältnisse, aus denen sie stammen, sowie unter Berücksichtigung des vielfach bedeutend höheren Lebensalters, in dem die Untersuchungen stattgefunden haben, der Anteil der Schwächlichen und in der Entwickelung Zurückgebliebenen geringer sein müßte, als bei den sonstigen Militärpflichtigen.

Alles dies spricht jedenfalls dafür, daß der Besuch der höheren Schulen und die späteren Berufe, welchen sich diese jungen Leute zuwenden, für die körperliche Kräftigung und Entwickelung mancherlei Nachteile in sich birgt, welche zwar durch das Fehlen anderer Schädlichkeiten zum Teil aufgewogen werden, die aber gerade in sozialhygienischer Beziehung besonders schwer wiegen und sorgfältiger Beachtung wert sein dürften.

4.

Wie verhalten sich nun die verschiedenen Schulen hinsichtlich der einzelnen Fehler und Gebrechen?

Leider sind zum Teil die auf jede Schule und jede Krankheitsgruppe entfallenden Zahlen zu klein, um daraus sichere Prozentzahlen berechnen zu können. Es seien daher in der folgenden Uebersicht nur die Daten für die wesentlichsten Fehler gebracht; auch bei diesen sind die auf die gering besetzten Schulen entfallenden Zahlen zum

Tafel 6.

Von je 100 Abgefertigten waren untauglich wegen

	Gymnasium	Realgymnasium	Oberrealschule	Realschule	Seminar
Allgemeiner Schwächlichkeit, schwacher Brust	12,2	14,1	13,6	15,1	9,6
Krankheiten des Herzens und der großen Gefäße	5,6	5,0	4,7	4,9	5,1
Augen-(Brechungs-)fehler	4,5	3,8	2,7	2,6	2,8
Krankheiten der Gliedmaßen und Gelenke	2,3	1,9	2,0	1,7	1,1
Krankheiten der Lungen und des Brustfells	1,8	1,5	1,1	1,3	1,4

Teil so klein, daß sie zu Schlußfolgerungen kaum in Betracht kommen können.

Es waren untauglich wegen	1. Gymnasien		2. Realgymnasien		3. Progymnasien		4. Realprogymnasien		5. Oberrealschulen		6. Realschulen	
	abs.	%	abs.	%	abs.	%	abs.	%	abs.	%	abs.	%
1. Allgemeiner Schwächlichkeit, schwacher Brust usw. . .	3069	12,2	950	14,1	45	14,4	17	11,9	543	13,6	1344	**15,1**
2. Krankheiten des Herzens und der großen Gefäße . . .	1421	5,6	336	5,0	15	4,8	9	6,3	191	4,7	439	4,9
3. Augen-(Brechungs-)fehler .	1122	**4,4**	258	3,8	7	2,2	4	2,8	105	2,7	226	2,6
4. Krankheiten der Gliedmaßen und Gelenke	573	**2,3**	130	1,9	4	1,3	1	0,70	79	2,0	149	1,7
5. Krankheiten der Lungen und des Brustfells	463	**1,8**	99	1,5	7	2,2	4	2,8	46	**1,1**	115	1,3
6. Unterleibsbrüche	285	1,1	87	1,3	4	1,3	1	0,70	37	0,92	102	1,1
7. Krankheiten der Ohren . .	261	1,0	59	0,87	3	0,96	—	—	39	0,97	75	0,84
8. Plattfuß	246	0,97	57	0,84	2	0,64	5	3,5	38	0,94	81	0,90
9. Narben	269	1,1	69	1,0	3	0,96	1	0,70	28	0,70	57	0,65
10. Fettleibigkeit	276	**1,1**	51	0,75	3	0,96	2	1,4	17	0,42	37	0,41
11. Krankheiten des Nervensystems (einschl. Epilepsie und Geisteskrankheit). . .	196	0,77	42	0,63	1	0,32	—	—	15	0,37	25	0,28
12. Verbiegungen usw. d. Wirbelsäule	131	0,53	34	0,51	—	—	—	—	14	0,36	49	0,54

Die Prozentzahlen beziehen sich auf die endgültig Abgefertigten jeder Schule.

Die Ergebnisse der Tabelle sind auf Tafel 6 (S. 49) bildlich dargestellt.

Betrachtet man die einzelnen Fehler und Fehlergruppen hinsichtlich ihrer Häufigkeit bei den verschiedenen Schulen, so ergibt sich, daß die unter die Gruppe „Allgemeine Schwächlichkeit, schwache Brust usw.“ zusammengefaßten krankhaften Zustände am zahlreichsten bei den Schülern der Realschulen zu verzeichnen gewesen sind (15,1 %); am günstigsten von den vier Hauptschulen steht das Gymnasium (12,2 %); auf die mutmaßlichen Gründe für diese Erscheinung wird später eingegangen werden. Die anderen Schulen weisen — mit Ausnahme der Industrieschulen — durchweg etwas geringere Prozentzahlen auf. Daß die Landwirtschaftsschulen mit 5,6 % bei weitem die wenigsten schwächlichen Leute gehabt haben, dürfte wohl kaum als Zufall angesehen werden können.

Die Krankheiten des Herzens und der großen Gefäße sind unter den 4 Hauptschulen am häufigsten bei den Gymnasien zu verzeichnen gewesen (5,6 %), dann bei den Realgymnasien (5,0 %), den Realschulen (4,9 %) und den Oberrealschulen (4,7 %) — also die Reihenfolge, wie sie für die Untauglichkeitsquoten insgesamt sich ergeben hatte (S. 9); die Unterschiede zwischen den 3 letzgenannten

7. Seminare		8. Handelsschulen		9. Industrieschulen		10. Landwirtschaftsschulen		11. Privatschulen		Summe nach § 90		Nach § 91		Nach § 89,6		Gesamtsumme	
abs.	%	abs.	%	abs.	%	abs.	%	abs.	%	abs.	%	abs.	%	abs.	%	abs.	%
279	9,6	61	10,6	51	13,7	34	**5,6**	50	10,5	6443	12,8	211	10,7	30	11,2	6684	12,8
147	5,1	33	**5,7**	19	5,2	10	1,7	13	2,7	2633	5,2	70	3,5	4	**1,5**	2707	5,1
81	2,8	14	2,5	6	1,6	8	1,3	10	2,1	1841	3,6	43	2,2	2	**0,74**	1886	3,6
32	1,1	4	0,69	3	0,81	9	1,5	3	**0,63**	987	2,0	30	1,5	6	2,2	1023	1,9
41	1,4	9	1,6	5	1,4	8	1,3	8	1,7	805	1,6	24	1,2	—	—	829	1,6
18	0,62	8	1,4	5	1,4	2	**0,33**	3	0,63	552	1,1	13	0,66	4	**1,5**	569	1,1
16	0,55	6	1,0	4	1,1	4	0,67	2	**0,42**	469	0,93	18	0,91	5	**1,9**	492	0,93
17	0,58	3	0,52	1	**0,27**	2	0.33	9	**1,9**	461	0,91	16	0,81	2	0,75	479	0,91
12	0,41	4	0,69	2	0,54	—	—	1	**0,21**	446	0,88	29	**1,5**	1	0,37	476	0,90
16	0,55	2	0,35	1	0,27	3	0,50	—	—	408	0,81	4	**0,20**	1	0,37	413	0,78
11	0,38	4	0,70	2	0,54	1	**0,17**	4	**0,84**	301	0,60	10	0,50	—	—	311	0,59
11	0,37	2	0,35	—	—	1	**0,17**	3	0,63	245	0,49	4	0,20	3	**1,1**	252	0,49

Schulen sind nur gering, so daß der sehr hohe Prozentsatz für die Gymnasien um so mehr Beachtung verdient. Diesem fast gleich, ihn sogar noch um 0,1 % übertreffend, ist der Anteil der Herzkrankheiten bei den Handelsschulen; auch die Industrieschulen und Seminare weisen sehr ungünstige Zahlen auf. Daß auch hier wieder die aus den Landwirtschaftsschulen Hervorgegangenen mit 1,7 % (wenigstens unter den gemäß § 90 der W. O. Berechtigten) am günstigsten stehen, dürfte ebenfalls den tatsächlichen Verhältnissen entsprechen.

Das gleiche ist der Fall hinsichtlich der Brechungsfehler, wegen derer von den Landwirtschaftsschülern nur 1,3 % als untauglich erklärt sind. In dieser Gruppe überragt nun das Gymnasium mit 4,4 % alle anderen Schulen bei weitem; auch die Realgymnasien, Oberreal- und Realschulen bleiben bedeutend, zum Teil fast um die Hälfte, hinter dem Gymnasium zurück. Seminare, Handels- und Privatschulen, auch die nach § 91 Berechtigten, zeigen nur geringe Unterschiede untereinander und gegenüber den Realschularten. Der ungünstige Einfluß des Gymnasialbesuches auf die Entstehung von Refraktionsfehlern dürfte nach diesen Zahlen kaum zu bezweifeln sein; auch die Realgymnasien übertreffen in dieser Beziehung noch sämtliche anderen Bildungsanstalten in recht unerwünschter Weise. Auf die Fehler des Sehvermögens wird im Abschnitt VII noch näher eingegangen werden.

Bei den wegen Fehler und Gebrechen an den Gliedmaßen und Gelenken Untauglichen bieten die einzelnen Schulen ein recht verschiedenes Verhalten; das Gymnasium steht auch hier — man kann wohl sagen auffälligerweise — mit 2,3 % am ungünstigsten; irgendwelche Schlüsse aus den Zahlen zu ziehen, erscheint nicht möglich. Hervorgehoben sei noch, daß hier die Landwirtschaftsschüler nur eine mittlere Stellung einnehmen, und daß die nach § 89,6 der W.O. Berechtigten nächst den Gymnasien die ungünstigste Prozentzahl aufweisen. Bei der Art der in dieser Gruppe zusammengefaßten Fehler, welche zum nicht geringen Teil als Folgen von Verletzungen usw. anzusehen sind, also von allerlei Zufälligkeiten abhängen, ist den besprochenen Verhältnissen eine besondere Bedeutung nicht beizulegen, jedenfalls ein Einfluß der verschiedenen Schulen auch a priori kaum zu erwarten.

Anders ist es bei den Erkrankungen der Lungen und des Brustfelles; bei ihnen kann man wohl einen Einfluß der Anforderungen des Schulbesuches auf ihre Entstehung oder Entwickelung erwarten. Hier steht nun wieder — abgesehen von den zu kleine Zahlen bietenden Progymnasien und Realprogymnasien — das Gymnasium mit 1,8 % am ungünstigsten; es folgen in der vielfach beobachteten Reihenfolge das Realgymnasium, die Realschule und Oberrealschule; die beiden letzgenannten Schulen weisen sogar mit die günstigsten Verhältnisse auf, — außer den Landwirtschaftsschulen haben alle anderen Schularten etwas höhere, im ganzen ziemlich gleich hohe Prozentzahlen.

Bei dem besonderen Interesse, welches die Lungenkrankheiten beanspruchen, seien noch einige weitere Bemerkungen angeschlossen. Unter der Gesamtrubrik sind natürlich die verschiedensten Krankheitszustände zusammengefaßt, welche an sich von sehr verschiedener Bedeutung sind. In der Gesamtsumme sind enthalten Lungenleiden 1. die nach Anlage 1 C der H.O. eigentlich nur zeitig die Tauglichkeit zum Dienst aufheben, — wohl vielfach Folgezustände überstandener akuter Lungen- und Brustfellerkrankungen, akuter Katarrhe usw.; 2. die nach Anlage 1 D der H.O. die Tauglichkeit zum aktiven Dienst und in der Ersatzreserve aufheben, aber noch den Dienst im Landsturm gestatten — hierher gehören die zahlreichen chronischen Katarrhe, namentlich der Spitzen, welche den Verdacht auf Tuberkulose erwecken, ohne daß der allgemeine Körperzustand bisher besonders gelitten hat, oder daß die tuberkulöse Natur des Leidens mit Sicherheit nachgewiesen werden kann, ferner alle ausgedehnteren, schon länger bestehenden Brustfellschwarten usw.; endlich 3. die nach Anlage 1E der H.O. die Tauglichkeit zu jedem Militärdienst aufheben — hierzu zu rechnen sind alle schwereren Lungenerkrankungen tuberkulöser oder nicht tuberkulöser Art, durch welche bereits der allgemeine Körperzustand gelitten hat.

Es war nun von Interesse, zu untersuchen, wie sich die Gesamtheit der Lungenkrankheiten bei den verschiedenen Schulen auf diese 3 Gruppen verteilt.

Es waren untauglich wegen einer Lungen- oder Brustfellerkrankung nach

	Anl. 1C der H.O.		Anl. 1D der H.O.		Anl. 1E der H.O.	
	abs.	%	abs.	%	abs.	%
1. Gymnasien	67	0,27	241	0,95	155	0,62
2. Realgymnasien	11	0,16	55	0,81	33	0,49
3. Progymnasien	2	0,64	3	0,96	2	0,64
4. Realprogymnasien	1	0,70	1	0,70	2	1,4
5. Oberrealschulen	7	0,17	23	0,57	16	0,38
6. Realschulen	20	0,22	55	0,61	40	0,45
7. Seminare	14	0,48	21	0,72	6	0,21
8. Handelsschulen	3	0,52	4	0,69	2	0,35
9. Industrieschulen	—	—	4	1,1	1	0,27
10. Landwirtschaftsschulen	2	0,33	4	0,67	2	0,33
11. Privatschulen	1	0,21	5	1,1	2	0,42
Summe nach § 90	128	0,25	416	0,83	261	0,52
nach § 91	—	—	15	0,76	9	0,46
nach § 89,6	—	—	—	—	—	—
Gesamtsumme	128	0,24	431	0,82	270	0,50

Die Tabelle zeigt, daß die nach Anlage 1 C zu beurteilenden Krankheitszustände durchweg nur ganz vereinzelt vorgekommen sind, die geringen Unterschiede können keine weitere Bedeutung beanspruchen.

Auch bei den nach Anlage 1D beurteilten Krankheiten sind die absoluten Zahlen zum Teil schon recht gering, immerhin ergibt sich, daß hinsichtlich dieser Zustände das Gymnasium wohl unter den vier Hauptschularten am ungünstigsten steht, daß aber einige andere Schulen ihm sehr nahe kommen und es zum Teil noch übertreffen.

Bei den nach Anlage 1E Beurteilten steht aber das Gymnasium unzweifelhaft am ungünstigsten (das Progymnasium und Realprogymnasium, wie immer, außer Betracht gelassen) — die anderen Schulen zeigen nur geringe Unterschiede.

So klein die Zahlen, wie gesagt, sind — daß gerade die ernsteren und schwereren Lungenerkrankungen bei den Gymnasien am häufigsten sind, dürfte wohl kaum zu bezweifeln sein und verdient besondere Beachtung.

Das oben über die Fehler an den Gliedmaßen Gesagte trifft zum großen Teil auch für die Unterleibsbrüche und Verbildungen der Füße, darunter hauptsächlich Plattfußbildungen zu. Auf diese Zustände, meistens auf angeborenen oder in frühester Jugend erworbenen Anlagen beruhend, übt der Schulbesuch wohl im allgemeinen kaum einen begünstigenden Einfluß aus. Die bei den verschiedenen Schulen nachweisbaren Unterschiede dürften daher auf anderen Einwirkungen beruhen — wir werden hierauf bei der Besprechung des Einflusses der Dauer des Schulbesuches und der Zwischenzeit zwischen Schulbesuch und Untersuchung noch zurückkommen.

Auch bei den Ohrenerkrankungen ist wohl weniger an den Einfluss der Schule zu denken, als an andere Einwirkungen, insbesondere auch an die je nach den sozialen Schichten, aus denen sie sich in einzelnen Schulen rekrutieren, verschieden große Sorgsamkeit Ohrenerkrankungen gegenüber; in diesem Sinne ist vielleicht der hohe Prozentsatz bei den nach § 89,6 Berechtigten nicht als ganz zufällig anzusehen.

Die Diensttauglichkeit aufhebende Narben sind bei den Gymnasien am häufigsten gewesen, desgleichen die Fettleibigkeit.

Was die Krankheiten des Nervensystems betrifft, so sind in der Tabelle S. 50/51 die Geisteskrankheiten und die Epilepsie — im Gegensatz zu Tabelle S. 44 — mit verrechnet; trotzdem sind die Zahlen doch noch so klein, daß es nicht angängig erscheint, den Unterschieden bei den einzelnen Schulen besondere Bedeutung beizulegen. Auffällig ist ja, daß ihre Zahl an sich so gering ist, weniger für die eigentlichen Geisteskrankheiten, deren Entstehung wohl vielfach erst in eine spätere Zeit fällt oder — wenn schon früher entstanden — den Besuch einer höheren Schule ausschließt, als vielmehr bei den eigentlichen Nervenkrankheiten; wird doch gerade der Ueberbürdung der Schüler ein nicht unwesentlicher Anteil an der angeblich zunehmenden Häufigkeit nervöser Krankheiten zugeschrieben. Es ist aber dabei zu bedenken, daß derartige Zustände wohl nur selten — wenn nicht ärztliche Zeugnisse usw. vorliegen, oder die Erkrankung schon einen hohen Grad erreicht hat — bei der militärärztlichen

Untersuchung behufs Einstellung zum Militärdienst festzustellen sind, auch vielfach von den betreffenden Leuten ihre Beschwerden aus den verschiedensten Gründen verschwiegen werden. Man kann also wohl die berechneten Zahlen kaum als der Wirklichkeit entsprechend ansehen.

Auffällig gering erscheinen auch die als Verbiegungen usw. der Wirbelsäule zusammengefaßten Zustände. Es erschien von Interesse, diese Fehler besonders zu untersuchen, da auch für diese gerade der Schulbesuch als Entstehungsursache angesprochen wird. Mit Rücksicht hierauf muß, wie gesagt, ihre geringe Zahl an sich überraschen, und man kann wohl aus den geringen Unterschieden auch keinen Schluß auf irgend welchen Einfluß bestimmter Schulen ziehen.

Die übrigen in der Tabelle S. 50/51 aufgeführten Krankheitsgruppen sind bei der Verteilung auf die einzelnen Schulen durchweg so selten vertreten, daß ihre Aufzählung und Besprechung im einzelnen sich erübrigt.

5.

Von besonderem Interesse würde es sein und für manche der besprochenen Zahlenverhältnisse erst das rechte Verständnis geben, wenn man für jede einzelne Schule und jede Krankheitsgruppe den Einfluß der Länge des Schulbesuches und der Zwischenzeit zwischen Schulentlassung und Untersuchung feststellen könnte. Leider ist das aus den mehrfach betonten Gründen über die Kleinheit der absoluten Zahlen nicht durchführbar; es seien daher zunächst in der folgenden Tabelle (S. 56) nur die entsprechenden Angaben für die Gesamtsummen gebracht.

Die Uebersicht bietet sehr auffällige Ergebnisse dar. Die Zustände der allgemeinen Schwächlichkeit, schwacher Brust usw. als Untauglichkeitsgrund nehmen in den 3 Gruppen betr. die Länge des Schulbesuches nicht nur nicht zu, sondern sogar merklich ab; von den jungen Leuten, die die Schule nur bis zum 16. Lebensjahre besucht haben, waren 15,2 %, von denen, die bis zum 20. Lebensjahre und mehr auf der Schule waren, nur 11,2 % wegen der genannten Leiden untauglich zum aktiven Dienst. Dagegen nehmen diese Zustände mit zunehmender Zwischenzeit zwischen Schulentlassung und militärärztlicher Untersuchung stetig und sehr bedeutend zu; von denjenigen, die sich im ersten Jahre nach Abschluß ihrer Schulstudien zum Dienst meldeten, waren nur 4,5 %, von denjenigen, die mehr als 5 Jahre verstreichen ließen, 19,4 % deswegen untaug-

Untauglich wegen	Schulbesuch bis zum						Zwischenzeit zwischen Schulentlassung und Untersuchung							
	I. 16. Lebensjahre		II. 17.—19. Lebensjahre		III. 20. Lebensjahre u. darüber		A 1 Jahr		B 2—3 Jahre		C 4—5 Jahre		D über 5 Jahre	
	abs.	%	abs.	%	abs.	%	abs.	%	abs.	%	abs.	%	abs.	%
1. Allgemeiner Schwächlichkeit, schwacher Brust usw.	1373	15,2	3880	12,6	1431	11,2	344	4,5	735	7,1	2339	13,2	3266	19,4
2. Krankheiten des Herzens und der großen Gefäße .	428	4,7	1544	5,0	735	5,7	165	2,2	382	3,6	871	4,9	1289	7,6
3. Augen-(Brechungs-) Fehler	244	2,7	1128	3,7	514	4,1	168	2,2	272	2,6	600	3,3	846	5,0
4. Krankheiten der Gliedmaßen und Gelenke . .	155	1,7	597	2,4	271	2,1	87	1,2	141	1,4	325	1,8	470	2,6
5. Krankheiten der Lungen und des Brustfells . . .	142	1,6	434	1,4	253	2,0	42	0,55	129	1,2	274	1,5	384	2,3
6. Unterleibsbrüche . . .	109	1,2	318	1,0	142	1,1	38	0,50	83	0,80	187	1,1	261	1,6
7. Ohrenkrankheiten . . .	79	0,87	276	0,89	137	1,1	40	0,52	68	0,66	173	0,97	211	1,3
8. Plattfuß	112	1,2	249	0,82	118	0,92	43	0,56	68	0,66	159	0,89	209	1,2
9. Narben	68	0,75	280	0,91	128	1,0	29	0,38	63	0,61	159	0,89	225	1,3
10. Fettleibigkeit	51	0,56	233	0,76	129	1,0	19	0,25	55	0,53	99	0,56	240	1,4
11. Krampfadern	43	0,48	203	0,66	95	0,74	28	0,37	42	0,41	119	0,66	152	0,90
13. Verkrüppelungen und Mißbildungen	34	0,38	143	0,46	81	0,63	30	0,39	52	0,51	75	0,43	101	0,60
14. Verbiegungen der Wirbelsäule	40	0,44	157	0,51	55	0,43	32	0,43	39	0,39	71	0,41	110	0,65
15. Krankheiten der Harn- und Geschlechtsorgane . . .	46	0,51	131	0,43	68	0,53	15	0,09	39	0,39	83	0,46	108	0,63
16. Blindheit eines oder beider Augen	46	0,51	127	0,41	55	0,43	20	0,26	37	0,36	62	0,35	109	0,65
17. Krankheiten des Nervensystems (ausschl. No. 20 und 22)	16	0,18	112	0,36	62	0,48	13	0,17	25	0,24	54	0,30	98	0,58
20. Epilepsie	24	0,27	40	0,13	12	0,09	3	0,04	14	0,14	21	0,12	38	0,22
22. Geisteskrankheiten . . .	5	0,06	25	0,08	15	0,12	—	—	5	0,05	20	0,11	20	0,13

lich, also 4,3 mal soviel. Gegenüber dem Gesamtdurchschnitt der Untauglichkeitsquote auf Grund dieser Krankheitszustände (12,8 %) müssen sogar die Prozentzahlen in den beiden ersten Zwischenzeitgruppen (4,5 und 7,1 %) als auffällig gering bezeichnet werden — dies läßt sich eben nur so erklären, daß von den Schülern, mögen sie die Schule nur kurze oder sehr lange Zeit besucht haben, innerhalb der ersten 3 Jahre nach ihrer Schulentlassung vorzugsweise solche sich zum Diensteintritt melden, welche körperlich besonders kräftig sind oder wenigstens sich besonders kräftig fühlen, und daß sich dadurch die Schwächlichen in den späteren Jahren gewissermaßen anstauen. Das gleiche gilt bis zu einem gewissen Grade von den wegen Krankheiten des Herzens oder der großen Gefäße für untauglich erklärten Leuten. Zwar nimmt deren Prozentsatz mit der Länge der Schulzeit etwas zu, die Zahlen bewegen sich jedoch in nur geringen Schwankungen um die Durchschnittszahl (5,1 %); viel bedeutender ist aber die Zunahme mit ansteigender Zwischenzeit, von 2,2 % bis 7,6 %, also um das $3^1/_2$ fache. Auch hier bleibt der Anteil in den beiden ersten Zwischenzeitgruppen wesentlich unter dem Gesamtdurchschnitt und überschreitet ihn wesentlich erst in der Gruppe D.

Bei den Brechungsfehlern ist ein nicht unerhebliches Ansteigen der aus diesem Grunde Untauglichen mit der Länge des Schulbesuches nicht zu verkennen; noch stärker ausgeprägt ist die Zunahme, je länger die Zwischenzeit zwischen Schulbeendigung und Gestellung dominiert. Aber auch bei diesen Fehlern bleibt der Prozentsatz der Untauglichen in den ersten 3 Jahren nach der Schulentlassung unter dem bezüglichen Gesamtdurchschnitt (3,6 %), so daß man auch hier daran denken kann, daß vielfach die Schwachsichtigen sich erst später zum Dienst melden und daher in den höheren Zwischenzeitstufen stärker ansammeln.

Wegen Krankheiten der Lungen und des Brustfelles sind die wenigsten als untauglich entlassen von denjenigen Leuten, welche eine mittlere Schulzeit gehabt, am meisten von denjenigen, welche bis zum 20. Jahre und länger die Schule besucht haben; doch sind die Unterschiede an sich nicht allzu groß. Hinsichtlich der Zeit nach dem Schulbesuch weisen diese Krankheiten genau das gleiche Verhalten auf, wie die bisher besprochenen Fehler, insbesondere wie die allgemeinen Schwächezustände.

Die Krankheiten der Gliedmaßen und Gelenke haben in der I. Schulbesuchsgruppe die wenigsten Untauglichen geliefert, in den beiden folgenden Gruppen steigt ihre Zahl nicht unbeträchtlich an, wobei dem etwas geringeren Prozentsatz in der III. Gruppe wohl keine besondere Bedeutung zukommt; die Zunahme mit der Länge des Schulbesuches ist aber, wie bereits oben betont, wohl kaum diesem selbst zur Last zu legen, als vielmehr dem Umstande, daß mit dem zunehmenden Lebensalter natürlich auch die Häufigkeit von äußeren Verletzungen usw., um deren Folgen es sich bei den in Frage kommenden Fehlern wohl zum großen Teil handelt, ansteigt. So ist auch das erhebliche Ansteigen der wegen dieser Körperfehler Untauglichen mit zunehmender Zwischenzeit nicht auffällig.

Die Unterleibsbrüche sind als Untauglichkeitsgrund in allen 3 Gruppen des Schulbesuchs fast gleichmäßig vertreten, nehmen dagegen mit der Zeit nach der Schulentlassung bedeutend zu.

Es ist nicht erforderlich, alle anderen, in der Tabelle aufgeführten Krankheiten und Fehlergruppen des weiteren im einzelnen zu erörtern — es zeigt sich fast überall das bisher besprochene gleichartige Verhalten. Gerade diese Regelmäßigkeit dürfte es rechtfertigen, auch trotz der Kleinheit der absoluten Zahlen ihnen eine gewisse Beweiskraft zuzusprechen.

6.

Für einige der zahlreicher vertretenen Krankheiten lohnt es sich nun, noch die gleichen Verhältnisse bezüglich der Hauptschularten zu untersuchen.

So betrug die Zahl der Untauglichen wegen allgemeiner Körperschwäche, schwacher Brust usw.

			Gymnasien	Realgymnasien	Oberrealschulen	Realschulen	Seminare	Summe nach § 90 W.O.	Nach § 91 W.O.	Gesamtsumme
Länge des Schulbesuches bis zum	16. Lebensjahr	abs.	315	203	156	552	3	1293	60	1373
		%	16,4	15,8	15,9	15,8	17,6	15,6	9,9	15,2
	17. bis 19. Lebensjahr	abs.	1870	607	324	742	63	3750	122	3880
		%	12,1	13,8	12,5	14,6	8,3	12,6	11,6	12,6
	20. Lebensjahr und darüber	abs.	884	140	63	50	213	1400	29	1431
		%	11,3	12,7	12,0	13,0	10,0	11,3	9,0	11,2
	Summe	abs.	3069	950	543	1344	279	6443	211	6684
		%	12,2	14,1	13,6	15,1	9,6	12,8	10,7	12,8
Zwischenzeit zwischen Schulentlassung und Untersuchung	1 Jahr	abs.	196	20	14	31	57	334	9	344
		%	4,7	3,0	2,9	5,3	5,3	4,5	4,2	4,5
	2 und 3 Jahre	abs.	353	89	33	59	147	717	16	735
		%	7,7	7,5	4,7	4,0	11,4	7,2	3,8	7,1
	4 und 5 Jahre	abs.	1195	329	193	392	67	2269	65	2339
		%	13,5	13,4	14,2	12,1	14,6	13,3	10,6	13,2
	mehr als 5 Jahre	abs.	1325	512	303	862	8.	3123	121	3266
		%	16,1	20,0	20,4	23,5	10,3	13,3	16.6	19.4
	Summe	abs.	3069	950	543	1344	279	6443	211	6684
		%	12,2	14,1	13,6	15,1	9,6	12,8	10,7	12,8

Auch bei den Hauptschularten zeigt sich, wie in der Gesamtsumme, die Abnahme der wegen körperlicher Schwächlichkeit für untauglich Erklärten mit der zunehmenden Länge der Schulzeit; nur bei den Seminaristen und den gem. § 91 W. O. Berechtigten ist die Abnahme in den 3 Schulbesuchsgruppen nicht so konstant, wie bei den anderen Schulen.

Andererseits ist — dem Durchschnitt entsprechend — auch bei allen Schulen die Zunahme der wegen des genannten Leidens

Untauglichen nachweisbar, je länger die Zeit nach der Schulentlassung sich ausdehnt; ganz besonders auffällig ist diese Zunahme in der Gruppe D (Zwischenzeit über 5 Jahre) bei den Realschulen; das Uebergewicht, welches diese Schulen über die anderen Schulen im Durchschnitt haben, ist im wesentlichen durch die sehr hohe Untauglichkeitsziffer in dieser Gruppe bedingt. Im übrigen wechselt innerhalb der einzelnen Gruppen sowohl bei Berücksichtigung der Länge des Schulbesuches als auch der Zwischenzeit die Untauglichkeitsquote bei den einzelnen Schulen recht erheblich, ohne daß man besondere Regelmäßigkeiten ersehen kann; jedenfalls genügen die Unterschiede nicht, einen wesentlichen Einfluß der Schulart auf die Häufigkeit der allgemeinen Schwächlichkeit herauszulesen.

Des weiteren waren untauglich wegen

Herzkrankheiten.

			Gymnasien	Realgymnasien	Oberrealschulen	Realschulen	Seminare	Summe nach § 90 W.O.	Nach § 91 W.O.	Gesamtsumme
Länge des Schulbesuches bis zum	16. Lebensjahr	abs.	100	56	44	172	1	402	24	428
		%	5,2	4,4	4,5	4,9	5,9	4,8	4,0	4,7
	17. bis 19. Lebensjahr	abs.	836	222	122	236	36	1508	35	1544
		%	5,4	5,0	4,8	4,7	4,7	5,1	3,3	5,0
	20. Lebensjahr und darüber	abs.	485	58	25	31	110	723	11	735
		%	6,2	5,3	4,7	5,9	5,2	5,8	3,4	5,7
	Summe	abs.	1421	336	191	439	147	2633	70	2707
		%	5,6	5,0	4,7	4,9	5,1	5,2	3,5	5,1
Zwischenzeit zwischen Schulentlassung und Untersuchung	1 Jahr	abs.	96	12	4	17	27	161	3	165
		%	2,3	1,8	0,83	2,9	2,5	2,2	1,4	2,2
	2 und 3 Jahre	abs.	185	36	18	49	74	375	7	382
		%	4,0	3,0	2,6	3,3	5,7	3,8	1,7	3,6
	4 und 5 Jahre	abs.	497	119	57	100	37	852	19	871
		%	5,6	5,0	4,2	3,1	8,1	5,0	3,1	4,9
	mehr als 5 Jahre	abs.	613	169	112	273	9	1245	41	1289
		%	8,5	6,6	7,6	7,5	11,5	7,8	5,6	7,6
	Summe	abs.	1421	336	191	439	147	2633	70	2707
		%	5,6	5,0	4,7	4,9	5,1	5,2	3,5	5,1

Die fast konstante Zunahme der Herzerkrankungen, je länger der Schulbesuch gewährt hat, ist bei allen 4 Hauptschularten ziemlich gleichmäßig nachzuweisen; am geringsten ist sie bei den Oberrealschulen gewesen, während sich bei den Seminaren eher eine abnehmende Tendenz bemerkbar macht, ebenso wie bei den nach § 91 W. O. zum einjährigen Dienst Berechtigten.

Der Vergleich der Schulen untereinander in jeder der 3 Gruppen ergibt stets, daß das Gymnasium am ungünstigsten steht, nur in der Gruppe des kürzesten Schulbesuches haben die Seminare eine etwas höhere Untauglichkeitsquote aufzuweisen, was jedoch bei der kleinen absoluten Zahl nicht viel besagen will.

Wie im Gesamtdurchschnitt, so ist auch bei den verschiedenen Schulen die Zunahme der Herzleiden mit zunehmender Zwischenzeit sehr viel bedeutender, als mit dem länger währenden Schulbesuch. Besondere Unterschiede bei den verschiedenen Schularten treten jedoch in dieser Beziehung nicht hervor.

Von den 4 Hauptschularten steht auch hier wieder, abgesehen von der Gruppe A (Untersuchung im 1. Jahre nach der Schulentlassung) das Gymnasium durchweg deutlich am ungünstigsten, nur in der genannten Gruppe haben die Realschulen etwas mehr untaugliche Herzleidende geliefert. Auffällig ist, daß die Untauglichkeitsquoten der Seminare fast durchweg und zwar nicht unerheblich diejenigen der 4 anderen Schularten übertreffen; die Unterschiede sind so erheblich, daß sie durch Fehlerquellen infolge zu kleiner Zahlen kaum bedingt sein können. Eine Erklärung hierfür ist schwer zu geben, denn daß gerade bei den Seminaristen die Zeit nach der Schulentlassung der Entwickelung von Herzleiden besonders Vorschub leisten sollte, ist a priori kaum anzunehmen.

Für die übrigen 3 Schularten und für die nach § 91 W. O. Berechtigten lassen sich aus der Tabelle keine durchgreifenden Unterschiede auffinden.

Es waren ferner untauglich wegen

Augen-(Brechungs-)Fehler.

			Gymnasien	Real-gymnasien	Oberreal-schulen	Realschulen	Seminare	Summe nach § 90 W.O.	Nach § 91 W.O.	Gesamt-summe
Länge des Schulbesuches bis zum	16. Lebensjahr	abs.	65	33	25	94	1	230	13	244
		%	3,4	2,6	2,6	2,7	5,9	2,8	2,1	2,7
	17. bis 19. Lebensjahr	abs.	699	177	59	123	20	1105	22	1128
		%	4,5	4,0	2,3	2,4	2,6	3,7	2,1	3,7
	20. Lebensjahr und darüber	abs.	358	48	21	9	60	506	8	514
		%	4,6	4,4	4,0	2,3	2,8	4,1	2,5	4,1
Summe		abs.	1122	258	105	226	81	1841	43	1886
		%	4,4	3,8	2,7	2,6	2,8	3,6	2,2	3,6

			Gymnasien	Real-gymnasien	Ober-realschulen	Realschulen	Seminare	Summe nach § 90 W.O.	Nach § 91 W.O.	Gesamt-summe
Zwischenzeit zwischen Schulentlassung und Untersuchung	1 Jahr	abs.	110	15	9	7	16	164	4	168
		%	2,6	2,2	1,9	1,2	1,5	2,2	1,9	2,2
	2 und 3 Jahre	abs.	145	34	9	27	39	264	8	272
		%	3,2	2,9	1,3	1,8	3,0	2,7	1,9	2,6
	4 und 5 Jahre	abs.	375	75	45	63	24	590	10	600
		%	4,2	3,2	3,3	1,9	5,2	3,4	1,6	3,3
	mehr als 5 Jahre	abs.	492	134	42	129	2	823	21	846
		%	6,5	5,2	2,8	3,5	2,6	5,1	2,9	5,0
Summe		abs.	1122	258	105	226	81	1841	43	1886
		%	4,4	3,8	2,7	2,6	2,8	3,6	2,2	3,6

Mit der zunehmenden Länge der Schulzeit steigt die Untauglichkeitsquote bei den Gymnasien und den Realgymnasien gleichmäßig und beträchtlich an. Auffällig ist, daß die beiden Schulen in der Gruppe des kürzesten Schulbesuches bedeutend größere Unterschiede — zuungunsten des Gymnasiums — zeigen, als in derjenigen des längsten Schulbesuches, in der sich die Zahl für das Realgymnasium (4,4 %) fast ganz der Prozentzahl des Gymnasiums (4,6 %) nähert. Auch die Oberrealschule zeigt eine Zunahme in der III. Gruppe (20 Jahre und darüber) gegenüber der I. Gruppe (16. Lebensjahr), während die mittlere Gruppe die wenigsten Untauglichen gehabt hat.

Demgegenüber weisen die Realschulen das umgekehrte Verhalten auf — hier nimmt die Untauglichkeitsquote mit zunehmender Länge des Schulbesuches, wenn auch nicht sehr viel, aber doch deutlich ab. Worauf diese Verschiedenheiten beruhen, ist nicht klar. Auch die Seminare zeigen keine ausgesprochene zunehmende Tendenz, doch ist, wie schon oben mehrfach erwähnt, die I. Gruppe zu gering besetzt, um sie vergleichen zu können.

Realgymnasium, Oberrealschule und Realschule zeigen in der Gruppe des kürzesten Schulbesuches fast völlig übereinstimmende Prozentzahlen, welche nur von denjenigen des Gymnasiums bedeutend übertroffen werden — man kann sich diesen Verhältnissen gegenüber des Eindruckes nicht erwehren, daß auch schon der kürzere Besuch eines Gymnasiums häufiger Augenfehler hervorzurufen oder zu begünstigen geeignet ist, während bei den Realgymnasien und noch mehr bei den Oberrealschulen erst ein längeres oder besonders langes Verweilen auf der Schule schädigend auf die Augen einwirkt. Die Realschulen fallen, wie gesagt, aus dieser Regelmäßigkeit völlig aus.

Bei allen Schulen nimmt nun ferner die Zahl der wegen Augenfehler Untauglichen mit zunehmender Zwischenzeit zwischen Schulbeendigung und Untersuchung zu; bei Gymnasium, Realgymnasium und Realschule konstant bis zur Gruppe D, in welcher die meisten Untauglichen vorkommen; bei den Oberrealschulen und Seminaren ist das Maximum dagegen schon bei einer Zwischenzeit von 4 und 5 Jahren erreicht, während die jungen Leute, welche mehr als 5 Jahre gewartet haben, weniger Augenfehler aufweisen.

Ob man hieraus Schlüsse auf Einflüsse der verschiedenen beruflichen Tätigkeit machen kann, mag dahingestellt bleiben. Jedenfalls steht das Gymnasium auch hier wieder fast durchweg, z. T. bedeutend ungünstiger, so daß eine auch nach der Schulzeit fortwirkende schädigende Einwirkung des Gymnasialbesuches auf die Augen wohl kaum von der Hand zu weisen ist.

Im übrigen wird hinsichtlich der Augenfehler auf Abschnitt VII verwiesen.

Für die Krankheiten der Lungen und des Brustfells stellen sich die gleichen Daten folgendermaßen:

			Gymnasien	Realgymnasien	Oberrealschulen	Realschulen	Seminare	Summe nach § 90 W.O.	Nach § 91 W.O.	Gesamtsumme
Länge des Schulbesuches bis zum	16. Lebensjahr	abs.	38	14	14	57	—	132	10	142
		%	2,0	1,1	1,4	1,6	—	1,6	1,7	1,6
	17. bis 19. Lebensjahr	abs.	238	67	28	54	12	424	10	434
		%	1,5	1,5	1,1	1,1	1,6	1,4	0,95	1,4
	20. Lebensjahr und darüber	abs.	187	18	4	4	29	249	4	253
		%	2,4	1,6	0,76	1,0	1,3	2,0	1,2	2,0
Summe		abs.	463	99	46	115	41	805	24	829
		%	1,8	1,5	1,1	1,3	1,4	1,6	1,2	1,6
Zwischenzeit zwischen Schulentlassung und Untersuchung	1 Jahr	abs.	25	4	1	2	5	42	—	42
		%	0,60	0,59	0,21	0,34	0,46	0,57	—	0,55
	2 und 3 Jahre	abs.	75	11	1	10	22	126	3	129
		%	1,6	0,93	0,14	0,68	1,7	1,3	0,72	1,2
	4 und 5 Jahre	abs.	166	30	10	30	14	266	8	274
		%	1,8	1,3	0,73	0,93	3,1	1,6	1,3	1,5
	mehr als 5 Jahre	abs.	197	54	34	73	—	371	13	384
		%	2,6	2,1	2,3	2,0	—	2,3	1,8	2,3
Summe		abs.	463	99	46	115	41	805	24	829
		%	1,8	1,5	1,1	1,3	1,4	1,6	1,2	1,6

Auch hier bieten die einzelnen Schulen wieder recht verschiedene Verhältnisse dar. Bei den Gymnasien und Realgymnasien steigt die Zahl der wegen Lungenkrankheiten Untauglichen mit der Länge der Schulzeit (bei den Gymnasien zwar nicht gleichmäßig, aber doch deutlich erkennbar) — während bei den Oberreal- und Realschulen das umgekehrte Verhalten Platz hat, ein Sinken der Lungenkrankheiten mit zunehmender Schuldauer. Auch bei den Seminaren und den nach § 91 W. O. Berechtigten liegen die Verhältnisse ähnlich. Eine Erklärung für dieses eigenartige Verhalten zu geben, ist natürlich schwer; jedenfalls ist es wohl kaum angängig, unmittelbare Einflüsse der Schule darin zu suchen. Eher ist daran zu denken, daß junge Leute mit Lungenerkrankungen, welche ein Gymnasium oder Realgymnasium besuchen, sich schwerer entschließen werden, kurz vor der Erreichung des Schulzieles die Schule zu verlassen und auf das in Aussicht genommene Studium usw. zu verzichten, wodurch natürlich in den höheren Schulaltersklassen die Zahl derartig kranker Leute vergrößern wird — während die von vornherein mehr für einen praktischen Beruf bestimmten Besucher von Realschulen eher ihre Schulstudien aufzugeben geneigt sind und sich früher einer ihrer Gesundheit zuträglicheren Tätigkeit zuwenden.

Daß aber bei längerem Verweilen auf der Schule dem Schulbesuche auch ein gewisser begünstigender Einfluß auf die Entstehung oder Entwickelung der Lungenkrankheiten zugeschrieben werden kann, dürfte nicht zu bezweifeln sein. Dafür spricht auch wieder der Umstand, daß das Gymnasium, wie bei den meisten bisher besprochenen Fehlern fast durchweg am schlechtesten steht; nur in der II. Gruppe (17.—19. Lebensjahr) nähert sich die Prozentzahl bei den Gymnasien derjenigen der anderen Schulen, in der I. und III. Gruppe übertrifft sie sie aber ganz bedeutend.

Diese ungünstige Stellung des Gymnasiums tritt nun auch bei Berücksichtigung der Länge der Zwischenzeit zwischen Schulentlassung und Untersuchung zutage, besonders in den ersten 3 Gruppen gegenüber den Realschulen, während sich in der Gruppe D mit einer Zwischenzeit von mehr als 5 Jahren der Unterschied zwischen den 4 Schulen wesentlich ausgleicht. Die zunehmende Länge der Zwischenzeit macht sich also bei den Gymnasien und Realgymnasien, welche schon im ersten Jahre nach der Schulentlassung relativ hohe Untauglichkeitszahlen wegen Lungenkrankheiten aufweisen, verhältnismäßig weniger ungünstig bemerkbar, als bei den Oberreal- und Realschulen, bei denen die Gruppen A—C mit einer Zwischenzeit von 1—5 Jahren noch relativ niedrige Untauglichkeitszahlen zeigen; erst in der Gruppe D mit der längsten Zwischenzeit nimmt die Zahl der Untauglichen enorm zu.

Auch bei den Seminaren und den nach § 91 W. O. Berechtigten ist die mit der wachsenden Zwischenzeit zunehmende Tendenz nachzuweisen, von den Seminaristen, welche 4 und 5 Jahre gewartet haben, ist sogar eine auffällig hohe Zahl wegen eines Lungenleidens untauglich gewesen.

Aus den dargelegten, etwas verwickelten Verhältnissen geht jedenfalls wohl so viel hervor, daß der Besuch eines Gymnasiums und auch bis zu einem gewissen Grade eines Realgymnasiums von vornherein sich hinsichtlich der Ausbildung von Lungenleiden als ungünstiger erweist, als der Besuch einer Oberreal- oder Realschule — auch bei Berücksichtigung der oben besprochenen etwaigen Verschiedenheiten beider Schularten hinsichtlich des frühzeitigen Abganges bei ausgebrochenen Lungenkrankheiten. —

Für die übrigen Krankheiten und Gebrechen erübrigt sich die Beibringung der gleichen Tabellen; einzig noch die Krankheiten der Gliedmaßen und Gelenke würden nach ihren absoluten Zahlen eine weitere Differenzierung erlauben, doch sind wesentliche Unterschiede bei den einzelnen Schulen gegenüber den Gesamtdurchschnitten, wie sie sich S. 50/51 und 56 darstellen, nicht nachweisbar — für die sämtlichen anderen Fehler verbietet die Kleinheit der Zahlen ein noch weiteres Zerlegen.

IV. Ueber die Tauglichkeitsverhältnisse unter Berücksichtigung des Geburtsortes der zum einjährigen Dienst Berechtigten.

1.

Aus den Zählkarten ließ sich auch der Geburtsort der sich zum einjährig-freiwilligen Dienst meldenden jungen Leute feststellen. Es war daher von Interesse, die entsprechenden Angaben zusammenzustellen und zu sehen, wie sich die Tauglichkeitsverhältnisse usw. je nach der territorialen Herkunft gestaltet haben.

Es können aus diesen in den folgenden Tabellen enthaltenen Feststellungen natürlich keine weitgehenden Schlüsse gezogen werden. Erstens ist die Zahl der aus manchen Gebieten stammenden Leute zu klein, dann besagt die Angabe über den Geburtsort noch nicht, ob der betreffende Mann auch tatsächlich in diesem Gebiet groß geworden ist; da das Material doch im allgemeinen die Söhne aus sozial höher stehenden Schichten umfaßt, so wird gerade bei diesen jungen Leuten infolge häufigeren Verziehens der Eltern, Versetzungen usw. der Geburtsort vielfach von gewissen Zufälligkeiten abhängen und keine Rückschlüsse auf die eigentliche „Heimat“ des Betreffenden zulassen.

Endlich sind die Gebiete, für welche die Zahlen gebracht werden können, im allgemeinen zu groß, um aus den auf sie entfallenden Prozentberechnungen sicher Schlußfolgerungen auf die körperliche Tüchtigkeit ihrer Bewohner ziehen zu können; die Aufzählung nach kleineren Gebietsteilen, etwa nach Regierungsbezirken oder gar Kreisen usw. verbot sich aber von selbst, da dann die Zahl der auf jeden Gebietsteil entfallenden Leute viel zu gering geworden wäre.

Zugrunde gelegt sind der Auszählung, soweit möglich, die Provinzen Preußens und die einzelnen Bundesstaaten; von letzteren sind die kleineren, welche nur wenige Leute zu unserer Statistik geliefert haben, z. T. nach ihrer geographischen Lage zu den benachbarten preußischen Provinzen zugezählt, bzw. — wie die Thüringischen

Staaten — zu einem größeren Gebiete zusammengefaßt. Die größeren Bundesstaaten sind als solche aufgeführt, doch ohne Trennung in kleinere Verwaltungsbezirke — mit Ausnahme des Königreichs Bayern, für welches eine Teilung nach Regierungsbezirken gerechtfertigt erschien.

Im übrigen ergibt die Einzelheiten der fraglichen Zusammenfassungen die folgende Tabelle selbst, welche zunächst die Prozentsätze für die Tauglichen und Untauglichen, bezogen auf die endgültig Abgefertigten des betreffenden Gebietes enthält.

Geburtsstaat, -provinz usw.	Endgültige Abgefertigte	Davon waren tauglich		dauernd untauglich	
		abs.	%	abs.	%
Ostpreußen	1 464	1 071	73,2	393	26,8
Westpreußen	997	685	68,7	312	31,3
Berlin	2 933	1 642	56,0	1 291	44,0
Brandenburg	2 140	1 377	64,4	763	35,6
Pommern	1 218	861	70,7	357	29,3
Posen	1 111	694	62,5	417	37,5
Schlesien	3 103	1 764	56,9	1 339	43,1
Sachsen und Hzgt. Anhalt	3 219	2 158	67,0	1 061	33,0
Schleswig-Holstein	975	619	63,5	356	36,5
Hannover, G.-Hzgt. Oldenburg und Hzgt. Braunschweig	3 550	2 530	71,3	1 020	28,7
Westfalen, Fürstentum Schaumburg-Lippe und Lippe	3 344	2 086	62,4	1 258	37,6
Hessen-Nassau und Fürstentum Waldeck	2 425	1 582	65,2	843	34,8
Rheinland	5 714	3 497	61,2	2 217	38,8
Oberbayern	1 114	675	60,6	439	39,4
Niederbayern	334	212	63,5	122	36,5
Schwaben	631	390	61,8	241	38,2
Unterfranken	815	464	56 9	351	43,1
Pfalz	863	513	59,4	350	40,6
Mittelfranken	982	615	62,6	367	37,4
Oberfranken	559	349	62,4	210	37,6
Oberpfalz	346	205	59,3	141	40,7
Königreich Sachsen	3 406	2 342	68,8	1 064	31,2
„ Württemberg	2 435	1 627	66,8	808	33,2
Gr.-Hzgtm. Baden	2 070	1 439	69,5	631	30,5
„ Hessen	1 424	990	69,5	434	30,5
„ Mecklenburg-Schwerin und -Strelitz	717	507	70,7	210	29,3
Thüringische Staaten	1 268	927	73,1	341	26,9
Hamburg, Bremen, Lübeck	1 446	945	65,4	501	34,6
Elsaß-Lothringen	1 358	985	72,5	373	27,5
Deutsches Reich	51 961	33 751	65,0	18 210	35,0
Ausland	689	493	71,6	196	28,4
Gesamtsumme	52 650	34 244	65,0	18 406	35,0
Darunter					
Königreich Preußen	30 644	19 469	63,5	11 175	36,5
„ Bayern	5 644	3 423	60,7	2 221	39,3
Die übrigen deutschen Staaten	15 673	10 859	69,3	4 814	30,7

Karte Nr. I gibt die Verhältnisse für die Tauglichen wieder.

Ordnet man die Geburtsstaaten und -provinzen nach der Höhe der Tauglichkeitsprozente, so ergibt sich die folgende Reihenfolge:

Ostpreußen	73,2
Thüringische Staaten	73,1
Elsaß-Lothringen	72,5
Hannover einschl. Oldenburg u. Braunschweig	71,3
Pommern	70,7
Mecklenburg-Schwerin u. -Strelitz	70,7
Baden	69,5
Hessen	69,5
Königreich Sachsen	68,8
Westpreußen	68,7
Provinz Sachsen einschl. Anhalt	67,0
Württemberg	66,8
Hansestädte	65,4
Hessen-Nassau einschl. Waldeck	65,2
Brandenburg	64,4
Schleswig-Holstein	63,5
Niederbayern	63,5
Mittelfranken	62,6
Posen	62,5
Westfalen einschl. der beiden Lippes	62,4
Oberfranken	62,4
Schwaben	61,8
Rheinland	61,2
Oberbayern	60,6
Pfalz	59,4
Oberpfalz	59,3
Schlesien	56,9
Unterfranken	56,9
Berlin	56,0

Die Prozentzahlen schwanken also in recht erheblichen Grenzen — zwischen 73,2 % in Ostpreußen und 56,0 % in Berlin.

Aus den oben angeführten Gründen soll auf Einzelheiten nicht weiter eingegangen und die festgestellte Reihenfolge nicht zu besonderen Schlußfolgerungen über die körperliche Tüchtigkeit der Bewohner der betreffenden Gebiete benutzt werden. Auffällig kann es erscheinen, daß z. B. Westpreußen, wenn auch nicht schlecht, so doch bei weitem nicht so günstig steht, wie Ostpreußen und so den günstigen Stand fast des gesamten Küstengebietes, von Hannover mit Oldenburg an, Mecklenburg, Pommern etwas unterbricht; nur Schleswig-Holstein zeichnet sich merkwürdigerweise im Norden durch eine relativ geringe Tauglichkeitsziffer aus. Hinsichtlich des Küstengebietes ist allerdings zu beachten, daß die bei der Marine als Einjährig-

Freiwillige eingetretenen jungen Leute in unserer Statistik fehlen; ob dadurch eine wesentliche Aenderung in dem Gesamtergebnis bedingt sein würde, entzieht sich leider der Beurteilung.

Besonders bemerkenswert ist die hohe Tauglichkeit der aus den Thüringischen Staaten und den Reichslanden gebürtigen Leute. Bayern steht durchweg unter dem Durchschnitt des Reiches. Sehr ungünstig verhalten sich die Schlesier; und daß Berlin die niedrigste Tauglichkeitsziffer aufweist, kann nach den auch sonst bekannten Erfahrungen nicht wundernehmen.

2.

Wie verhalten sich nun die einzelnen Schulen hinsichtlich ihres Anteils an der Gesamtsumme und hinsichtlich der Tauglichkeit ihrer Schüler — unter Berücksichtigung von deren Gebürtigkeit?

Die folgende Tabelle gibt zunächst Auskunft, wie sich die aus den verschiedenen Staaten stammenden Leute auf die Schularten verteilen.

Es entfielen von den in

	Preußen Geborenen		Bayern Geborenen		den übrigen d. Staaten Geborenen	
	abs.	%	abs.	%	abs.	%
Gymnasien	16161	52,7	2914	51,6	5812	37,1
Realgymnasien	4238	13,8	276	4,9	2195	14,0
Oberrealschulen	2536	8,3	54	0,96	1371	8,7
Realschulen	3508	11,4	1268	22,5	4079	26,0
Seminare	1589	5,2	429	7,6	880	5,6
Handelsschulen	163	0,53	169	3,0	235	1,5
Industrieschulen	45	0,15	257	4,6	64	0,41
Landwirtschaftsschulen	480	1,6	24	0,43	95	0.61
Privatschulen	271	0,88	2	0,04	189	1,2

Progymnasien und Realprogymnasien sind, da ohne Bedeutung, nicht mit aufgeführt, desgleichen nicht die nach § 91 u. 89,6 W. O. zum einjährigen Dienst Berechtigten. Die Prozentzahlen beziehen sich auf die in den betreffenden Staaten überhaupt Geborenen.

Die Uebersicht zeigt recht erhebliche Unterschiede in der Besetzung der verschiedenen Schulen. Während der Anteil der Gymnasiasten unter den in Preußen und Bayern Geborenen fast gleich ist und in beiden Staaten etwas über die Hälfte aller der Statistik zugrunde liegenden jungen Leute ausmacht, ist er in den übrigen Staaten wesentlich geringer und umfaßt nur etwas mehr als $^1/_3$ aller Abgefertigten. Umgekehrt ist der Anteil der Realgymnasiasten unter den aus Preußen und den übrigen Staaten stammenden Leuten ganz gleich hoch, dagegen in Bayern bedeutend niedriger. Unter den geborenen Bayern sind ferner Schüler von Oberrealschulen nur ganz vereinzelt vertreten — in Bayern selbst gibt es keine Oberrealschulen[1]) — während sie unter den in Preußen und den aus den übrigen Staaten Gebürtigen ebenfalls den gleichen Prozentsatz aufweisen. Dagegen beträgt der Anteil der Realschulen unter den in Preußen Geborenen mit 11,4 % nur die Hälfte des gleichen Anteils unter den Bayern (22,5 %), und er steigt bei den aus den übrigen Staaten Geborenen noch höher an, auf 26,0 %. Durch dieses Plus bei den Realschülern wird das Minus bei den Gymnasiasten fast ganz aufgewogen — auf die 4 genannten Schularten entfallen nämlich zusammen bei den Preußen 86,2 %, bei den übrigen Staatsangehörigen 85,8 % aller Leute. Bei den Bayern reicht das Plus der Realschulen aber noch nicht aus, das Minus der Realgymnasiasten und Oberrealschüler zu decken; hier umfassen die 4 Schulen nur 79,9 % der Gesamtzahl. Dafür sind unter den Bayern die Seminaristen und namentlich die Besucher von Handels- und Industrieschulen recht bedeutend zahlreicher vertreten; namentlich die letzteren kommen unter den in Preußen Geborenen nur vereinzelt vor. Die Landwirtschaftsschulen sind dagegen unter den Preußen wesentlich häufiger als in Bayern und den übrigen Staaten. Auffällig gering sind unter den Bayern, die aus Privatschulen hervorgegangenen, zum einjährigen Dienst Berechtigten. Die in der Tabelle aufgeführten Schulen machen zusammen in allen 3 Gruppen ziemlich den gleichen Anteil an der Gesamtzahl aus, nämlich bei den in Preußen Geborenen 94,6 %, bei den in Bayern Geborenen 95,6 % und bei den aus den übrigen Staaten Gebürtigen 95,1 %.

Die folgende Uebersicht gibt nun, wenigstens für die 5 Hauptschularten, die Tauglichkeitsverhältnisse an.

Es waren tauglich von den Gebürtigen aus

unter den	Preußen	Bayern	den übrig. d. Staaten
Gymnasiasten . . .	9771 = 60,5 %	1662 = 57,0 %	4013 = 69,0 %
Realgymnasiasten .	2584 = 61,0 „	168 = 60,9 „	1532 = 69,8 „
Oberrealschülern . .	1667 = 65,7 „	35 = 64,8 „	974 = 71,0 „
Realschülern . . .	2289 = 65,3 „	795 = 62,7 „	2754 = 67,5 „
Seminaristen . . .	1178 = 74,1 „	302 = 70,4 „	637 = 72,4 „

1) Vergl. Armee-Verordnungsblatt für 1907, Beilage zu No. 30, Gesamtverzeichnis derjenigen Lehranstalten, welche gemäß § 90 der Wehrordnung zur Ausstellung von Zeugnissen über die Befähigung zum einjährig-freiwilligen Militärdienst berechtigt sind.

Durchweg stehen die aus Bayern Gebürtigen am ungünstigsten, wenn auch die Unterschiede bei den Realgymnasiasten und Oberrealschülern den Preußen gegenüber nur gering sind. Die besten Tauglichkeitsverhältnisse weisen bis auf die Seminaristen die aus den übrigen Staaten Stammenden auf.

Vergleicht man die einzelnen Schulen miteinander, so zeigen sie bei den Preußen und Bayern die gleiche Reihenfolge, wie in der Gesamtsumme, nur bei den aus den übrigen Staaten Gebürtigen stehen die Realschüler auffälligerweise am ungünstigsten, übertreffen aber auch so noch recht erheblich die sämtlichen Schulen der anderen beiden Staaten — mit Ausnahme der Seminare.

Worauf diese Abweichung beruht, ist schwer zu erklären.

Man konnte daran denken, daß wesentliche Unterschiede in der Länge des Schulbesuches und in der Zwischenzeit dabei mitsprechen, doch hat eine Auszählung nach dieser Richtung keine sicher verwertbaren Anhaltspunkte dafür angeben; es erübrigt sich daher auch die Aufführung der diesbezüglichen Tabellen, welche im allgemeinen die gleichen Verhältnisse erkennen lassen, wie wir sie für die Gesamtsumme festgestellt haben.

3.

Es bleibt noch übrig, zu untersuchen, ob hinsichtlich der Häufigkeit der verschiedenen Körperfehler als Untauglichkeitsgrund bei den einzelnen Geburtsprovinzen oder -staaten wesentliche Unterschiede zu verzeichnen sind.

Natürlich ist es nicht möglich, die Untauglichkeitsprozente für alle Provinzen usw. und alle Krankheiten. und Fehler zu berechnen, da die absoluten Zahlen für manche Gebiete zu klein werden würden. Es sind daher in der folgenden Tabelle (S. 71) nur für die 4 hauptsächlichsten Fehlergruppen die entsprechenden Zahlen gebracht.

Hinsichtlich der allgemeinen Schwächlichkeit und schwachen Brust stehen die in Berlin Geborenen bei weitem am ungünstigsten; es folgen die aus den Provinzen Posen, Schlesien und den Hansestädten Gebürtigen. Die anderen Staaten und Provinzen zeigen verhältnismßäig geringe Schwankungen um den Gesamtdurchschnitt, die wenigsten Schwächlichen haben Elsaß-Lothringen, Oberfranken, Pommern, Ostpreußen und die Thüringischen Staaten aufzuweisen.

Was die Krankheiten des Herzens und der großen Gefäße betrifft, so fallen sofort die hohen Untauglichkeitsziffern in einem Teile der bayerischen Bezirke auf; auch das Königreich

Württemberg steht über dem Durchschnitt. Unter den preußischen Provinzen steht auch hier wieder Schlesien recht ungünstig. Die geringste Zahl von Herzkranken haben die geborenen Mecklenburger aufzuweisen.

Geburtsstaat, -provinz	Von den Abgefertigten waren untauglich wegen							
	allgemeiner Körperschwäche, schwacher Brust usw.		Krankheiten des Herzens und der großen Gefäße		Augenbrechungsfehler		Krankheiten der Lungen und des Brustfells	
	abs.	%	abs.	%	abs.	%	abs.	%
Ostpreußen	142	9,6	59	4,0	53	3,7	22	1,5
Westpreußen	122	12,2	39	3,9	35	3,5	18	1,8
Berlin	654	22,2	144	4,9	122	4,2	28	0,95
Brandenburg	320	15,0	77	3,6	82	3,8	29	1,4
Pommern	115	9,5	55	4,5	34	2,8	19	1,2
Posen	180	16,3	55	4,9	41	3,7	26	2,3
Schlesien	491	15,8	199	6,4	163	5,3	54	1,7
Sachsen, Anhalt	384	11,9	174	5,4	123	3,8	45	1,4
Schleswig-Holstein	124	12,7	53	5,4	34	3,5	4	0,41
Hannover, Oldenburg, Braunschweig	385	10,8	136	3,8	91	2,6	40	1,1
Westfalen, Schaumburg-Lippe, Lippe	360	10,8	176	5,3	142	4,2	71	2,1
Hessen-Nassau, Waldeck	306	12,6	117	4,8	75	3,1	41	1,7
Rheinland	653	11,4	322	5,6	235	4,0	110	1,9
Oberbayern	151	13,6	98	8,8	25	2,2	19	1,7
Niederbayern	38	11,4	22	6,6	12	3,6	3	0,90
Schwaben	75	11,9	53	8,4	7	1,1	14	2,2
Unterfranken	102	12,5	64	7,9	26	3,2	21	2,6
Pfalz	124	14,4	61	7,1	26	3,0	24	2,8
Mittelfranken	113	11,5	49	5,0	30	3,0	19	1,9
Oberfranken	52	9,3	29	5,2	22	4,0	11	2,0
Oberpfalz	47	14,6	19	5,5	9	2,6	6	1,7
Königreich Sachsen	481	14,2	157	4,7	135	4,0	33	0,97
Königreich Württemberg	192	14,6	190	7,8	82	3,3	60	2,5
Baden	240	11,6	83	4,0	78	3,8	40	1,9
Hessen	176	12,3	65	4,6	44	3,0	20	1,4
Mecklenburg-Schwerin und -Strelitz	94	13,1	19	2,6	23	3,2	4	0,56
Thüringische Staaten	126	9,9	65	5,1	38	3,0	10	0,79
Hansestädte	221	15,3	55	3,8	36	2,5	13	0,90
Elsaß-Lothringen	123	9,0	52	3,8	43	3,2	17	1,3
Deutsches Reich	6591	12,7	2687	5,3	1866	3,6	821	1,6
Ausland	93	13,5	20	2,9	20	2,9	8	1,2
Gesamtsumme	6684	12,8	2707	5,1	1886	3,6	829	1,6
Darunter								
Königreich Preußen	4082	13,3	1529	5,0	1190	3,9	483	1,6
Königreich Bayern	702	12,5	395	7,0	157	2,8	117	2,1
die übrig. d. Staaten	1807	11,5	763	4,9	519	3,4	221	1,4

Die Augenbrechungsfehler sind wiederum unter den in Schlesien Geborenen am häufigsten vertreten gewesen; es folgen Berlin und Westfalen mit den beiden Lippes. Günstig verhalten sich Schwaben, Oberbayern, die Hansastädte, Hannover mit Braunschweig und Oldenburg, Oberpfalz, Pommern. Die übrigen Provinzen und Staaten zeigen nur geringe Abweichungen vom Durchschnitt. Ein wesentlich anderes Bild gewinnt man aber, wenn nicht nur die schwereren Brechungsfehler berücksichtigt werden, welche Untauglichkeit zum aktiven Dienst bedingt haben, sondern alle, auch die leichteren Grade von Augenfehlern der Betrachtung zugrunde legt. Da im Teil VII auf diese Verhältnisse eingehend eingegangen ist, erübrigt sich an dieser Stelle eine weitere Erörterung darüber.

Die Zahlen für die Krankheiten der Lungen und des Brustfelles sind z. T. so klein, daß sichere Schlüsse kaum aus den Prozentziffern gezogen werden können. Von den preußischen Provinzen stehen Posen und Westfalen erheblich über dem Durchschnitt, Schleswig-Holstein am besten; auffällig ist die niedrige Ziffer der Berliner. Bayern hat — mit alleiniger Ausnahme von Niederbayern — durchweg über dem Gesamtdurchschnitt stehende Untauglichkeitsquoten. Von den übrigen Staaten zeichnet sich Württemberg durch besonders zahlreiche, Mecklenburg und die Thüringischen Staaten durch besonders wenig Lungenkranke aus.

Im übrigen bringen die Karten Nr. II—IV die fraglichen Verhältnisse besser zur Anschauung, als es viele Worte vermögen.

Faßt man die vier besprochenen Krankheitsgruppen für Preußen, Bayern und die übrigen Staaten zusammen, so machen sie in Preußen 23,8 %, Bayern 24,4 % und den übrigen deutschen Staaten 21,2 % der Abgefertigten aus. Im ganzen waren untauglich in Preußen 36,5 %, in Bayern 39,3 %, in den übrigen Staaten 30,7 % der Abgefertigten. Es entfallen somit auf die 4 Fehlergruppen in Preußen 65,2 %, in Bayern 62,1 % und in den übrigen Staaten 69,1 aller Untauglichen.

Für einige der weiteren Fehler seien noch die Zahlen für die 3 Geburtsgebiete gebracht.

Es waren untauglich von den Gebürtigen aus

	Preußen		Bayern		den übrigen d. Staaten	
	abs.	%	abs.	%	abs.	%
wegen Fehler an den Gliedmaßen .	667	= 2,2	97	= 1,7	255	= 1,6
„ Unterleibsbrüche	350	= 1,1	72	= 1,3	140	= 0,89
„ Plattfuß	277	= 0,90	58	= 1,0	140	= 0,89
„ Krampfadern	242	= 0,79	32	= 0,57	64	= 0,41
„ Fettleibigkeit	312	= 1,0	36	= 0,64	61	= 0,39

	Preußen	Bayern	den übrigen d. Staaten
	abs. %	abs. %	abs. %
wegen Ohrenkrankheiten	306 = 1,0	59 = 1,0	126 = 0,80
„ Krankheiten des Nervensystems	169 = 0,56	63 = 1,1	76 = 0,48
„ Krankheiten der Harn- und Geschlechtsorgane . . .	149 = 0,48	39 = 0,69	54 = 0,40
„ Kropf	90 = 0,29	102 = 1,8	88 = 0,56
„ Krankheiten der Verdauungsorgane	83 = 0,27	37 = 0,66	47 = 0,30

Die größten Unterschiede weist der Kropf auf, der bei den Bayern 6 mal so häufig als bei den in Preußen Geborenen und 3 mal so häufig, als bei den in den übrigen deutschen Staaten Gebürtigen Untauglichkeit verursacht hat. In wieweit mit dieser großen Häufigkeit des Kropfes etwa die auffällige große Zahl von Herzkrankheiten bei den Bayern zusammenhängt, läßt sich auf Grund unseres Materials nicht entscheiden.

Auffällig ist, daß die Krankheiten des Nervensystems bei den geborenen Bayern doppelt so viele Untaugliche geliefert haben, als in den übrigen Gebieten, auch die Krankheiten der Harn- und Geschlechtsorgane, sowie der Unterleibseingeweide sind bei den Bayern zahlreicher vertreten — soweit die kleinen Zahlen Schlüsse erlauben.

Die äußeren Gebrechen sind bei den aus den übrigen deutschen Staaten stammenden Leuten nicht unerheblich geringer, als bei den Preußen und Bayern, welche letzteren in dieser Beziehung keine besonders auffälligen Unterschiede erkennen lassen.

Daß bei den in Preußen Geborenen die Fettleibigkeit so wesentlich häufiger zur Untauglichkeit geführt hat, als bei den übrigen Leuten, muß in Anbetracht des doch meist noch recht jugendlichen Lebensalters der Untersuchten als ein nicht gerade sehr günstiges Zeichen angesehen werden.

Ueberblickt man noch einmal kurz die vorstehenden Erörterungen, so ergibt sich, daß die größere Untauglichkeit der in Bayern Geborenen im wesentlichen gerade durch Fehler organischer oder konstitutioneller Art bedingt ist: die Krankheiten der Zirkulations- und Respirationsorgane, des Nervensystems, der Harn- und Geschlechtsorgane und des Unterleibes, endlich der Kropf sind bei den Bayern durchweg häufiger verzeichnet, als bei den übrigen Leuten. An der durchschnittlich größeren Untauglichkeit der in Preußen Geborenen gegenüber den aus den übrigen Staaten Gebürtigen sind fast alle in Betracht gezogenen Krankheiten und Fehler beteiligt.

In Anbetracht der immerhin kleinen Zahlen und unter Berücksichtigung der im Anfang dieses Abschnittes dargelegten Schwierigkeiten hinsichtlich der Bewertung des Geburtsortes ist es natürlich nicht angängig, aus diesen Verschiedenheiten irgend weitgehendere Schlüsse zu ziehen.

Die verschiedene Besetzung der einzelnen Schularten und dadurch bedingte Verschiedenheiten in dem früher oder später erfolgenden Eintritt der jungen Leute in die berufliche Tätigkeit, Verschiedenheiten in den jeweilig bevorzugten Berufen selbst, Unterschiede in den sozialen und vor allem sozial-hygienischen Verhältnissen, klimatische Einflüsse u. a. m. mögen dabei mitsprechen.

Auf Grund des vorliegenden Zählkartenmaterials lassen sich alle diese Faktoren nicht erforschen, zumal die kleinen Zahlen an sich eine weitere Differenzierung nach Schularten, Schulbesuchs- und Zwischenzeitdauer verbieten; es muß späteren Untersuchungen an der Hand eines noch umfangreicheren Materials überlassen bleiben, soweit überhaupt möglich, über diese Fragen nähere Kenntnis zu erlangen.

V. Ueber die Körpergröße der zum einjährigen Dienst Berechtigten.

Für die Beurteilung der Körperbeschaffenheit von Militärpflichtigen ist es von Bedeutung, auch über die Größe der Leute einerseits, sowie über die Beziehungen zwischen dieser und dem Körpergewicht andererseits zahlenmäßige Unterlagen zu erhalten.

1.

In erster Linie interessiert, wie groß die Leute überhaupt sind, bzw. wie sie sich auf die einzelnen Körpergrößen verteilen. Es hat natürlich keinen Zweck, diese Verteilung für jedes Zentimeter der vorkommenden Größen vorzunehmen, es seien daher in folgendem die Angaben für Gruppen von je 5 cm gebracht.

Es entfielen von sämtlichen abgefertigten jungen Leuten mit der Berechtigung zum einjährigen Dienst auf die Größengruppen.

von	Einj.-Freiwillige		Sonstige Militärpflichtige
bis 155 cm	258 =	0,5 %	3,7 %
156—160 cm	1 717 =	3,3 „	9,2 „
161—165 cm	7 000 =	13,3 „	25,5 „
166—170 cm	14 981 =	28,6 „	30,5 „
171—175 cm	15 653 =	29,8 „	21,2 „
176—180 cm	9 264 =	17,6 „	7,9 „
über 180 cm	3 606 =	6,9 „	2,0 „
	52 479 =	100,0 „	100,0 „

Für 171 Mann war die Größenangabe auf den Zählkarten unterblieben.

Die ganz kleinen Leute, unter 155 cm, sind bei den zum einjährigen Dienst Berechtigten nur ganz vereinzelt vertreten; der Anteil an den einzelnen Gruppen steigt dann bis zur Gruppe von 171 bis 175 cm an, um in den nächsten beiden ziemlich erheblich abzufallen.

Neben den Zahlen für die zum einjährig-freiwilligen Dienst Berechtigten sind die gleichen Zahlen für die in den Jahren 1904 bis 1906 bei den Aushebungsgeschäften vorgestellten sonstigen Militärpflichtigen aufgeführt. Bei einem Vergleich der beiden Zahlenreihen ist allerdings zu beachten, daß sich die Zahlen der sonstigen Militärpflichtigen auf alle überhaupt vorgestellten Leute beziehen, also auch auf die als zeitig untauglich Zurückgestellten, während unser Material nur die endgültig Abgefertigten umfaßt.

Immerhin lassen die Zahlen doch einen gewissen Vergleich zu, und da zeigt sich (Tafel 7), daß die zum einjährigen Dienst Berechtigten bedeutend größer sind, als die anderen Militär-

Tafel 7.

Von je 100

endgültig abgefertigten zum einjährigen Dienst Berechtigten — untersuchten sonstigen Militärpflichtigen

hatten eine Körpergröße von

	bis 155 cm	156–160 cm	161–165 cm	166–170 cm	171–175 cm	176–180 cm	über 180 cm
endgültig abgefertigten zum einjährigen Dienst Berechtigten	0,5	3,3	13,3	28,6	29,8	17,6	6,9
untersuchten sonstigen Militärpflichtigen	3,7	9,2	25,5	30,5	21,2	7,9	2,0

pflichtigen. Bei diesen entfällt der größte Anteil mit 30,5 % auf die Leute von 166—170 cm — bei den Schülern der höheren Schulen mit 29,8 % auf die Gruppe von 171—175 cm. Zu den großen Leuten von 171 cm und darüber zählen bei den sonstigen Militärpflichtigen nur 31,1 %, bei den zum einjährigen Dienst Berechtigten dagegen 54,3 %, also mehr als die Hälfte. Die ganz großen Leute von über 180 cm Körperlänge sind bei letzteren allein 3,5 mal so zahlreich vertreten, als bei den ersteren.

Diese interessante Erscheinung steht nicht vereinzelt da; so beberichtet z. B. Bruinsma[1]), daß in den Niederlanden die aus höheren sozialen Schichten stammenden jungen Leute, wie Freiwillige, Kadetten usw. größer sind, als die aus den niederen Schichten stammenden Milizen; er führt dies größere Wachstum auf die bessere Ernährung der ersteren zurück.

Bruinsmas Zahlen haben den Vorzug, daß sie sich auf junge Leute des gleichen Lebensalters beziehen, während unser Material die verschiedensten Lebensalter umfaßt. Die beim Aushebungsgeschäft vorgestellten Leute gehören ja zum überwiegenden Teile dem 20. bis 22. Lebensjahre an, ältere sind nur in verschwindend kleiner Zahl darunter — bei den zum einjährigen Dienst Berechtigten sind dagegen prozentual bedeutend mehr ältere Leute vorhanden, aber auch die jüngeren Altersklassen unter 20 Jahren, welche bei den sonstigen Militärpflichtigen ganz fehlen, sind bei unserem Material in nicht zu vernachlässigender Zahl vertreten. Wenn man daher auch daran denken könnte, daß der stärkere prozentuale Anteil der größeren Körperlängen durch das höhere Lebensalter der zum einjährigen Dienst Berechtigten bedingt sein könnte, so würde deren Uebergewicht wohl sicher durch die jüngeren Leute wieder ausgeglichen.

So kann man wohl mit einiger Sicherheit behaupten, daß tatsächlich die unserer Statistik zugrunde liegenden Militärpflichtigen durchschnittlich recht erheblich größer sind, als die große Masse der sonstigen im dienstpflichtigen Alter stehenden männlichen Jugend, und man wird wohl auch bei uns den besseren sozialen Verhältnissen, unter denen die Schüler der höheren Schulen aufwachsen, insbesondere der besseren Ernährung, einen bestimmenden Einfluß zuschreiben dürfen[2]).

---

1) G. v. Bruinsma, De vermeedering van de lichnaamslenghe der mannelijke bevolking von Nederland. Mil. Geneesk. Tijdschrift 1907. S. 206.

2) Anm. bei der Korrektur: Auch Evert hat in seiner inzwischen erschienenen Arbeit „Die Herkunft der deutschen Unteroffiziere und Soldaten am 1. Dezember 1906“ (Zeitschr. des Königl. Preuß. Stat. Landesamtes, Ergänzungsheft XXVIII) die größere Körperlänge der Einjährig-Freiwilligen gegenüber den Mannschaften nachweisen können; die durchschnittliche Größe betrug bei den ersteren 171,62, bei den letzteren 167,49 cm. Da Evert gleichzeitig nachweisen konnte, daß von den Einjährig-Freiwilligen verhältnismäßig wesentlich mehr aus Mittel- und Großstädten stammen, als von den Mannschaften, andererseits die Körperlänge bei den in den genannten Städten Geborenen eine merklich größere ist, als bei den vom Lande oder aus Kleinstädten stammenden, so ist in diesen Verhältnissen vielleicht ein weiterer Faktor für das stärkere Wachstum der zum einjährig-freiwilligen Dienst Berechtigten zu suchen.

2.

Wie verhalten sich nun die Körpergrößen bei den Tauglichen und den dauernd Untauglichen?

Es entfielen

auf die Gruppe	bei den Tauglichen		bei den Untauglichen	
bis 155 cm	70 =	0,20 %	188 =	1,0 %
156—160 cm	914 =	2,7 „	803 =	4,4 „
161—165 cm	4 263 =	12,5 „	2 737 =	15,0 „
166—170 cm	9 841 =	28,8 „	5 140 =	28,1 „
171—175 cm	10 521 =	30,8 „	5 132 =	28,1 „
176—180 cm	6 205 =	18,1 „	3 059 =	16,7 „
über 180 cm	2 389 =	6,9 „	1 217 =	6,7 „
	34 203 =	100,0 „	18 276 =	100,0 „

Es ist hiernach eine gewisse Verschiebung in den Prozentanteilen der einzelnen Gruppen eingetreten und zwar bei den Untauglichen zugunsten der kleinen Leute bis zu 165 cm Körpergröße, bei den Tauglichen zugunsten der mittleren und großen Leute. Die größten Differenzen zwischen den beiden Kategorien weisen die kleinen Leute auf, während der Unterschied bei den ganz großen Leuten nur sehr gering ist.

Für einen großen Teil der die Untauglichkeit bedingenden Krankheitszustände kommt ja auch die Körpergröße gar nicht in Frage; im wesentlichen werden es die Zustände der allgemeinen Schwächlichkeit und die Lungenkrankheiten sein, bei denen die Körperlänge unter Umständen eine Rolle spielt. Es ist deshalb für diese beiden Gruppen die Körpergröße besonders ausgezählt, worüber die folgende Tabelle das Nähere enthält.

Von den wegen allgemeiner Schwächlichkeit und wegen Erkrankungen der Lungen Untauglichen hatten eine Größe

von		
bis 155 cm . . .	91 =	1,2
156—160 „ . . .	383 =	5,1
161—165 „ . . .	1227 =	16,5
166—170 „ . . .	2027 =	27,2
171—175 „ . . .	1943 =	26,1
176—180 „ . . .	1171 =	15,7
über 180 „ . . .	607 =	8,1
Summe . . .	7449 =	99,9

Bei 64 hierzu gehörigen Leuten war die Körpergröße auf den Zählkarten nicht angegeben.

Die Unterschiede in den Prozentanteilen der einzelnen Größengruppen gegenüber denjenigen bei den Untauglichen insgesamt sind nur gering; die Gruppen der kleinen Leute bis 165 cm sind noch etwas stärker besetzt, die mittleren und die großen Leute bis 180 cm sind etwas weniger zahlreich, die ganz großen Leute weisen wiederum einen stärkeren Anteil auf.

Dieses Ergebnis kann wohl als überraschend angesehen werden. Es ist eine durch mehrfache Untersuchungen bewiesene Tatsache, daß unter den Leuten mit ausgesprochenen Lungenkrankheiten oder wenigstens mit ausgesprochener Disposition zu einer solchen die höheren Körpergrößen zahlreicher vertreten sind als bei Leuten ohne derartige Krankheiten oder Krankheitsanlage[1]).

So konnte man zunächst vermuten, daß sich die gleichen Verhältnisse auch bei den ausdrücklich wegen allgemeiner Schwächlichkeit, schwacher Brust und wegen Krankheiten der Lungen und des Brustfelles Untauglichen ergeben würden. Aber gerade das Gegenteil ist der Fall; nur die ganz großen Leute über 180 cm sind etwas zahlreicher, sonst sind gerade die großen und mittleren Leute von 166—180 cm weniger zahlreich und die kleinen Leute bis 165 cm zahlreicher vertreten.

Nun muß man ja dabei berücksichtigen, daß unter den in obigen Untauglichkeitsgruppen zusammengefaßten Leuten sich nicht wenige befinden, bei denen es sich nur um ein Zurückgebliebensein der ganzen körperlichen Entwickelung, schwache Muskelentwickelung usw., ferner um eine Schwächung des Körpers nach kurz vorher überstandenen Krankheiten handelt. Aus den Zählkarten ließen sich nähere Einzelheiten nicht ersehen. Vielleicht würde sich der Anteil der Größengruppen anders und zwar zugunsten der großen Leute verschoben haben, wenn man nur die wegen ausgesprochener Lungenkrankheiten Untauglichen berücksichtigt hätte. Bei der Schwierigkeit der Abgrenzung dieser verschiedenen Zustände und bei der verhältnismäßig geringen Zahl der auf den Zählkarten notierten Lungenleiden (rund 800) ist von einer diesbezüglichen, gesonderten Auszählung Abstand genommen. Es muß weiteren Untersuchungen vorbehalten bleiben, über diese Verhältnisse Klarheit zu verschaffen.

---

1) Vergl. z. B. Gottstein, Statistische Tabellen über den Brustumfang der Phthisiker. Medizinische Reform. 1905. S. 14. — Schwiening, Ueber Körpergröße und Brustumfang bei tuberkulösen und nichttuberkulösen Soldaten. Deutsche militärärztl. Zeitschr. 1906. No. 5. — Florschütz u. Mollwo, Die Konstitutionsminderwertigkeit in ihrer Bedeutung für die frühzeitige Feststellung des Vorhandenseins einer Veranlagung zur Tuberkulose. Zeitschr. f. d. gesamte Versicherungs-Wissenschaft. Bd. VIII. 1908. S. 508.

3.

Es war des weiteren von Interesse, zu sehen, wie sich in jeder der Größengruppen das Verhältnis von Tauglichen zu Untauglichen gestaltet hat.

Von je 100 zu jeder Größengruppe gehörigen Leuten waren

	tauglich	untauglich
—155 cm	27,1	72,9
156—160 „	53,2	46,8
161—165 „	60,9	39,1
166—170 „	65,7	34,3
171—175 „	67,2	32,8
176—180 „	67,0	33,0
über 180 „	66,4	33,6
insgesamt	65,2	34,8

Bei der Beurteilung der überaus niedrigen Tauglichkeitsziffer bei den ganz kleinen Leuten ist zu berücksichtigen, daß zu diesen auch die Leute mit einer Größe von weniger als 154 cm gehören, welche schon wegen dieses Mindermaßes allein für untauglich erklärt werden mußten. Dann steigt, wie auch Tafel 8 besonders deutlich erkennen läßt, die Tauglichkeitsziffer konstant bis zur Gruppe 171—175 cm an und fällt in den beiden folgenden Gruppen wieder um ein Geringes. Es zeigt sich also, daß die Leute mittleren Schlages die meisten Tauglichen geliefert haben, daß aber auch die großen und ganz großen Leute nur wenig nachstehen. Diese letztere Tatsache ist von besonderer Bedeutung; es ist schon oben erörtert, daß im allgemeinen angenommen wird, daß vielfach die Menschen von besonders hoher Körperlänge nicht zu den kräftigsten gehören.

Es ist daher untersucht worden, wie sich die wegen allgemeiner Schwächlichkeit usw. und Lungenkrankheiten Untauglichen in dieser Beziehung verhalten.

Von je 100 zu jeder Größengruppe gehörigen Leuten waren aus den oben genannten Gründen

	untauglich
—155 cm	34,9
156—160 „	22,2
161—165 „	19,4
166—170 „	13,4
171—175 „	12,4
175—180 „	12,5
über 180 „	16,7
Durchschnitt	14,4

Es zeigt sich also auch hier, daß wenigstens unser Material die allgemeine Annahme nicht bestätigt; im Gegenteil nimmt die Zahl der wegen Körperschwäche und Lungenkrankheiten Untauglichen konstant ab, je größer die Leute sind, nur in den beiden letzten Gruppen steigt ihre Zahl wieder etwas an, bleibt aber prozentual

Tafel 8.

Von je 100 zu jeder Körpergröße gehörigen, zum einjährigen Dienst berechtigten jungen Leuten waren

	tauglich	untauglich	darunter wegen Schwächlichkeit, Lungenkrankheiten
bis 155 cm	27.1	72.9	34.9
156-160 cm	53.2	46.8	22.2
161-165 cm	60.9	39.1	19.4
166-170 cm	65.7	34.3	13.4
171-175 cm	67.2	32.8	12.4
176-180 cm	67.0	33.0	12.5
über 180 cm	66.4	33.6	16.7

noch weit unter derjenigen bei den Leuten von kleiner Statur und übertrifft den Gesamtdurchschnitt nur um ein Weniges (Tafel 8).

Eine weitere Frage ist, wieviel von den in jeder Größengruppe Untauglichen auf die allgemeine Schwächlichkeit usw. und auf Lungenkrankheiten entfallen; es war unter 100 zu jeder Größengruppe gehörigen Untauglichen die Untauglichkeit durch die genannten Zustände bedingt bei

—155 cm	47,9
156—160 „	47,4
161—165 „	44,6
166—170 „	39,1
171—175 „	37,8
176—180 „	38,0
über 180 „	49,5
Durchschnitt	40,9

Auch hier ist das sich darbietende Bild ein ähnliches; der Anteil der Schwächlichkeitszustände und der Lungenkrankheiten an der Zahl der Untauglichen nimmt mit zunehmender Körpergröße bis zu 175 cm erheblich ab, hält sich in der Gruppe von 176—180 cm trotz einer geringen Zunahme noch unter dem Gesamtdurchschnitt und steigt nur bei den ganz großen Leuten über 180 cm erheblich an, hier fast die Hälfte aller Untauglichkeitsgründe ausmachend.

Es zeigt sich also bei der Betrachtung von den verschiedensten Gesichtspunkten aus, daß wohl unter den Leuten der größten Staturen etwas mehr schwächliche, zu Lungenkrankheiten disponierte oder an solchen leidende Personen sich finden als unter den mittleren Körpergrößen, daß aber bei unserem Material die kleinen Leute noch wesentlich ungünstiger in dieser Beziehung stehen.

Leider fehlen Vergleichszahlen aus anderen Bevölkerungsgruppen, namentlich, wie sich die sonstigen Militärpflichtigen nach dieser Richtung verhalten; jedenfalls kann man wohl sagen, daß bei unseren jungen Leuten mit zunehmendem Wachstum — bis zu einem gewissen Grade — auch die sonstige körperliche Entwickelung Schritt gehalten hat.

4.

Daß die einzelnen Schularten große Verschiedenheiten hinsichtlich der Körpergrößen aufweisen werden, ist a priori nicht sehr wahrscheinlich, wenn ja auch gewisse soziale Verschiedenheiten, auch die verschiedene Länge der Schulzeit fördernde oder hemmende Einflüsse auf das Wachstum anszuüben vermögen. In folgender Uebersicht sind die fraglichen Zahlen aufgeführt, jedoch nur für die 5 Hauptschularten, da die kleinen Zahlen der übrigen Schulen sichere Ergebnisse für die prozentuale Verteilung der einzelnen Größengruppen doch nicht erwarten lassen.

Die Summen weichen in geringem Maße von den S. 8 für die einzelnen Schulen aufgeführten Zahlen ab, da, wie schon oben erwähnt, die Körpergröße nicht auf allen Zählkarten vermerkt war.

Größengruppe	Gymnasien abs.	Gymnasien %	Realgymnasien abs.	Realgymnasien %	Oberrealschulen abs.	Oberrealschulen %	Realschulen abs.	Realschulen %	Seminare abs.	Seminare %
Bis 155 cm.	136	0,55	44	0,65	11	0,27	51	0,57	11	0,38
156—160 cm.	769	3,1	222	3,3	113	2,8	361	4,0	123	4,2
161—165 cm.	3132	12,4	926	13,7	488	12,2	1346	15,1	443	15,2
166—170 cm.	7005	27,8	1801	26,6	1147	28,6	2677	30,0	910	31,3
171—175 cm.	7494	29,8	2006	29,6	1250	31,1	2579	28,9	851	29,3
176—180 cm.	4642	18,4	1295	19,1	715	17,8	1444	16,1	415	14,3
über 180 cm.	1980	7,9	475	7,0	292	7,2	467	5,2	152	5,2
Summe	25158	100,0	6769	100,0	4016	100,0	8925	99,9	2905	99,9

Tafel 9.

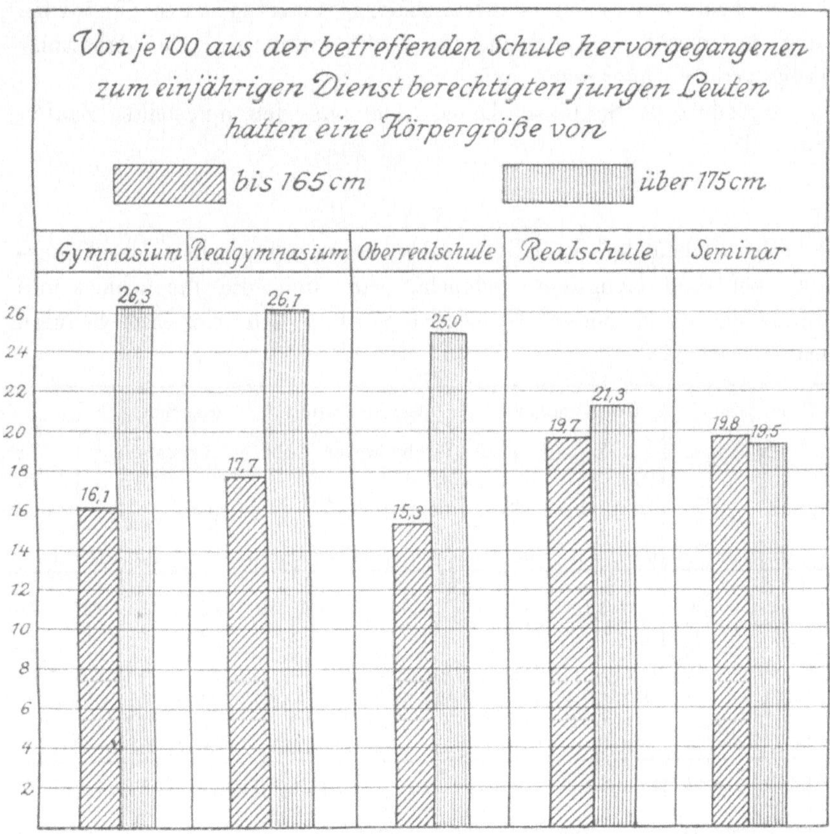

Sehr wesentliche Unterschiede sind hiernach bei den verschiedenen Schularten nicht festzustellen; am geringsten sind die Schwankungen der prozentualen Anteile bei den mittleren Größen von 166 bis 175 cm; etwas erheblicher bei den kleinen und großen Leuten.

Etwas klarer treten die Differenzen hervor, wenn man die Größengruppen mehr zusammenfaßt, wie in folgendem geschehen:

Von je 100 Leuten entfielen auf die Gruppe

bei den	— 165 cm	166—175 cm	über 175 cm
Gymnasien	16,1	57,6	26,3
Realgymnasien . . .	17,7	56,2	26,1
Oberrealschulen . .	15,3	59,7	25,0
Realschulen	19,7	58,9	21,3
Seminaren	19,8	60,6	19,5

Die meisten großen Leute haben also die Gymnasiasten aufzuweisen, die wenigsten die Seminare; die meisten kleinen Leute finden sich dementsprechend auch bei den Seminaren, während die wenigsten kleinen Leute unter den Oberrealschülern vertreten waren (Tafel 9). Auch bei dieser Gruppierung weist die mittlere Größe verhältnismäßig geringe Differenzen auf.

Irgendwelche Schlüsse lassen sich aus den mitgeteilten Zahlen kaum ziehen.

5.

Der Vollständigkeit halber seien noch entsprechend der Uebersicht auf S. 80 Angaben gebracht, wie sich die Tauglichkeit und Untauglichkeit in jeder Größengruppe bei den einzelnen Schulen gestellt hat.

Bei einer Körpergröße von	Gymnasien				Realgymnasien				Oberrealschulen				Realschulen				Seminare			
	Es waren				Es waren				Es waren				Es waren				Es waren			
	tauglich		untauglich		tauglich		untauglich		tauglich		untauglich		tauglich		untauglich		tauglich		untauglich	
cm	abs.	%	abs.	%	abs.	%	abs.	%	abs.	%	abs.	%	abs.	%	abs.	%	abs.	%	abs.	%
Bis 155	26	19,1	110	80,9	13	29,5	31	70,5	6	54.5	5	45,5	15	29,4	36	70,6	4	36,4	7	63,6
156—160	356	46,3	413	53,7	112	50,5	110	49,5	63	55,8	50	44,2	201	55,7	160	44,3	92	74,8	31	25,2
161—165	1787	53,9	1345	46,1	549	59,3	377	40.7	310	63,5	178	36,5	814	60,5	532	39,5	324	73,1	119	26,9
166—170	4381	62,5	2624	37,5	1137	63,1	664	36.9	810	70,6	337	29,4	1798	67,2	879	32,8	676	74,3	234	25,7
171—175	4823	64,4	2671	35,6	1312	65,4	694	34,6	865	69,2	385	30,8	1801	69,8	778	30,2	618	72,6	233	27,4
176—180	3019	65,0	1623	35,0	884	68,3	411	31,7	492	68,8	223	31,2	952	65,9	492	34,1	302	72,8	113	27,2
über 180	1288	65,1	692	34,9	326	68,6	149	31,4	176	60,3	116	39,7	319	68,3	148	31,7	110	72,4	42	27,6
Summe	15680	62,3	9478	37,7	4333	64,0	2436	36,0	2722	67,7	1294	32,3	5900	66,1	3025	33,9	2126	73,2	779	26,8

Tafel 10 gibt die Ergebnisse der vorstehenden Tabelle bildlich wieder.

Zunächst ergibt sich, daß auch hier in fast allen Größengruppen die aus Gymnasien hervorgegangenen Leute die niedrigsten Tauglichkeitsziffern haben, demnächst die Realgymnasien; nur bei den großen Leuten von 175—180 bzw. über 180 cm stehen die Oberrealschulen bzw. die Realschulen um ein Geringes ungünstiger.

Gegenüber den Prozentzahlen für den Gesamtdurchschnitt (S. 80) weichen die Gymnasien und Realgymnasien insofern etwas ab, als bei ihnen die höchste Tauglichkeitsziffer nicht auf die Gruppe 171—175 cm entfällt, sondern bei den größten Leuten über 180 cm

Tafel 10.

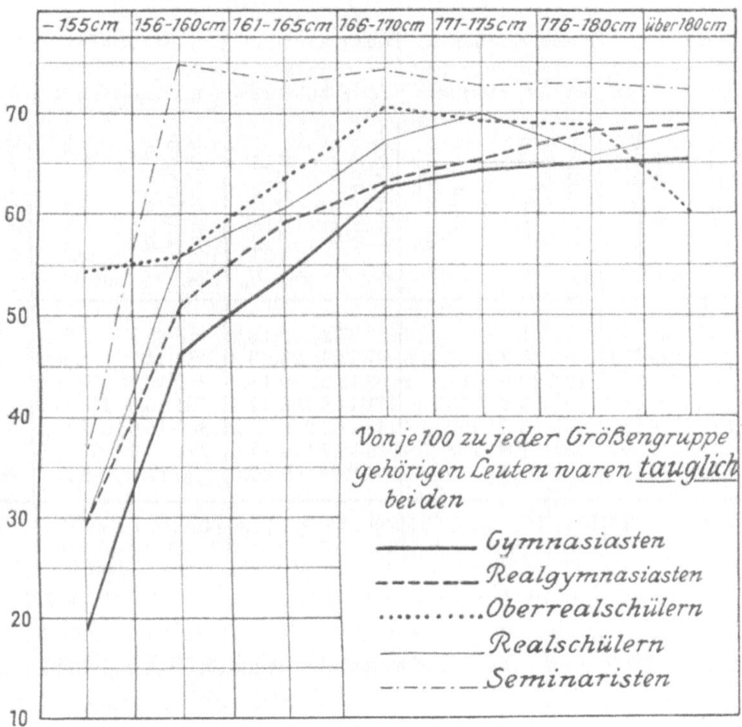

sich findet; es steigt also die Tauglichkeit bei diesen Schulen ganz konstant mit zunehmender Körpergröße an. Bei den Oberreal- und Realschulen weisen dagegen die Leute von mittlerer Größe, 166—170 bzw. 171—175 cm, die meisten Tauglichen auf. Auffällig ist das Verhalten bei den Seminaristen; bei ihnen haben zwar auch die kleinsten Leute unter 155 cm die wenigsten Tauglichen gehabt, dann steigt aber die Tauglichkeitsquote schon in der nächsten Gruppe steil an und hält sich in allen folgenden Gruppen mit geringen Schwankungen auf der gleichen, dem Gesamtdurchschnitt entsprechenden Höhe.

Hierbei ist wohl namentlich an den schon oben (S. 9) berührten Umstand zu denken, daß die Seminaristen die Wahl haben, ob sie als Einjährig-Freiwillige dienen wollen, und so sich wahrscheinlich nur die Kräftigsten von ihnen dazu melden — durch diese sozusagen freiwillige Auslese wird natürlich der Einfluß der Körpergröße bis zu einem gewissen Grade ausgeschaltet.

Die folgende Tabelle zeigt, wie sich die Untauglichen verteilen auf die allgemeine Schwächlichkeit und die Lungenkrankheiten einerseits und auf die sonstigen Körperfehler andererseits.

Bei einer Körpergröße von	Gymnasien				Realgymnasien				Oberrealschulen				Realschulen				Seminare			
	Von den Abgefertigten jeder Schule waren untauglich wegen																			
	Schwächlichkeit, Lungenkrankheiten		sonstiger Körperfehler		Schwächlichkeit, Lungenkrankheiten		sonstiger Körperfehler		Schwächlichkeit, Lungenkrankheiten		sonstiger Körperfehler		Schwächlichkeit, Lungenkrankheiten		sonstiger Körperfehler		Schwächlichkeit, Lungenkrankheiten		sonstiger Körperfehler	
cm	abs.	%	abs.	%	abs.	%	abs.	%	abs.	%	abs.	%	abs.	%	abs.	%	abs.	%	abs.	%
Bis 155	50	36,8	60	44,1	14	31,8	17	38,7	3	27,3	2	18,2	18	35,3	18	35,3	4	36,4	3	27,2
156—160	171	22,2	242	31,5	56	25,2	54	24,3	27	23,9	23	20,3	87	24,1	73	20,2	16	13,0	15	12,2
161—165	554	17,7	791	28,4	190	20,5	187	20,2	89	18,2	89	18,3	262	19.5	270	20,0	55	12,4	64	14,5
166—170	926	13,2	1698	24,3	291	16,2	373	20,7	171	14,9	166	14,5	401	15,0	478	17,8	94	10,3	140	15,4
171—175	915	12,2	1756	23,4	265	13,2	429	21,4	145	11,6	240	19,2	386	15,0	392	15,2	89	10,5	144	16,8
176—180	578	12,5	1045	22,5	153	11,8	258	25,9	98	13,7	125	17,5	225	15,6	267	18,5	42	10,1	71	17,1
über 180	338	17,1	354	17,8	80	16,8	69	14,6	56	19,2	60	20,5	80	17,1	68	14,6	20	13,2	22	14,4
Summe	3532	14,0	5946	23,7	1049	15,5	1387	20,5	589	14,7	705	17,6	1459	16,4	1566	17,5	320	11,0	459	15,8

Entsprechend dem Gesamtdurchschnitt, wie er S. 80 angeführt, verhalten sich auch die Angehörigen der einzelnen Schulen; die kleinen Leute haben fast durchweg die meisten Schwächlichen und Lungenkranken gehabt, ihr Prozentanteil fällt mit steigender Körpergröße, nur in den beiden letzten Größengruppen, z. T. sogar nur, in der letzten ist wieder eine geringe Zunahme nachzuweisen, die Zahlen bleiben jedoch auch hier stets recht erheblich hinter denjenigen der kleinen Leute — bis 160 bzw. bis 165 cm — zurück.

Auch die sonstigen Fehler zeigen im allgemeinen eine Abnahme mit steigender Körpergröße — doch ist sie nicht so regelmäßig, auch schwanken die Zahlen — wenigstens bei den mittleren Größen — z. T. nur in recht geringen Grenzen. Bei den Seminaren ist sogar von der Gruppe 156—160 cm zur Gruppe 176—180 cm ein konstantes Ansteigen der sonstigen Fehler zu bemerken.

Diese auch bei den einzelnen Schulen zutage tretende günstige

Stellung der großen Leute muß, wie schon oben erwähnt, als ein recht erfreuliches Zeichen angesehen werden. Es ist ja in letzter Zeit vom Verfasser und einigen anderen Autoren eine merkliche Zunahme der Körpergrößen der militärpflichtigen Jugend bei uns, wie anderwärts, nachgewiesen[1]).

Das Material, auf welches sich diese Untersuchungen über die Größenzunahme stützen, betrifft zwar im wesentlichen die große Masse der Wehrpflichtigen, es ist aber doch wahrscheinlich, daß eine derartige zunehmende Wachstumstendenz auch bei den zum einjährigen Dienst Berechtigten sich bemerkbar macht — leider fehlen Vergleichszahlen aus früheren Jahren, um das sicher nachweisen zu können. Wenn aber diese Annahme zutrifft, so ist es um so wertvoller, daß gerade mit zunehmender Körpergröße die Tauglichkeit zunimmt, und daß auch die großen und ganz großen Leute nicht schlechter stehen, sondern im Gegenteil die Tauglichkeit der kleinen Leute bei weitem überragen — bedeutet doch unter diesen Umständen die Abnahme der kleinen und die Zunahme der großen Leute in doppelter Beziehung einen Gewinn an körperlich tüchtigen, diensttauglichen Leuten für das Heer.

6.

Von besonderem Interesse ist die Verteilung der Größen nach der Gebürtigkeit aus den verschiedenen Staaten und Provinzen. Die folgende Tabelle (S. 88) gibt darüber Auskunft, zur besseren Uebersichtlichkeit sind nur 3 Größengruppen aufgeführt, welche einen ausreichenden Blick über die obwaltenden Verhältnisse gestatten.

Die Anordnung der Staaten und Provinzen ist die gleiche wie in den früheren gleichartigen Tabellen.

Man sieht, daß die Körpergrößen je nach dem Geburtsstaat usw. recht erheblichen Schwankungen unterliegen. Am geringsten sind diese wiederum bei den Leuten mittlerer Größe; deren Prozentanteil an der jeweiligen Gesamtzahl der Abgefertigten schwankt nur zwischen 52,5 % in den beiden Mecklenburg und 63,3 % in Oberfranken und der Oberpfalz, das macht eine Differenz von 10,8 = 17,1 % der

1) Vgl. Schwiening, Ueber die Zunahme der Körpergröße der militärpflichtigen Jugend in den europäischen Heeren. Deutsche militärärztl. Zeitschr. 1908. H. 10. — Daae, Ueber die Zunahme der Körpergröße der militärpflichtigen Jugend in Norwegen. Ebendas. H. 17. — Die Zunahme der Körperlänge bei den vorgestellten Militärpflichtigen in Württemberg. 1893—1907. Mitteilungen des Königl. Statistischen Landesamts. Stuttgart. 1908. No. 9.

Geburtsstaat, -provinz	Von den Abgefertigten waren groß					
	bis 165 cm		166—175 cm		176 cm u. mehr	
	abs.	%	abs.	%	abs.	%
Ostpreußen	223	15,2	861	58,8	380	26,0
Westpreußen	162	16,3	568	57,0	266	26,7
Berlin	582	19,9	1726	58,9	620	21,2
Brandenburg	394	18,4	1235	57,7	511	23,9
Pommern	208	17,1	673	55,4	335	27,5
Posen	211	19,0	668	60,2	230	20,7
Schlesien	647	21,2	1741	57,1	662	21,7
Sachsen, Anhalt	573	17,9	1882	58,8	745	23,3
Schleswig-Holstein	99	10,2	568	58,3	307	31,5
Hannover, Oldenburg, Braunschweig	480	13,6	1982	56,1	1073	30,3
Westfalen, Schaumburg-Lippe, Lippe	488	14,7	1883	56,8	942	28,5
Hessen-Nassau, Waldeck	457	18,9	1379	57,1	581	24,0
Rheinland	794	13,9	3377	59,3	1528	26,8
Oberbayern	213	19,2	680	61,0	221	19,8
Niederbayern	56	16,8	204	61,1	74	22,1
Schwaben	132	20,9	370	58,6	129	20,5
Unterfranken	173	21,3	509	62,5	132	16,2
Pfalz	161	18,7	519	60,1	183	21,2
Mittelfranken	243	24,8	585	59,8	151	15,4
Oberfranken	116	20,8	354	63,3	89	15,9
Oberpfalz	77	22,3	219	63,3	50	14,4
Königreich Sachsen	729	21,4	1966	57,8	709	20,8
Königreich Württemberg	394	16,2	1462	60,1	575	23,7
Baden	358	17,3	1244	60,1	467	22,6
Hessen	235	16,6	843	59,4	341	24,0
Mecklenburg-Schwerin und -Strelitz	82	11,4	376	52,5	259	36,1
Thüringische Staaten	227	17,9	738	58,3	300	23,7
Hansestädte	182	12,6	788	54,5	476	32,9
Elsaß-Lothringen	202	14,9	827	60,9	329	24,2
Deutsches Reich	8898	17,2	30227	58,4	12665	24,4
Ausland	77	11,2	407	59,1	205	29,7
Gesamtsumme	8975	17,1	30634	58,4	12870	24,5
Darunter						
Königreich Preußen	5118	16,8	17659	57,9	7717	25,3
Königreich Bayern	1171	20,8	3440	61,0	1029	18,2
die übrigen deutschen Staaten	2609	16,7	9128	58,4	3919	25,0

Höchstzahl; die kleinen Leute waren dagegen am zahlreichsten in Mittelfranken mit 24,8 % und am wenigsten in Schleswig-Holstein mit 10,2 % vertreten — also ein Unterschied von 14,6 = 58,9 % der Höchstzahl. Die großen Leute endlich wiesen den höchsten Anteil in den beiden Mecklenburg mit 36,1 %, den niedrigsten Anteil in der Oberpfalz mit 14,4 % auf, die Differenz beträgt somit 21,7 = 60,1 % der Höchstzahl.

Auf der Karte Nr. V ist die Verteilung der großen Leute über 175 cm graphisch dargestellt.

Es ist bemerkenswert, daß das ganze nördliche Gebiet Bayerns — Unter-, Ober- und Mittelfranken sowie die Oberpfalz — die wenigsten großen Leute hervorgebracht hat; es schließt sich mit etwas höheren, aber immer noch erheblich unter dem Gesamtdurchschnitt bleibenden Ziffern nordöstlich das Königreich Sachsen, dann die Provinz Schlesien und die Provinz Posen an; durch besonders niedrige Prozentzahlen der großen Leute zeichnen sich dann noch aus Berlin, Oberbayern, Schwaben und die Pfalz. Nur Niederbayern hat unter den bayerischen Regierungsbezirken etwas mehr große Leute aufzuweisen gehabt, doch sind gerade aus diesem Bezirk überhaupt verhältnismäßig wenige unserer jungen Leute gebürtig, so daß die Prozentzahlen keinen Anspruch auf volle Zuverlässigkeit machen können.

Demgegenüber haben die nördlichen Gebiete durchweg erheblich mehr große Leute gestellt; interessant ist, wie sich ihr Anteil von Osten nach Westen fast konstant vergrößert: Ostpreußen 26,0 %, Westpreußen 26,7 %, Pommern 27,5 %, dann Mecklenburg mit dem höchsten Anteil von 36,1 %, Schleswig-Holstein 31,5 %, Hansestädte 32,9 %; im Westen nimmt dann der Prozentsatz von Norden nach Süden wieder ab: Hannover einschl. Oldenburg und Braunschweig 30,3 %, Westfalen mit den beiden Lippes 28,5 %, Rheinland 26,8 %, Hessen-Nassau 24,0 %, G.-H. Hessen 24,0 %, dem die anderen südwestlichen Staaten ziemlich gleichstehen, Württemberg 23,7 %, Baden 22,6 %, Elsaß-Lothringen 24,2 %. Die mitteldeutschen Gebiete endlich halten sich ziemlich gleichmäßig etwas unter dem Gesamtdurchschnitt: Brandenburg 23,9 %, Provinz Sachsen mit Anhalt 23,3 %, die Thüringischen Staaten 23,7 %.

Entsprechend in umgekehrter Reihenfolge stehen die Staaten und Provinzen hinsichtlich ihres Anteils an den kleinen Leuten — wenn auch die Reihenfolge nicht ganz innegehalten wird, sondern infolge des wechselnden Anteils der mittelgroßen Leute gewisse Abweichungen zeigt.

Vergleicht man die Gruppierung der Staaten usw. nach dem Anteil der großen bzw. kleinen Leute mit derjenigen nach der Tauglichkeit, wie S. 66 angegeben, so erhält man im allgemeinen den Eindruck, daß die Gebiete mit wenig großen Leuten (Bayern, Schlesien, Posen) auch hinsichtlich der Tauglichkeit ungünstig — und die Gebiete mit zahlreichen großen Leuten umgekehrt günstig stehen. Auch hier kommen natürlich Abweichungen von dieser Regel vor, denn die Tauglichkeitsziffer selbst wird in erster Linie durch den durchweg überwiegenden Anteil der mittelgroßen Leute bestimmt.

7.

Um die fraglichen Verhältnisse noch besser überblicken zu können, ist wiederum für jeden Geburtsstaat berechnet, wieviel von den zu jeder Größengruppe gehörigen Leuten tauglich zum Dienst gewesen sind.

Geburtsstaat, -provinz	Von den zu jeder Größengruppe gehörigen Leuten waren tauglich					
	bis 165 cm		166—175 cm		176 cm u. mehr	
	abs.	%	abs.	%	abs.	%
Ostpreußen	148	66,4	641	74,4	282	74,2
Westpreußen	97	59,9	401	70,6	186	69,9
Berlin	290	49,8	992	57,5	357	57,6
Brandenburg	243	61,7	789	63,9	345	67,5
Pommern	125	60,1	488	72,5	246	73,4
Posen	116	55,0	441	66,0	135	58,7
Schlesien	328	50,7	1015	58,3	420	63,4
Sachsen, Anhalt	346	60,4	1292	68,7	519	69,7
Schleswig-Holstein	56	56,6	365	64,3	197	64,2
Hannover, Oldenburg, Braunschweig	311	64,8	1420	71,6	793	73,9
Westfalen, Schaumburg-Lippe, Lippe	245	50,2	1230	65,3	607	64,4
Hessen-Nassau, Waldeck	272	59,5	923	66,9	381	65,6
Rheinland	426	53,7	2070	61,3	992	64,9
Oberbayern	132	62,0	422	62,1	121	54,8
Niederbayern	30	53,6	129	63,2	53	71,6
Schwaben	82	62,1	239	64,6	69	53,5
Unterfranken	91	52,6	291	57,2	82	62,1
Pfalz	81	50,3	329	63,4	103	56,3
Mittelfranken	148	60,9	376	64,3	90	59,6
Oberfranken	63	54,3	228	64,4	58	65,2
Oberpfalz	45	58,4	138	63,0	22	44,0
Königreich Sachsen	470	64,5	1388	70,6	484	68,3
Königreich Württemberg	235	59,6	1008	68,9	383	66,6
Baden	226	63,1	893	71,8	320	68,5
Hessen	144	61,3	599	71,1	244	71,6
Mecklenburg-Schwerin und -Strelitz	58	70,7	265	70,5	184	71,0
Thüringische Staaten	153	67,4	554	75,1	220	73,3
Hansestädte	99	54,4	530	67,3	316	66,4
Elsaß-Lothringen	134	66,3	616	74,5	235	71,4
Deutsches Reich	5194	58,4	20072	66,4	8444	66,7
Ausland	53	68,8	290	71,2	150	73,2
Gesamtsumme	5247	58,5	20362	66,5	8594	66,8
Darunter						
Königreich Preußen	2873	56,2	11448	64,9	5113	66,4
Königreich Bayern	672	57,4	2152	62,5	598	57,6
die übrigen deutschen Staaten	1649	63,2	6472	70,9	2733	69,7

Vergleicht man die Reihenfolge der Geburtsstaaten usw. in den Größengruppen mit einander, und mit derjenigen, wie sie auf

S. 67 für die Gesamttauglichkeitsziffern festgestellt ist, so ergeben sich nicht unbedeutende Abweichungen, die am geringsten bei den Leuten von 166—175 cm sind; bei diesen stehen insbesondere die gleichen Staaten über und unter dem Reichsdurchschnitt, wie auf S. 67, die gleichen Staaten weisen die höchsten und auch die niedrigsten Tauglichkeitsziffern auf. Die obige Bemerkung, daß die Tauglichkeitsquote in erster Linie durch die mittelgroßen Leute bedingt wird, wird also hierdurch bestätigt.

Größer sind die Abweichungen in den beiden anderen Größengruppen, ohne daß man besondere Regelmäßigkeiten feststellen könnte.

Was das Verhältnis der Tauglichkeitsziffern in den 3 Gruppen zueinander betrifft, so zeigen sich einige eigentümliche Verschiedenheiten bei den einzelnen Geburtsstaaten.

Bei den preußischen Provinzen (einschl. der dazu gerechneten Staaten) zeigt sich durchweg das gleiche Verhalten wie im Gesamtdurchschnitt, daß die kleinen Leute die wenigsten Tauglichen geliefert haben; die mittleren und großen weisen im allgemeinen nur recht geringe Unterschiede auf, in 7 Provinzen haben die großen, in 6 Provinzen die mittleren Leute die überhaupt höchste Tauglichkeitsziffer gehabt.

Bei den übrigen Staaten liegen die Verhältnisse ähnlich, nur überwiegen bei ihnen die Tauglichen bei den mittleren Leuten in stärkerem Maße.

Ganz anders ist es dagegen bei den bayerischen Bezirken. Zwar haben auch hier die mittleren Leute die günstigsten Tauglichkeitsziffern, aber in Südbayern stehen nicht die kleinen Leute am schlechtesten, sondern die großen; im Gesamtdurchschnitt für Bayern zeigen dann auch die großen und kleinen Leute fast die gleiche Tauglichkeitsquote.

Ein solches Verhalten ist sonst in keinem Gebiete des Reiches zu beobachten; eine Erklärung dafür ist schwer zu geben, sodaß man sich zunächst mit der Feststellung dieser eigentümlichen Tatsache begnügen muß.

8.

Sind nun irgendwelche Einflüsse der Länge des Schulbesuches und der Zwischenzeit zwischen Schulbeendigung und Untersuchung, wie wir sie in dem ersten Teil der Arbeit untersucht haben, auch auf die Gestaltung der Körpergröße nachweisbar?

Die nachfolgende Tabelle stellt den prozentualen Anteil der einzelnen Größen an der Gesamtzahl der zu jeder Untergruppe gehörigen Leute dar. Es sind der bequemeren Uebersichtlichkeit wegen nur 2 Größengruppen der Betrachtung zugrunde gelegt. Die Anordnung der Tabelle ist so getroffen, daß man die Prozentanteile jeder Größe nach der Länge sowohl der Schulzeit wie der Zwischenzeit bequem verfolgen kann.

Dauer des Schulbesuches bis zum	Körpergröße	Zwischenzeit zwischen Schulbeendigung u. Untersuchung: A. 1 Jahr — 170 cm	A. 1 Jahr über 170 cm	B. 2 u. 3 Jahre — 170 cm	B. 2 u. 3 Jahre über 170 cm	C. 4 u. 5 Jahre — 170 cm	C. 4 u. 5 Jahre über 170 cm	D. über 5 Jahre — 170 cm	D. über 5 Jahre über 170 cm
I. 16. Lebensjahre	— 170 cm	—	—	42,2	—	47,6	—	51,2	—
	über 170 cm	—	—	—	57,8	—	52,4	—	48,8
II. 17.—19. Lebensjahre	— 170 cm	42,2	—	42,7	—	44,2	—	47,5	—
	über 170 cm	—	57,8	—	57,3	—	55,8	—	52,5
III. 20. Lebensjahre und darüber	— 170 cm	46,0	—	44,5	—	44,3	—	47,0	—
	über 170 cm	—	54,0	—	55,5	—	55,7	—	53,0

Aus der vorstehenden Uebersicht ergibt sich kurz folgendes:

Bei den jungen Leuten, welche die Schule nur bis zum 16. Lebensjahre besucht haben, nimmt — die Gruppe IA ist aus den mehrfach erwähnten Gründen (S. 16 ff.) nicht berücksichtigt — mit der Länge der Zwischenzeit zwischen Schulentlassung und Untersuchung die Zahl der kleineren zu, die der größeren ab. Das gleiche Verhalten zeigt die Schulbesuchsgruppe II (Schulbesuch bis zum 17.—19. Lebensjahre). Diejenigen, welche die Schule bis zum 20. Lebensjahre und darüber besucht haben, zeigen dagegen mit zunehmender Zwischenzeit eine Abnahme der kleineren und eine Zunahme der größeren Leute — bis auf die letzte Zwischenzeitsgruppe, welche wiederum sich umgekehrt verhält.

Andererseits nimmt die Zahl der kleineren Leute fast durchweg ab und der großen Leute fast durchweg zu, je länger der Schulbesuch gedauert hat, ausgenommen nur in der Zwischenzeitsgruppe B, in welcher das umgekehrte Verhalten Platz hat.

Was kann man aus diesen etwas verwickelten Verhältnissen schließen?

A priori sollte man annehmen, daß, je länger der Schulbesuch sowohl, wie die Zeit nach der Schule gedauert hat, je älter also die jungen Leute geworden sind, auch desto zahlreicher die größeren und desto weniger zahlreich die kleineren Leute sein sollten. Dies trifft nur zu hinsichtlich des Einflusses der Länge des Schulbesuches; in dieser Beziehung ist tatsächlich eine Zunahme der großen Leute nachzuweisen, je länger sie die Schule besucht haben; worauf das abweichende Verhalten der zur Zwischenzeitsgruppe B gehörigen Leute beruht, ist schwer zu erklären.

Anders liegen die Verhältnisse, wenn man den Einfluß der Zeit nach der Schule in Betracht zieht. Bei den Leuten, welche die Schule bis zum 19. Lebensjahre besucht haben, also noch in der vollen Wachstumsperiode in den Beruf oder zum Studium übergehen, nimmt die Zahl der kleinen Leute nicht nur nicht ab, sondern sogar zu, die Zahl der großen dagegen entsprechend ab, je länger der Schulbesuch zurückliegt. In der III. Schulbesuchsgruppe, deren Angehörige die Schule bis zum 20. Lebensjahre und darüber besucht haben, tritt dagegen der Einfluß der Zeit nach der Schule nicht so ungünstig zu Tage; bei ihnen, die die Hauptwachstumsperiode noch auf der Schule zugebracht haben, macht sich vielmehr das Wachstum mit dem zunehmenden Lebensalter auch noch weiter geltend, so daß die Zahl der kleineren Leute etwas ab- und diejenige der größeren Leute etwas zunimmt, je länger die Zwischenzeit währt — bis auf die allerletzte Gruppe; doch kann das abweichende Verhalten der ältesten Leute auf den verschiedensten anderweitigen Einflüssen beruhen und jedenfalls den oben skizzierten allgemeinen Eindruck nicht abändern.

Vergleicht man die einzelnen Untergruppen noch unter einem anderen Gesichtspunkte, so kommt man zu den gleichen Ergebnissen. Es werden nämlich die Angehörigen der Gruppe I C ungefähr im gleichen Lebensalter stehen, wie diejenigen der Gruppe III A; von den ersteren gehören aber 47,6 %, von den letzteren nur 46,0 % zu den kleineren Leuten; auch die Gruppen I D und III B werden Leute etwa des gleichen Alters umfassen; von ersteren entfallen aber 51,2, von letzteren nur 44,5 % auf die Mindergroßen. In beiden Fällen haben also trotz annähernd gleichen Alters diejenigen den größeren Anteil von kleinen Leuten aufzuweisen, welche die Schule am frühesten verlassen und mehrere Jahre bis zur Gestellung gewartet haben, während diejenigen, die die Schule länger besucht und sich daher frühzeitiger zum Dienst gemeldet haben, mehr große Leute aufweisen.

Wie wir also bereits früher gesehen haben, daß sich der Einfluß der Zeit nach der Schule auf die körperliche Entwickelung der zum einjährigen Dienst Berechtigten besonders ungünstig bemerkbar macht, so ist dies auch hinsichtlich der Körpergröße nachzuweisen.

Daß dieser Einfluß in den Prozentzahlen nicht ganz konstant und in allen Untergruppen zum Ausdruck kommt, dürfte kaum gegen diese Deutung der obigen Tabelle angeführt werden können. Es ist ja oben ausführlicher erörtert, wie vielerlei Momente auf die Gestellung zum Dienst und somit auf die Verteilung auf die einzelnen Untergruppen mitsprechen; wenn trotzdem eine so vielfach gegliederte Uebersicht, wie die obige, gewisse Regelmäßigkeiten zeigt und ohne Zwang Deutungen zuläßt, welche mit früheren Ergebnissen im Einklang stehen, so kann das wohl nur für die allgemeine Richtigkeit der Schlußfolgerungen sprechen.

9.

Der Vollständigkeit halber sei noch angeführt, wie sich die Tauglichkeitsverhältnisse in jeder der beiden Größengruppen unter gleichzeitiger Berücksichtigung der Länge der Schulzeit und der Zwischenzeit gestalten.

Von je 100 zu jeder Größengruppe gehörigen Leuten waren tauglich

bei einer Schulbesuchsdauer bis zum	Körpergröße	bei einer Zwischenzeit zwischen Schulbeendigung und Untersuchung von							
		A		B		C		D	
		1 Jahr		2 u. 3 Jahren		4 u. 5 Jahren		über 5 Jahren	
		— 170 cm	über 170 cm	— 170 cm	über 170 cm	— 170 cm	über 170 cm	— 170 cm	über 170 cm
I. 16. Lebensjahre	— 170 cm	—	—	92,5	—	79,9	—	52,0	—
	über 170 cm	—	—	—	91,4	—	83,1	—	53,9
II. 17.—19. Lebensjahre	— 170 cm	87,4	—	80,7	—	63,4	—	44,9	—
	über 170 cm	—	92,5	—	82,7	—	66,5	—	49,1
III. 20. Lebensjahre u. darüber	— 170 cm	75,8	—	64,0	—	56,1	—	40,9	—
	über 170 cm	—	80,7	—	65,3	—	57,8	—	44,4

Auch hier zeigt sich fast durchgehends die etwas bessere Tauglichkeit der größeren Leute gegenüber den kleineren. Natürlich sind bei dieser Teilung der Gesamtzahlen in nur 2 Größengruppen die Unterschiede in der Tauglichkeit wesentlich geringer, als sie sich bei der Teilung in 7 Gruppen, wie S. 80, darstellen — immerhin sind die Differenzen doch deutlich ausgesprochen. Nur in der Gruppe IB haben die kleineren Leute eine etwas höhere Tauglichkeitsziffer, doch ist die absolute Zahl in diesen Gruppen im Vergleich zu denjenigen der anderen Gruppen verhältnismäßig klein, so daß diesen Abweichungen von der sonstigen Regelmäßigkeit keine besondere Bedeutung beizumessen ist.

Im übrigen zeigen, wie nicht anders zu erwarten, die Tauglichkeitsziffern durchweg das gleiche Verhalten, wie in der gleichen Tabelle S. 25 ohne Berücksichtigung der Körpergrößen, so daß sich ein weiteres Eingehen darauf erübrigt.

VI. Beziehungen der Körpergröße zu anderen Körpermaßen.

1.

Für die Beurteilung der körperlichen Rüstigkeit ist aber die Körpergröße allein nicht ausreichend, sondern es bedarf dazu noch der Kenntnis der Beziehungen zwischen Größe und der sonstigen körperlichen Entwickelung.

Zahlreich sind die Versuche gewesen, bestimmte Relationen aufzufinden zwischen der Größe eines Menschen einerseits und gewissen sicher feststellbaren Maßen des menschlichen Körpers andererseits, um auf diesem Wege eine gewissermaßen mathematische Formel für die Tüchtigkeit und insbesondere die militärische Tauglichkeit eines Individuums zu erhalten.

Als solche Maße sind in erster Linie der Brustumfang und dann das Gewicht in den Bereich ausgedehnter Untersuchungen gezogen. Namentlich ist das Verhältnis von Brustumfang und Körpergröße vielfach studiert und die aus diesen Studien gewonnenen Erfahrungen haben auch zur Aufstellung bestimmter Forderungen an das gegenseitige Verhalten von Größe und Brustumfang geführt, welche als Anhaltspunkte für die Beurteilung des Körperzustandes gelten können.

Es braucht an dieser Stelle nicht auf die ganze Entwicklung dieser Fragen eingegangen zu werden; es sei in dieser Hinsicht auf den Aufsatz des Verfassers[1]) über Körpergröße und Brustumfang bei tuberkulösen und nichttuberkulösen Soldaten hingewiesen, welcher das wesentlichste darüber und auch über die Grenzen der Brauchbarkeit derartiger Untersuchungen enthält.

Daß alle bisherigen Versuche, auf diesem Wege ein gleichmäßig verwertbares Verfahren zu gewinnen, zu keinem durchweg befriedigenden Ergebnis geführt haben, erhellt schon daraus, daß immer wieder neue Formeln zu diesem Zwecke angegeben worden sind.

---

1) Deutsche militärärztl. Zeitschr. 1906. Nr. 5.

Unter diesen Versuchen verdienen entschieden diejenigen besondere Beachtung, welche nicht nur die Körpergröße und den Brustumfang, sondern gleichzeitig auch noch das Gewicht berücksichtigen.

2.

Eine derartige Formel hat nun vor einigen Jahren ein französischer Autor, Pignet[1]) angegeben; er addiert die Zentimeterzahl des Brustumfangs bei der Ausatmung und die Kilogrammzahl des Gewichts und zieht die sich ergebende Summe von der Zentimeterzahl der Körpergröße ab. Setzt man also die Körpergröße = L, das Gewicht = P und den Brustumfang = C, so gestaltet sich die Pignetsche Formel

$$L - (P + C).$$

Die Differenz soll nun um so geringer sein, je kräftiger der betreffende Mann ist, und zwar sollen nach ihm Leute mit einer Differenz von

kleiner als 10 besonders kräftig,
10—20 kräftig,
21—30 schwach,
31—35 sehr schwach und
größer als 35 völlig dienstuntauglich sein.

1) Pignet, Du coefficient de Robusticité. Nouveau mode d'appréciation de la force physique de l'homme au moyen d'un indice numérique tiré des trois mensurations: taille, périmètre et poids. Bulletin médical, No. 33, 27 avril 1901. — Bei Beginn der Bearbeitung war mir die Originalarbeit von Pignet leider nicht bekannt und ich daher lediglich auf einige in der Literatur zerstreute Angaben über die Pignetsche Methode angewiesen. Erst durch die Liebenswürdigkeit des Herrn Pignet selbst in den Besitz des Originals gesetzt, habe ich gesehen, daß der Autor der Methode den Index nicht von 10 zu 10 abstuft, sondern kleinere Abstufungen verwendet, und zwar bezeichnet er Leute mit einem Index von

unter 10 für sehr stark,
11—15 „ stark,
16—20 „ gut,
21—25 „ mittelgut,
26—30 „ schwach,
31—35 „ sehr schwach,
über 35 „ völlig ungenügend.

Die Vorarbeiten zu meinen Untersuchungen waren schon zu weit vorgeschritten, um eine nochmalige Umrechnung genau nach der Pignetschen Einteilung vornehmen zu können. Auch glaube ich, daß die von mir gewählte Einteilung ausreicht, um sich ein Bild von der Brauchbarkeit der Methode an sich zu verschaffen, zumal bei der weitgehenden Zerlegung des Materials, wie ich sie durchgeführt habe, eine Differenzierung des Index in noch kleinere Gruppen angesichts der sich dann ergebenden kleinen absoluten Zahlen von vornherein zu Fehlerquellen Veranlassung hätte geben können.

Hat also ein Mann von 163 cm Körpergröße ein Gewicht von 63 kg und einen Brustumfang von 82 cm, so würde er hiernach, da 163 — (63 + 82) = 18 gibt, zu den Kräftigen zu rechnen sein.

Aus Deutschland liegen umfangreichere Nachprüfungen der Pignetschen Angaben bisher nicht vor; sie sind auch in größerem Maßstabe kaum durchführbar, da bei den Untersuchungen beim Aushebungsgeschäft das Gewicht nicht in allen Fällen festgestellt wird. Und derartige Untersuchungen bei eingestellten Mannschaften auszuführen hat wenig Zweck, da dann der wichtigste Vergleichsfaktor, nämlich das Verhalten der für untauglich erklärten und nicht zur Einstellung gelangten Leute, wegfällt.

Da nun auf den unserem Material zu Grunde liegenden Zählkarten alle 3 für die Pignetsche Formel erforderlichen Maße angegeben waren, und der Index sich sowohl für die Tauglichen und Untauglichen berechnen ließ, so erschien es von Interesse, an der Hand dieses Materials in eine Nachprüfung der Pignetschen Untersuchungen einzutreten.

Leider waren nicht auf allen Zählkarten alle 3 Maße notiert, immerhin ließen sich die Berechnungen für 33962 Taugliche und 18104 Untaugliche, also zusammen für 52066 Mann anstellen, eine Zahl, welche für die Beurteilung der Methode wohl ausreichen dürfte.

3.

Legt man nun zunächst die Gesamtzahl zu Grunde, so wiesen auf einen Index von

Index	Anzahl	% der Gesamtsumme
+ (einschl. ± = 0) :	2 312 =	4,4 % der Gesamtsumme,
— bis 10 :	4 991 =	9,6 „ „ „
— 11 bis 20 :	13 660 =	26,2 „ „ „
— 21 bis 30 :	19 591 =	37,6 „ „ „
— 31 bis 35 :	6 950 =	13,4 „ „ „
— über 35 :	4 562 =	8,8 „ „ „
Summe	52 066 =	100,0 % der Gesamtsumme.

Der Hauptteil entfällt hiernach auf den Index „21 bis 30“, also nach Pignet auf die schwächlichen Leute, während zu den besonders Kräftigen und Kräftigen nur 35,8 % zu rechnen wären. Auffällig ist der verhältnismäßig hohe Anteil von Leuten, bei denen die Summe von Gewichtskilogrammen + Brustumfangszentimetern nicht kleiner ist, als die Zahl der Körpergrößenzentimeter, sondern gleich oder größer ist; da der Brustumfang kaum über ein bestimmtes Maß hinausgehen kann, so ist ein solches Verhalten im allgemeinen nur durch ein abnorm hohes Gewicht zu erklären.

Wir haben schon oben auf die relativ große Zahl der wegen Fettleibigkeit für untauglich befundenen jungen Leute hingewiesen, immerhin reicht ihre Zahl (413) nicht annähernd an die 2312 Mann heran, die einen positiven Index aufweisen — man muß also annehmen, daß noch weit mehr recht hohe, auf Fettleibigkeit hinweisende Gewichte haben, ohne daß dies als Grund etwaiger Untauglichkeit angegeben ist.

4.

Zunächst sei des weiteren erörtert, wie sich die Verteilung der Leute auf die einzelnen Indexgruppen gestaltet, je nachdem man die Tauglichen und die Untauglichen allein der Betrachtung zu Grunde legt; und zwar sind die letzteren noch geschieden in solche, welche wegen allgemeiner Körperschwäche usw. und Lungenkrankheiten — und welche wegen sonstiger Körperfehler für untauglich erklärt worden sind.

Index	Taugliche		Untaugliche					
			insgesamt		darunter wegen allgemeiner Schwächlichkeit u. Lungenkrankheiten		darunter wegen sonstiger Körperfehler	
	abs.	%	abs.	%	abs.	%	abs.	%
+ (±)	1528	4,5	784	4,3	10	0,14	774	7,2
— bis 10	3754	11,1	1237	6,8	58	0,78	1179	11,0
— 11 bis 20	10500	30,9	3160	17,5	294	4,0	2866	26,8
— 21 bis 30	13955	41,1	5636	31,1	1803	24,4	3833	35,8
— 31 bis 35	3368	9,9	3582	19,8	2119	28,6	1463	13,7
— über 35	857	2,5	3705	20,5	3119	42,1	586	5,5
Summe	33962	100,0	18104	100,0	7403	100,0	10701	100,0

Faßt man die Untauglichen insgesamt ins Auge, so sehen wir in der Tat eine Verschiebung der Prozentanteile zugunsten der höheren Indexgruppen. Noch ausgesprochener zeigt sich das Ueberwiegen der hohen Differenzgruppen bei den wegen Schwächlichkeit und schwacher Brust Untauglichen. 70,7 % der letzteren hatten nach Pignet eine Differenz von über 30, während auf die Leute mit den günstigen Differenzen bis — 20 noch nicht 5 % entfallen. Demgegenüber nähern sich die Prozentzahlen bei den wegen sonstiger Körperfehler Untauglichen sehr denjenigen bei den Tauglichen; daß unter ihnen die Leute mit einem positiven Index zahlreicher sind, als bei den Tauglichen, läßt sich dadurch leicht erklären, daß hierunter die wegen

Fettleibigkeit Untauglichen sich befinden; die günstigen Gruppen von „— 1 bis 10“ und „— 11 bis 20“ zeigen genau den gleichen oder fast den gleichen Anteil; die hohen Indexgruppen sind zwar bei den wegen sonstiger Körperfehler Untauglichen höher besetzt, als bei den Tauglichen, doch sind die Zahlen immer noch so bedeutend niedriger, als bei den wegen Schwächlichkeit usw. Untauglichen, daß an Zufälligkeiten wohl kaum gedacht werden kann.

5.

Für die Beurteilung, ob aus den Differenzen nach Pignet sich ein Anhalt über die Brauchbarkeit oder Unbrauchbarkeit des Einzelnen gewinnen lassen kann, war es erforderlich, zu berechnen, wieviel von den zu jeder Indexgruppe gehörigen Leuten tatsächlich tauglich und wieviel untauglich gewesen sind. Analog der Tabelle S. 99 sind in der folgenden die Untauglichen wieder getrennt in die wegen Schwächlichkeit usw. und die wegen sonstiger Körperfehler Untauglichen.

Von den zu jeder Indexgruppe gehörigen Leuten waren										
Index	Gesamtzahl	tauglich		untauglich						
				insgesamt		darunter				
						wegen allgemeiner Schwächlichkeit u. Lungenkrankheit		wegen sonstiger Körperfehler		
		abs.	%	abs.	%	abs.	%	abs.	%
+ (±)	2312	1528	66,1	784	33,9	10	0,43	774	33,5
— bis 10	4991	3754	75,2	1237	24,8	58	1,2	1179	23,6
— 11 bis 20	13660	10500	76,9	3160	23,1	294	2,1	2866	21,0
— 21 bis 30	19591	13955	71,2	5636	28,8	1803	9,2	3833	19,6
— 31 bis 35	6950	3368	48,5	3582	51,5	2119	30,5	1463	21,0
über 35	4562	857	18.8	3705	81,2	3119	68,4	586	12,8
Summe	52066	33962	65,2	18104	34,8	7403	14,2	10701	20,6

Auf Tafel 11 sind die Ergebnisse dieser Tabelle bildlich dargestellt.

Die beiden Indexgruppen „— 1 bis 10“ und „— 11 bis 20“ stehen mit der Zahl ihrer Tauglichen bezw. Untauglichen sehr nahe und zeigen zugleich die niedrigste Untauglichkeitsziffer. Aber auch der Index „— 21 bis 30“ hat mit 71,2% Tauglichen noch recht günstige, den Durchschnitt weit übertreffende Zahlen aufzuweisen.

Besonders interessant gestalten sich aber die Verhältnisse, wenn man die beiden Kategorien der Untauglichen getrennt betrachtet, hierbei zeigt sich, daß von den Leuten mit niedrigem Index in der Tat verschwindend wenig wegen allgemeiner Schwächlichkeit usw. für untauglich erklärt sind, und daß ihre Zahl stetig und bedeutend mit

Tafel 11.

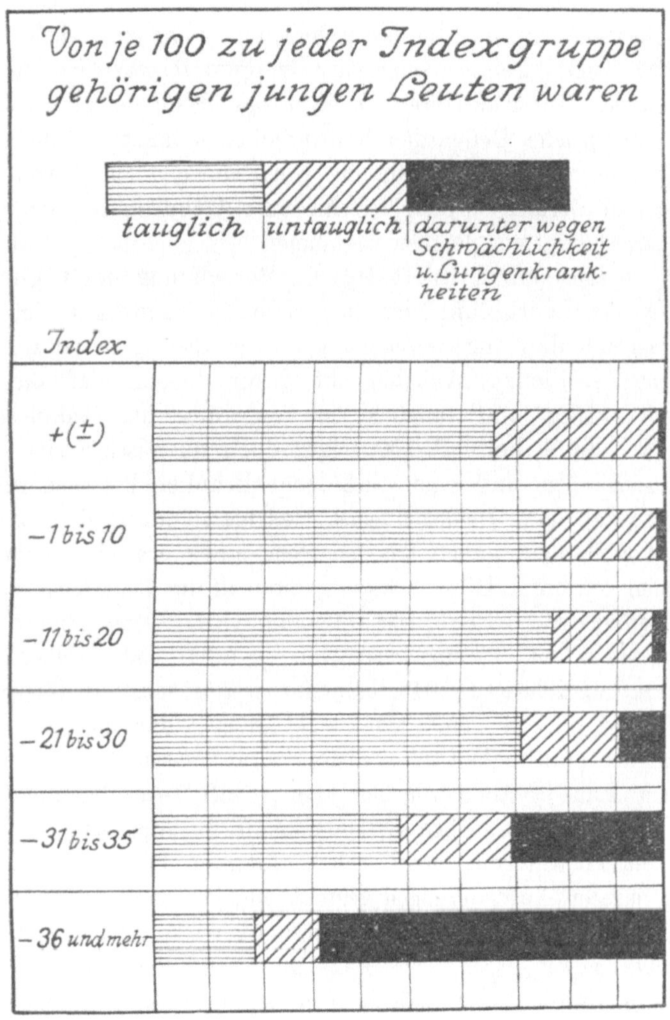

steigendem Index ansteigt, während die Prozentzahlen für die wegen sonstiger Körperfehler Untauglichen in den Gruppen „— 1 bis 35“ nur ganz geringe Unterschiede zeigen; der Index „— über 35“ steht bei diesen sogar am günstigsten, die meisten Untauglichen wegen sonstiger Fehler weisen die Leute mit positivem Index auf, welche

Fehlergruppen hierbei besonders mitsprechen, entzieht sich der Beurteilung.

Was kann man nun aus diesen bisher mitgeteilten Ergebnissen über das Pignetsche Verfahren schließen?

Es hat sich gezeigt, daß bei der Zugrundelegung von größeren Massen der Pignetsche Index in der Tat ein verwertbares Mittel darzustellen scheint, um die durchschnittlich mehr oder minder größere körperliche Tüchtigkeit verschiedener Gruppen festzustellen; wenn sich das auch bei weiteren Untersuchungen bestätigt, so würde das eine nicht unwesentliche Bedeutung beanspruchen können, indem man die Methode benützen könnte, um die Körperbeschaffenheit von Leuten verschiedener Berufsgruppen, verschiedener Gebürtigkeit usw. einigermaßen zuverlässig vergleichen zu können.

Ob dagegen im Einzelfalle die Berechnung des Pignetschen Index für die Beurteilung der körperlichen Tauglichkeit viel nützen wird, erscheint allerdings zweifelhafter. Bei niedrigem Index kann es wohl einen leidlichen Anhaltspunkt dafür bieten, daß die Leute körperlich kräftig und tauglich sind — immerhin sind unter den Leuten, wie die Tabelle S. 100 zeigt, doch auch schon eine Anzahl von schwächlichen und namentlich lungenkranken Personen gefunden worden, so daß das Vorliegen eines niedrigen Indexes durchaus noch nicht mit Sicherheit gegen das Bestehen einer ernsteren organischen Erkrankung spricht. Diese Schwierigkeiten in der Beurteilung wachsen aber, je größer die Pignetsche Differenz wird. Denn wenn von den 11512 Leuten mit einem Index von „— 31 und darüber“ noch 4225 Mann tauglich und 2049 Mann nur wegen sonstiger Körperfehler untauglich waren, so muß man doch sagen, daß die Methode im Einzelfalle zu praktischen verwertbaren Ergebnissen nicht führt.

Wenn man ja auch zugeben kann, daß unser Material für die Bewertung der Pignetschen Methode insofern etwas einseitig ist, als an die zum einjährigen Dienst sich meldenden Leute die verhältnismäßig geringsten Anforderungen gestellt werden dürfen, so kann man doch wohl kaum annehmen, daß die oben genannten 4225 bzw. 2049 Leute unter strengerem Maßstabe untauglich gewesen wären oder wenigstens eine so schwächliche Konstitution besessen haben, daß sie für die Zukunft ernstere Gefahren für ihre Gesundheit erwarten ließen.

Es zeigt sich auch hier wieder, wie Verfasser in seiner bereits genannten Arbeit für andere Methoden erörtert hat, daß derartige Formeln wohl bei dem Durchschnitt von großen Massen gewisse Regelmäßigkeiten erkennen lassen, daß aber doch die Abweichungen vom Durchschnitt stets zu große sind, um bei der Verwertung im einzelnen zuverlässige Anhaltspunkte bieten zu können. —

Wenn so auch der praktische Nutzen nicht zu hoch anzuschlagen ist, so dürfte es doch von allgemeinem wissenschaftlichen Interesse sein, die Methode noch nach verschiedenen anderen Gesichtspunkten zu untersuchen, und so weitere Unterlagen für ihre Beurteilung zu gewinnen.

6.

Wir haben oben gesehen, daß die Tauglichkeitsquoten je nach der Körpergröße der Untersuchten recht verschieden waren; es liegt daher die Vermutung nahe, daß bei einer Trennung der Gesamtzahlen nach Körpergrößen auch die prozentuale Verteilung auf die einzelnen Indexgruppen gewisse Verschiebungen erfahren wird. Die folgende Uebersicht gibt zunächst die entsprechenden Daten für die Gesamtzahlen.

Index	Körpergröße:							
	— 160 cm		161—170 cm		171—180 cm		über 180 cm	
	abs.	%	abs.	%	abs.	%	abs.	%
+ (+)	66	3,4	839	3,8	1181	4,8	226	6,3
— bis 10	216	11,1	2034	9,3	2377	9,6	364	10,2
— 11 bis 20	594	30,5	6141	28,2	6177	24,9	748	21,0
— 21 bis 30	712	36,5	8569	39,3	9108	36,8	1202	33,7
— 31 bis 35	235	12,0	2673	12,3	3503	14,2	539	15,1
— über 35	126	6,5	1554	7,1	2393	9,7	489	13,7
Summe	1949	100,0	21810	100,0	24739	100,0	3568	100,0

In der Tat zeigen sich gewisse Unterschiede in der Besetzung der einzelnen Indexgruppen bei den verschiedenen Körpergrößen, wie auch die Tafel 12 deutlich erkennen läßt.

Die Leute mit einem positiven Index nehmen auffallenderweise mit der Körpergröße zu; diejenigen mit einem Index bis 10 zeigen nur geringe Schwankungen, dagegen weist die Gruppe „— 11 bis 20“ eine sehr deutliche und erhebliche Abnahme auf; bei den Leuten mit einer Differenz von „— 21 bis 30“ tritt zwar auch mit zunehmender Größe eine abnehmende Tendenz zu Tage, doch ist sie nicht so konstant und bedeutend, wie bei der vorigen Gruppe. Die beiden letzten Gruppen endlich nehmen mit der Körpergröße erheblich zu.

Unter Zugrundelegung der Pignetschen Erklärung der Zahlen würden also hiernach die besonders Kräftigen in allen Körpergrößen ziemlich gleich vertreten sein, die Kräftigen und Mittelkräftigen an

Tafel 12.

Von je 100 zu jeder Größengruppe gehörigen Leuten hatten nach Pignet einen Index von
+ (±)
-21 bis 30
-1 bis 10
-31 bis 35
-11 bis 20
- über 35
- 160 cm
161-170 cm
171-180 cm
über 180 cm
40
38
36
34
32
30
28
26
24
22
20
18
16
14
12
10
8
6
4
2
-21 bis 30
-11 bis 20
-31 bis 35
-1 bis 10
- über 35
+ (±)

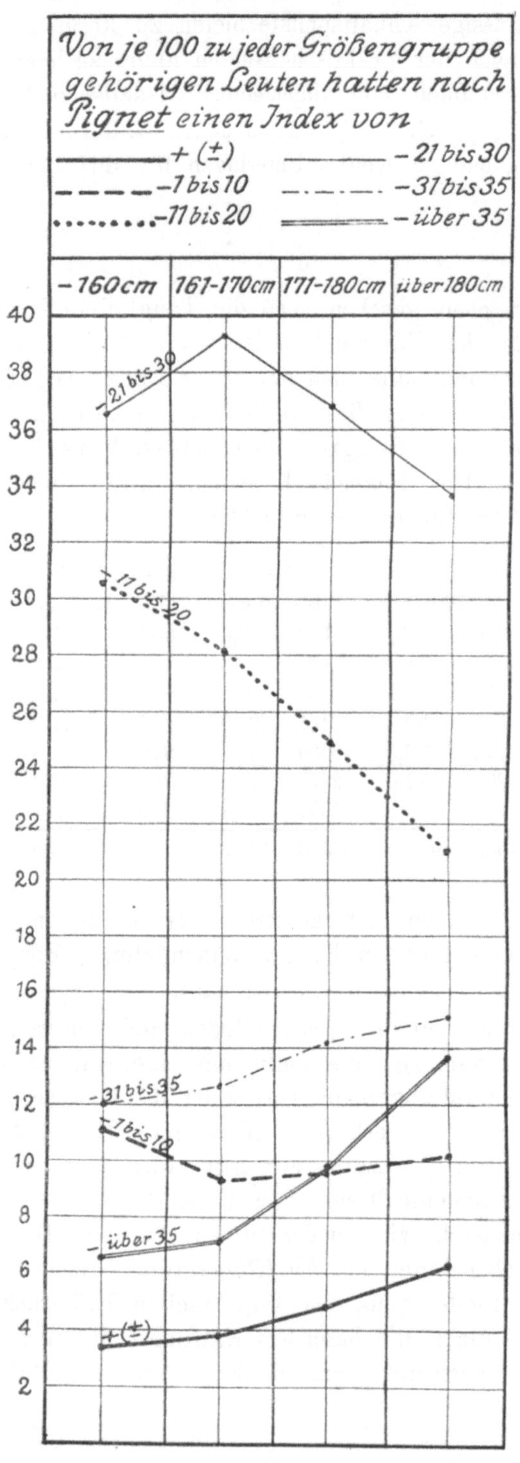

Zahl ab- und die sehr schwachen und völlig dienstuntauglichen Leute an Zahl zunehmen, je größer die Körperlänge wird.

Dieses Ergebnis steht nun in einem gewissen Widerspruch mit den früheren Resultaten, daß die großen Leute durchaus nicht weniger Dienstunbrauchbare geliefert hatten, als die von kleinerer oder mittlerer Statur (vergl. S. 80), ja daß z. B. bei den aus Gymnasien und Realgymnasien Hervorgegangenen die ganz großen Leute von über 180 cm Länge die meisten Tauglichen geliefert hatten (S. 84).

Eine Erklärung für diesen Widerspruch wird sich erst gewinnen lassen, wenn man bei gleichzeitiger Berücksichtigung der Körpergröße und des Pignetschen Index die Gesamtzahlen in Taugliche und Untaugliche trennt und bei letzteren wieder die wegen Körperschwäche usw. Untauglichen einerseits und die wegen sonstiger Fehler Untauglichen andererseits unterscheidet.

7.

Zunächst ist in der folgenden Tabelle angeführt, wie sich die Indexgruppen in jeder Körpergröße bei den Tauglichen und Untauglichen verhalten.

Index	Körpergröße															
	— 160 cm				161—170 cm				171—180 cm				über 180 cm			
	Taugliche		Untaugliche		Taugliche		Untaugliche		Taugliche		Untaugliche		Taugliche		Untaugliche	
	abs.	%	abs.	%	abs.	%	abs.	%	abs.	%	abs.	%	abs.	%	abs.	%
+ (±)	40	4,1	26	2,7	559	4,0	280	3,6	771	4,6	410	5,1	158	6,7	68	5,7
— 1 bis 10	122	12,6	94	9,6	1533	11,0	501	6,4	1813	10,9	564	6,9	286	12,1	78	6,5
— 11 bis 20	407	41,9	187	19,1	4732	33,8	1409	18,0	4770	28,7	1407	17,3	591	24,9	157	13,1
— 21 bis 30	350	36,0	362	37,1	5916	42,2	2653	34,0	6801	40,9	2307	28,4	888	37,5	314	26,2
— 31 bis 35	45	4,6	190	19,4	1067	7,6	1606	20,6	1937	11,7	1566	19,3	319	13,5	220	18,4
— über 35	8	0,8	118	12,1	196	1,4	1358	17,4	525	3,2	1868	23,0	128	5,4	361	30,1
Summe	972	100,0	977	100,0	14003	100,0	7807	100,0	16617	100,0	8122	100,0	2370	100,0	1198	100,0

Es zeigt sich auch hier, wie im Gesamtdurchschnitt S. 99, daß bei den Untauglichen durchweg die hohen Indexgruppen stärker vertreten sind, als bei den Tauglichen.

Vergleicht man dann die einzelnen Größengruppen miteinander, so weist die Gruppe „— 1 bis 10“ bei den Tauglichen nur geringe Schwankungen auf, bei den Untauglichen nimmt sie mit der Körpergröße ab; die Gruppe „— 11 bis 20“ zeigt bei beiden Kategorien eine Abnahme, die aber bei den Tauglichen bedeutend stärker ist, als bei den Untauglichen. Der Anteil der Indexgruppe „— 21 bis 30“

läßt bei den Untauglichen eine deutlich abnehmende Tendenz erkennen, bei den Tauglichen ist sie zwar auch nachweisbar, aber die Prozentzahlen schwanken nur in geringem Grade.

Die Gruppen der schwächlichsten Leute endlich, „— 31 bis 35“ und „— 35 und darüber“, nehmen bei den Tauglichen mit der Körpergröße sehr erheblich zu, bei den Untauglichen ist diese Zunahme nur in der letzten Gruppe ausgesprochen, während die vorletzte überhaupt keine Zunahme zeigt.

Mit anderen Worten: bei zunehmender Körpergröße fällt bei den Tauglichen der Anteil der Kräftigen und steigt der Anteil der Minderkräftigen und Schwächlichen sehr erheblich; bei den Untauglichen nimmt zwar auch der Prozentanteil der Kräftigen ab, die Minderkräftigen und Schwächlichen weisen dagegen keine Zunahme auf, eher ein Konstantbleiben oder eine Abnahme, und nur die Schwächlichsten nehmen auch hier mit der Körpergröße zu.

Dieses Ergebnis steht also im Einklang mit demjenigen, wie es sich vorher für die Gesamtzahlen dargestellt hat.

Aus den Tabellen ist aber noch nicht zu ersehen, wie sich in Wirklichkeit bei den einzelnen Körpergrößen und Indexgruppen die Tauglichkeit gestellt hat.

8.

Die folgende Tabelle (S. 108) enthält daher die entsprechenden Zahlen darüber, wieviel von den zu jeder Größen- und Indexgruppe gehörigen Leuten tauglich bzw. untauglich gewesen sind.

Es ergibt sich aus dieser Tabelle zweierlei:

1. daß zwar in allen Körpergrößen die Tauglichkeit mit ansteigendem Index erheblich abnimmt, daß aber diese Abnahme bei den kleinen Leuten wesentlich größer ist, als bei den großen Leuten, und
2. daß in jeder Indexgruppe die Tauglichkeit mit zunehmender Körpergröße ebenfalls zunimmt, und zwar bei den niedrigen Indexgruppen (bis — 20) am geringsten, etwas mehr bei der mittleren Indexgruppe „— 21 bis 30“, am bedeutendsten bei den hohen Indexgruppen „— 31 und mehr“.

Tafel 13 erläutert diese Verhältnisse in übersichtlicher, graphischer Darstellung.

Hierdurch erklärt sich schon z. T. der oben angedeutete Widerspruch, daß mit steigender Größe einmal die Tauglichkeit zunimmt, andererseits auch die als ungünstig im Pignetschen Sinne gedeuteten hohen Indexgruppen ansteigen: von den großen Leuten sind eben bedeutend mehr Leute trotz hohem Index tauglich, als von den kleinen und mittleren Leuten.

Tafel 13.

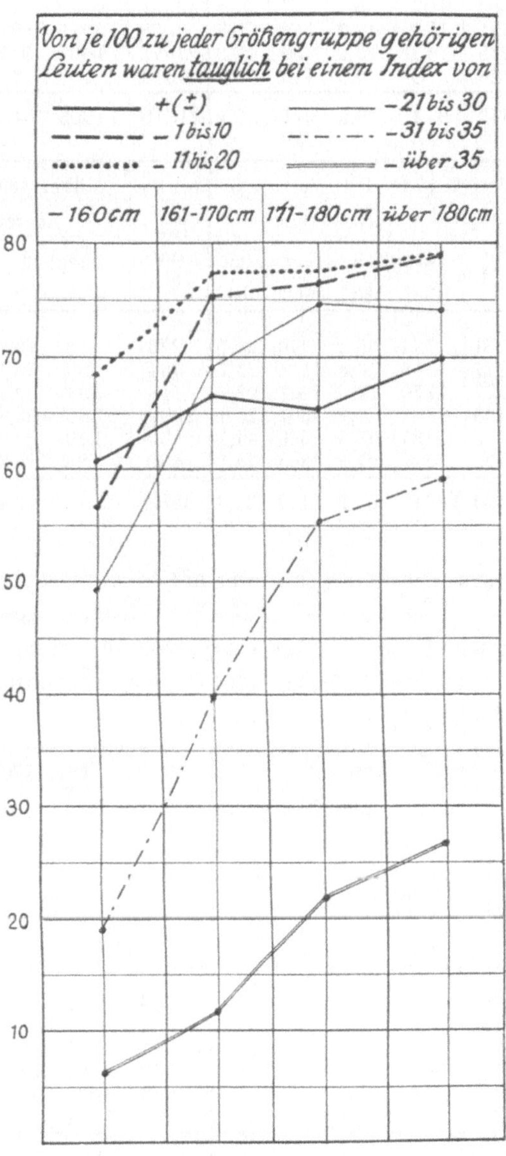

Index	— 160 cm					161—170 cm				
	Gesamtzahl	davon waren				Gesamtzahl	davon waren			
		tauglich		untauglich			tauglich		untauglich	
		abs.	%	abs.	%		abs.	%	abs.	%
+ (±)	66	40	60,6	26	39,4	839	559	66,6	280	33,4
— bis 10	216	122	56,5	94	43,5	2034	1533	75,4	501	24,6
— 11 bis 20	594	407	68,2	187	31,8	6141	4732	77,1	1409	22,9
— 21 bis 30	712	350	49,2	362	50,8	8569	5916	69,0	2653	31,0
— 31 bis 35	235	45	19,2	190	80,8	2673	1067	39,9	1606	60,1
— über 35	126	8	6,3	118	93,7	1554	196	12,6	1358	87,4
Summe	1949	972	49,9	977	50,1	21810	14003	64,2	7807	35,8

Index	171—180 cm					über 180 cm				
	Gesamtzahl	davon waren				Gesamtzahl	davon waren			
		tauglich		untauglich			tauglich		untauglich	
		abs.	%	abs.	%		abs.	%	abs.	%
+ (±)	1181	771	65,3	410	34,7	226	158	69,9	68	30,1
— bis 10	2377	1813	76,3	564	23,7	364	286	78,6	78	21,4
— 11 bis 20	6177	4770	77,3	1407	22,7	748	591	79,0	157	21,0
— 21 bis 30	9108	6801	74,7	2307	25,3	1202	888	73,9	314	26,1
— 31 bis 35	3503	1937	55,3	1566	44,7	539	319	59,2	220	40,8
— über 35	2393	525	21,9	1868	78,1	489	128	26,8	361	73,1
Summe	24739	16617	67,2	8122	32,8	3568	2370	66,4	1198	33,6

Ehe auf diesen Punkt noch etwas näher eingegangen wird, soll noch untersucht werden, wie sich die Verhältnisse gestalten, wenn man die Untauglichen trennt in solche, welche wegen allgemeiner Schwächlichkeit usw., und solche, welche wegen sonstiger Körperfehler vom Heeresdienst befreit sind.

Index	— 160 cm					161—170 cm				
	Gesamtzahl	davon untauglich wegen				Gesamtzahl	davon untauglich wegen			
		Schwächlichkeit, Lungenkrankheiten		sonstiger Körperfehler			Schwächlichkeit, Lungenkrankheiten		sonstiger Körperfehler	
		abs.	%	abs.	%		abs.	%	abs.	%
+ (±)	66	—	—	26	39,4	839	5	0,59	275	32,8
— 1 bis 10	216	5	2,3	89	41,2	2034	23	1,1	478	23,5
— 11 bis 20	594	35	5,9	152	25,9	6141	137	2,2	1272	20,7
— 21 bis 30	712	211	29,6	151	21,2	8569	887	10,4	1766	20,6
— 31 bis 35	235	127	54,0	63	26,8	2673	1034	38,7	572	21,4
— über 35	126	93	73,8	25	19,9	1554	1144	73,6	214	13,8
Summe	1949	471	24,2	506	25,9	21810	3230	14,8	4577	21,0

Index	171—180 cm					über 180 cm				
	Gesamtzahl	davon untauglich wegen				Gesamtzahl	davon untauglich wegen			
		Schwächlichkeit, Lungenkrankheiten		sonstiger Körperfehler			Schwächlichkeit, Lungenkrankheiten		sonstiger Körperfehler	
		abs.	%	abs.	%		abs.	%	abs.	%
+ (±)	1181	5	0,42	405	34,3	226	—	—	68	30,1
— 1 bis 10	2377	25	1,0	539	22,7	364	5	1,4	73	20,0
— 11 bis 20	6177	104	1,7	1303	21,0	748	18	2,4	139	18,6
— 21 bis 30	9108	583	6,4	1724	18,9	1202	122	10,1	192	16,0
— 31 bis 35	3503	815	23,3	751	21,4	539	143	26,5	77	14,3
— über 35	2393	1567	65,5	301	12,6	489	315	64,4	46	8,7
Summe	24739	3099	12,6	5023	20,2	3568	603	16,9	595	16,7

Die vorstehende Tabelle und die Tafel 14 zeigt, daß die beiden Kategorien der Untauglichen sich hinsichtlich des Pignetschen Index gerade umgekehrt verhalten; die wegen anderer Körperfehler Untauglichen nehmen — ebenso wie die Tauglichen — an Zahl ab, je höher der Index ansteigt, die wegen Schwächlichkeit usw. Untauglichen nehmen dagegen mit steigendem Index sehr erheblich zu. Die Zunahme der Untauglichen insgesamt mit steigendem Index ist also allein durch die letztgenannte Kategorie der Schwächlichen bedingt.

Es zeigt sich aber ferner in allen Indexgruppen, daß, wie die Zahl der Tauglichen mit der Körpergröße zunimmt, so sich die Zahl der Schwächlichen mit der Körpergröße vermindert, nur die ganz großen Leute über 180 cm weisen etwas ungünstigere Zahlen als die vorhergehende Größengruppe auf — also auch hier ist der günstige Einfluß der zunehmenden Körpergröße unverkennbar. So bestätigen auch diese Ergebnisse die oben S. 106 gegebene Erklärung des scheinbaren Widerspruches, daß mit steigender Körpergröße einmal die Tauglichkeit zunimmt, andererseits die ungünstigen Indexgruppen stärker besetzt sind: je größer die Leute, desto mehr sind von ihnen trotz hohem Pignetschen Index als kräftig und diensttauglich anzusehen.

Dieses Ergebnis ist aber von prinzipieller Bedeutung für die Bewertung der Pignetschen Methode als Anhaltspunkt für die Beurteilung der körperlichen Tüchtigkeit der zu untersuchenden Leute.

Es ist bereits oben S. 102 darauf hingewiesen, daß im Einzelfall nur die niedrigen Pignetschen Differenzen einen einigermaßen sicheren

Anhaltspunkt für die Annahme gewähren, daß der Mann kräftig und diensttaugtich ist; daß dagegen die Schwierigkeiten für die Beurteilung wachsen, je höher der Index ansteigt.

Tafel 14.

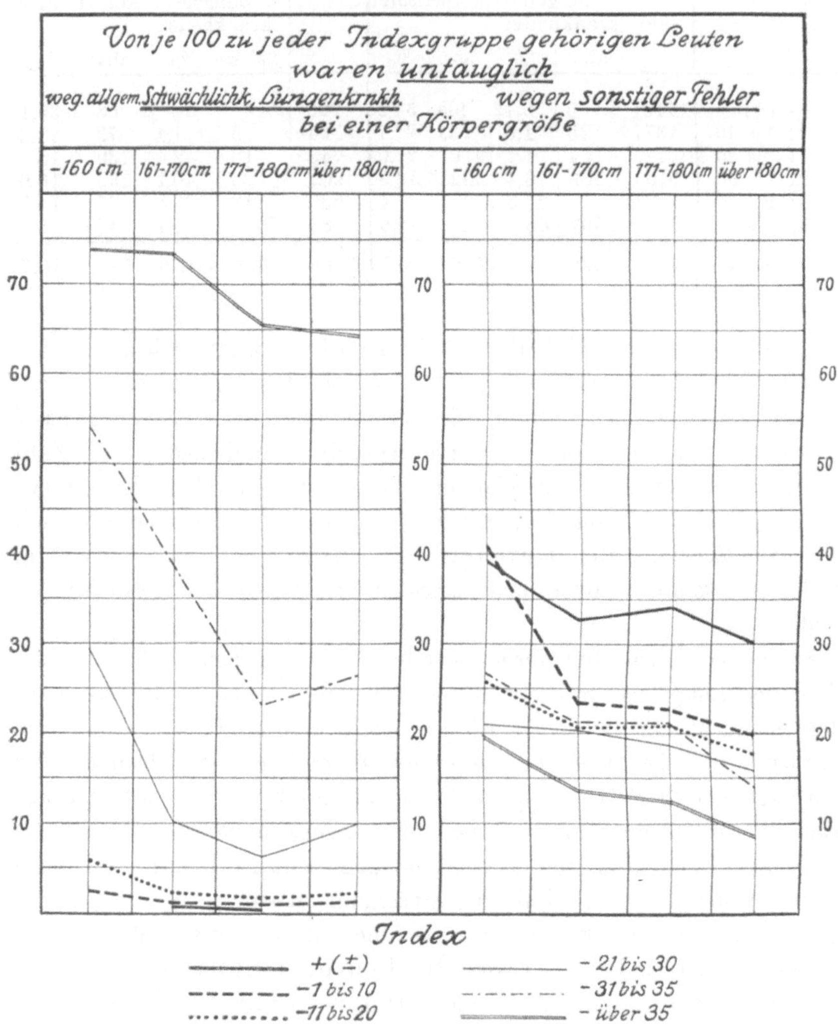

Die vorstehenden Ausführungen haben nun diesen Zweifeln noch das weitere Bedenken hinzugefügt, daß auch mit steigender Körpergröße die Zuverlässigkeit der Methode sehr nachläßt, indem bei großen Leuten auch ein hoher Index kein einigermaßen sicheres Zeichen für eine besonders schwächliche Konstitution zu sein braucht.

Waren z. B. bei einer Körpergröße bis 160 cm von 361 Leuten

mit einem Index „über — 30“ nur 53 tauglich = 14,7 %, so waren in der Größengruppe über 180 cm von 1028 Mann mit gleichem Index 447 = 43,5% tauglich. Rechnet man noch die wegen sonstiger Körperfehler Untauglichen hinzu, so ist von den kleinen Leuten bei 141 = 39,1 %, von den ganz großen bei 570 = 55,4 % kein Zustand festgestellt worden, welcher auf besondere körperliche Schwächlichkeit oder Neigung zu Lungenerkrankungen hingewiesen hätte.

Etwas zuverlässiger gestaltet sich das Ergebnis, wenn man nur die Leute mit dem höchsten Index (über — 35) in Betracht zieht, immerhin sind bei den ganz großen Leuten auch hier nur 64,4 % wegen Schwächlichkeit usw. für untauglich erklärt, während bei 35,6 %, also über einem Drittel, ein derartiger Zustand nicht notiert war.

Es kann also hier nur wiederholt werden, daß für den Einzelfall die Pignetsche Methode nur vereinzelt, d. h. bei kleinerer Körperlänge sich als brauchbar erweisen dürfte, daß sie aber bei größeren Leuten zu versagen scheint.

Daß dem so ist, kann im Grunde genommen nicht überraschen. Villaret[1]) hat an der Hand von über 40000 Einzeluntersuchungen nachgewiesen, daß die Differenz zwischen Körpergröße (in cm) und Körpergewicht (in kg) um so größer war, je größer die Untersuchten waren. Verfasser[2]) hat ferner — in Bestätigung früherer Erfahrungen — gezeigt, daß auch die Differenz zwischen Körpergröße und Ausatmungsbrustumfang mit steigender Körperlänge ganz konstant und erheblich zunimmt. Es ist also einleuchtend, daß die Differenz zwischen Körperlänge einerseits und Brustumfang und Körpergewicht andererseits, wie sie Pignet seiner Methode zu Grunde legt, schon ganz normaler Weise mit steigender Körpergröße etwas zunehmen muß, da eben Brustumfang und Gewicht mit dem Längenwachstum nicht gleichen Schritt halten.

Jedenfalls beweisen die obigen Ausführungen, daß man bei Benutzung der Pignetschen Methode die Körpergröße nicht außer Acht lassen darf, wodurch natürlich auch die S. 102 besprochene Möglichkeit ihrer Anwendung zum Vergleich verschiedener Bevölkerungs- usw. Gruppen eine Einschränkung erfährt. —

Wenn in folgendem die Ergebnisse einiger weiterer Untersuchungen über das Verfahren gebracht werden sollen, so geschieht es, weil trotz

---

1) Villaret, Körpergröße und Körpergewicht. Deutsche militärärztl. Zeitschrift. 1905. S. 474.

2) Schwiening, Ueber Körpergröße und Brustumfang bei tuberkulösen und nichttuberkulösen Soldaten. Ebendas. 1906. S. 273.

der ausführlich besprochenen Vorbehalte für die Benutzung der Methode im Einzelfalle man im allgemeinen doch soviel aus der Verteilung der Indexgruppen schließen kann, daß dort, wo viele Leute mit hohen Differenzen vorhanden sind, auch die Zahl der schwächlicheren Personen eine größere sein wird, als bei dem Vorwiegen der mittleren und niedrigen Differenzgruppen.

9.

Im folgenden Abschnitt soll untersucht werden, ob die verschiedenen Schularten wesentliche Unterschiede nach der Pignetschen Methode erkennen lassen. Es seien wieder nur die Daten für diejenigen Schulen gebracht, welche nach der Höhe der absoluten Zahlen einige Gewähr für die Zuverlässigkeit und Vergleichbarkeit der Prozentberechnungen bieten.

Index	Gymnasien		Realgymnasien		Oberrealschulen		Realschulen		Seminare		Gesamtsumme	
	abs.	%	abs.	%	abs.	%	abs.	%	abs.	%	abs.	%
+ (±)	1371	5,5	282	4,2	151	3,8	285	3,2	113	3,9	2312	4,4
— bis 10	2709	10,9	603	9,0	340	8,5	688	7,7	317	11,0	4991	9,6
— 11 bis 20	6766	27,1	1701	25,3	1070	26,9	2144	24,2	887	30,7	13660	26,2
— 21 bis 30	9067	36,4	2462	36,6	1570	39,4	3537	39,9	1098	38,0	19591	37,6
— 31 bis 35	3001	12,0	963	14,3	501	12,6	1235	13,9	307	10,6	6950	13,4
— über 35	2006	8,1	711	10,6	349	8,8	985	11,1	166	5,8	4562	8,8
Summe	24920	100,0	6722	100,0	3981	100,0	8874	100,0	2888	100,0	52066	100,0

In der Tat zeigt die Verteilung auf die Indexgruppen bei den 5 aufgeführten Schularten deutliche, wenn auch nicht erhebliche Unterschiede, und zwar derart, daß bei den Seminaren, Gymnasien und Oberrealschulen die hohen Indexgruppen am geringsten und bei den Realgymnasien und Realschulen am stärksten vertreten sind; die niedrigen Indexgruppen zeigen dementsprechend das umgekehrte Verhalten, während die Leute mit einer Differenz von 21—30 geringere Schwankungen aufweisen.

Faßt man die Gruppen „— 1 bis 10“ und „— 11 bis 20“, die Kräftigen, einerseits und die Gruppen „— 31 bis 35“ und „— über 35“ andererseits zusammen und ordnet die Schulen nach der Höhe der so gewonnenen Prozentzahlen, so ergibt sich folgende Reihenfolge:

Von je 100 aus den betreffenden Schulen hervorgegangenen und endgültig abgefertigten Leuten

	hatten einen Index		waren untauglich erklärt worden wegen	
	— 1 bis 20	— 31 und darüber	allgemeiner Schwächlichkeit, schwacher Brust usw.	allgemeiner Schwächlichkeit, schwacher Brust, einschl. Krankheiten der Lungen u. des Brustfells
Realschulen . . .	31,9	25,0	15,1	16,4
Realgymnasien . .	34,3	24,9	14,1	15,6
Oberrealschulen . .	35,4	21,4	13,6	14,7
Gymnasien . . .	38,0	20,1	12,2	14,0
Seminare	41,7	16,4	9,6	11,0
Gesamtdurchschnitt	35,8	22,2	12,8	14,4

In der vorstehenden Reihe nehmen also die „Kräftigen" stetig zu, die „Schwachen" stetig ab. Zum Vergleich sind dann in den beiden letzten Spalten die Zahlen für die wegen allgemeiner Schwächlichkeit usw., sowie wegen Schwächlichkeit und Krankheiten der Atmungsorgane für untauglich Erklärten (S. 50/51) hinzugefügt; es ergibt sich, daß auch in dieser Beziehung die 5 Schulen genau die gleiche Reihenfolge innehalten, wie nach der Pig'netschen Formel.

Tafel 15.

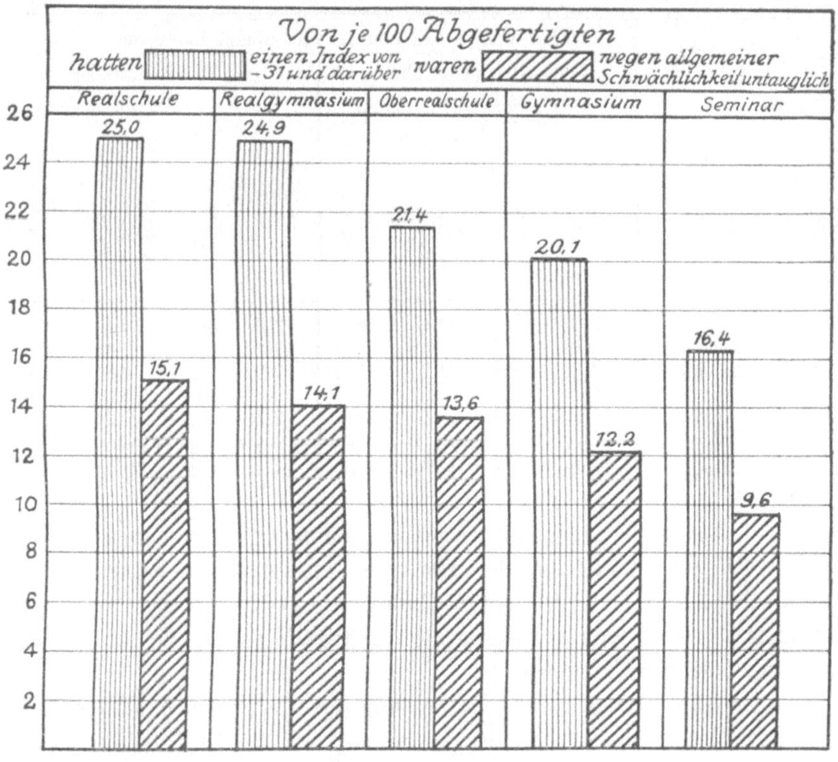

Von je 100 Abgefertigten

hatten einen Index von -31 und darüber; waren wegen allgemeiner Schwächlichkeit untauglich

	Realschule	Realgymnasium	Oberrealschule	Gymnasium	Seminar
Index -31 und darüber	25,0	24,9	21,4	20,1	16,4
wegen allgemeiner Schwächlichkeit untauglich	15,1	14,1	13,6	12,2	9,6

Hingewiesen sei dabei übrigens auf den Unterschied zwischen der Höhe der Untauglichen einerseits und der nach Pignet als besonders schwächlich anzusehenden Leute. Die Prozentzahlen der letzteren sind durchweg erheblich größer, als bei den Untauglichen. Nun mag ja noch bei einer Anzahl von Leuten eine erhebliche, die Diensttauglichkeit aufhebende, körperliche Schwächlichkeit bestanden haben, bei denen aber nicht diese als Untauglichkeitsgrund vermerkt ist, sondern ein anderer, gleichzeitig bestehender Körperfehler.

Könnte man die Zahl dieser Leute feststellen, so würde sich natürlich der Prozentsatz der wegen Körperschwäche für untauglich Erklärten nicht unerheblich erhöhen.

10.

Daß aber von den zu den hohen Indexgruppen gehörigen Leuten, wie im Gesamtdurchschnitt (S. 99), so auch bei den einzelnen Schulen bei weitem nicht alle in Wirklichkeit untauglich gewesen sind oder an einer bemerkenswerten allgemeinen Körperschwäche bezw. einer Lungenkrankheit gelitten haben, beweisen die folgenden Zahlen.

Schulart	Von je 100 Leuten mit einem Index von							
	— 31 und darüber				— 35 und darüber			
	waren tauglich	waren untauglich			waren tauglich	waren untauglich		
		insgesamt	darunter wegen			insgesamt	darunter wegen	
			allgemeiner Schwächlichkeit usw.	sonstiger Körperfehler			allgemeiner Schwächlichkeit usw.	sonstiger Körperfehler
Realschulen . . .	32,3	67,7	51,0	16,7	13,8	86,2	70,1	16,1
Realgymnasien . .	32,8	67,2	48,7	18,5	17,2	82,8	67,4	15,4
Oberrealschulen . .	33,1	66,9	49,5	17,4	17,2	82,8	72,8	10,0
Gymnasien . . .	35,4	64,6	44,3	20,3	19,6	80,4	65,3	15,1
Seminare	41,2	58,8	38,9	19,9	22,3	77,7	57,2	20,5
Gesamtdurchschnitt	36,7	63,3	45,5	17,8	18,8	81,2	68,4	12,8

Die Tabelle bedarf keiner ausführlichen Erläuterung — sie beweist, daß auch von den Besuchern der Hauptschulen ein recht beträchtlicher Anteil trotz hohen Index tauglich gewesen ist oder wenigstens nicht wegen allgemeiner Schwächlichkeit für untauglich erklärt zu werden brauchte.

Interessant ist es, daß die Reihenfolge der Schulen in der vorstehenden Uebersicht genau die gleiche ist, wie in der Tabelle S. 113.

Die kleinen Abweichungen bei den Leuten mit einem Index über — 35 erklären sich leicht durch die relativ kleinen absoluten Zahlen, die den Prozentzahlen zu Grunde liegen.

Worauf diese immerhin bemerkenswerten Unterschiede bei den 5 in Betracht gezogenen Schulen beruhen, ist zunächst schwer zu sagen.

Da, wie wir gesehen haben, die Beziehungen zwischen Pignetschem Index und Tauglichkeit usw. wesentlich von der Körpergröße abhängen, die verschiedenen Schularten aber auch hierin gewisse Differenzen aufweisen, so ist es nicht ausgeschlossen, daß auf die Gestaltung der eben besprochenen Verhältnisse diese Verschiedenheiten in der Körperlänge von Einfluß sind. Eine Untersuchung hierüber führt aber zu keinen sicheren Ergebnissen, da bei einer Teilung nach Größen- und Indexgruppen die Zahlen bei einzelnen Schulen zu klein werden, um Vergleiche zu ermöglichen.

Es muß also mit der Feststellung der in der Tabelle S. 114 niedergelegten Zahlen sein Bewenden haben.

11.

Von Wert erschien es noch, zu untersuchen, ob sich ein Einfluß der Länge der Schulzeit und der Zwischenzeit zwischen Schulbeendigung und militärärztlicher Untersuchung auf den Pignetschen Index nachweisen läßt.

Damit sind wir bei den Faktoren angelangt, welche im 1. Teile der Arbeit stets im Vordergrunde der Erörterungen gestanden haben.

Berechnet man getrennt nach Schulbesuchsdauer einerseits und Zwischenzeit andererseits die Verteilung der Gesamtsumme auf die Pignetschen Indexgruppen, so ergeben sich die folgenden Uebersichten. Der besseren Uebersichtlichkeit sind die Differenzen von — 1 bis 10 und — 11 bis 20, sowie von — 31 bis 35 und — über 35 zusammengefaßt.

Von je 100 Leuten mit einer Schulbesuchsdauer bis zum

hatten einen Index	I. 16. Lebensjahre	II. 17.—19. Lebensjahre	III. 20. Lebensjahre und darüber
+ (±)	3,0	4,3	5,8
— 1 bis 20	31,3	35,5	39,9
— 21 bis 30	39,5	38,0	35,4
— 31 und mehr	26,2	22,2	18,9

Je länger der Schulbesuch gedauert hat, desto mehr nimmt der Anteil der ersten beiden Indexgruppen zu, der letzten beiden ab; im Pignetschen Sinne steigt also mit der Länge des Schulbesuches die

Zahl der Kräftigen an, und fällt die Zahl der Mittelkräftigen und Schwachen ab.

Anders gestaltet sich die Sache, wenn man die Zwischenzeit zwischen Schulbeendigung und Untersuchung zu Grunde legt.

Von je 100 Leuten mit einer Zwischenzeit von

hatten einen Index	A. 1 Jahre	B. 2 u. 3 Jahren	C. 4 u. 5 Jahren	D. über 5 Jahren
+ (±)	2,6	3,5	4,6	5,7
— 1 bis 20	35,4	37,1	36,5	34,5
— 21 bis 30	44,0	40,1	37,4	33,5
— 31 und mehr	17,9	19,4	21,6	26,3

Die Leute mit einem positiven Index — an sich der geringste Teil der Gesamtsumme — nehmen mit der Länge der Zwischenzeit zu; der Anteil der Gruppe „1 bis 20" steigt zunächst etwas, fällt dann aber wieder ab; die Gruppe — 21 bis 30 nimmt ab, und die Gruppe (— 31 und mehr) erheblich zu.

Im Gegensatz zur Tabelle über die Schulbesuchsdauer zeigen demnach bei der Berücksichtigung der Zeit nach der Schule die Kräftigen (im Pignetschen Sinne) keine ausgesprochene Zunahme, eher eine abnehmende Tendenz, dagegen weist die Gruppe des höchsten Index eine sehr deutliche Zunahme auf.

Es wäre natürlich von besonderem Wert, wie in früheren Tabellen die beiden Faktoren der Zeit während und nach der Schule zu kombinieren, doch würde dadurch die Betrachtung zu kompliziert, auch würden bei etwaigem noch weiterem Zusammenfassen der verschiedenen Gruppen die Unterschiede sich zu sehr verwischen, so daß die Ergebnisse doch unsicher blieben.

Aber auch so sind die oben mitgeteilten Zahlen nicht ohne Interesse; besonders beachtenswert ist die Abnahme des Prozentanteils der Indexgruppe „— 31 und mehr" mit steigender Schulbesuchsdauer — namentlich bei Berücksichtigung des Umstandes, daß einerseits nach S. 92 die Körpergröße der jungen Leute zugenommen hat, je länger sie die Schule besucht hatten, und andererseits (S. 103) wiederum mit wachsender Körpergröße auch der Anteil der hohen Pignetschen Differenzen zunimmt.

Wie sich im einzelnen diese Dinge erklären, ist schwer zu sagen; man würde dazu die Verteilung auf die Körpergröße und auch wieder die Anzahl der wegen Schwächlichkeit usw. Untauglichen feststellen müssen, um einen näheren und sicheren Einblick in den Zusammenhang der verschiedensten Faktoren zu gewinnen.

Es sei daher auch mit einer Erklärung über die Bedeutung der fraglichen Abnahme der hohen Indexgruppen, je länger die Schulbesuchsdauer währt, zurückgehalten — nur soviel kann wohl gesagt werden, daß sie als kein ungünstiges Zeichen anzusehen ist, denn sie spricht doch dafür, daß die Schulbesuchsdauer keinen allzu ungünstigen Einfluß auf die allgemeine körperliche Entwickelung ausgeübt zu haben scheint, daß vielmehr im Gegenteil die Zustände von einem Mißverhältnis zwischen der Körperlänge und der sonstigen Körperentwickelung trotz langem Schulbesuch sich vermindert haben. Dieses Ergebnis, sowie die gegenteilige Beobachtung hinsichtlich der Zwischenzeit stimmt ja auch gut mit der früheren Feststellung über die Abnahme der Untauglichkeit wegen allgemeiner Körperschwäche mit der Länge des Schulbesuches bzw. mit ihrem Ansteigen mit der Länge der Nachschulzeit überein — vgl. S. 56 ff.

Diese Unterschiede in dem Anteil der Indexgruppen an der Gesamtsumme je nach der Schulbesuchsdauer und der Länge der Zeit nach der Schule können nun vielleicht auch zur — wenigstens teilweisen — Erklärung für die Verschiedenheiten bei den einzelnen Schulen herangezogen werden, wie sie uns S. 113 ff. entgegengetreten sind.

Nach den Tabellen S. 12 und 17 hatten nämlich die Schule bis zum 20. Lebensjahre und darüber besucht

von den Seminaristen	73,3 %
„ „ Gymnasiasten	31,1 „
„ „ Realgymnasiasten	16,2 „
„ „ Oberrealschülern	13,1 „
„ „ Realschülern	4,3 „

Ferner hatten eine Zwischenzeit zwischen Schulbeendigung und Untersuchung aufzuweisen von

	1 Jahr	4 und mehr Jahren
von den Seminaristen	37,1 %	18,5 %
„ „ Gymnasiasten	16,6 „	65,3 „
„ „ Oberrealschülern	12,0 „	70,6 „
„ „ Realgymnasiasten	10,0 „	72,6 „
„ „ Realschülern	6,5 „	77,1 „

Die Schulen ordnen sich also nach der Schulzeit sowohl als auch nach der Zwischenzeit genau oder fast genau in der gleichen Reihenfolge, wie in der Tabelle S. 113, d. h. je länger bei jeder Schule der Schulbesuch gedauert hat und je kürzer die Zwischenzeit bis zur Meldung zum Diensteintritt gewesen ist, desto günstiger stellte sich auch bei den betreffenden Schülern die nach der Pignetschen Formel gemessene körperliche Entwickelung dar, und desto niedriger war unter ihnen die Zahl der wegen allgemeiner Schwächlichkeit, schwacher Brust und Erkrankungen der Lungen als dienstuntauglich Ausgemusterten — und umgekehrt.

Die Regelmäßigkeit und der Parallelismus in diesen Reihen ist doch zu auffällig, um allein auf Zufälligkeiten zurückgeführt werden zu können.

Betrachtet man die verschiedenen Schulen unter gleichzeitiger Berücksichtigung der Schulbesuchszeit und Zwischenzeit, so ergeben sich im allgemeinen die gleichen Verhältnisse hinsichtlich der prozentualen Verteilung der Indexgruppen, wie wir sie für die Gesamtsumme festgestellt haben — mit der Maßgabe, daß auch in den einzelnen Unterabteilungen sich die bei den einzelnen Schulen nachgewiesenen Unterschiede mehr oder minder ausgesprochen bemerkbar machen. Es erübrigt sich, die entsprechenden Zahlen zu bringen, es möge daher an diesen kurzen Bemerkungen darüber genug sein.

12.

Von Interesse war es endlich, zu untersuchen, wie sich der Pignetsche Index nach der Gebürtigkeit der Leute verhält. In der folgenden Tabelle sind daher für die aus den einzelnen Provinzen und Staaten usw. Geborenen die entsprechenden Zahlen angeführt. Der bequemeren Uebersichtlichkeit wegen sind wieder nur 4 Indexgruppen gebildet.

Nimmt man mit Pignet an, daß der Index „— 1 bis 20“ für eine kräftige Konstitution spricht, so zeichnen sich hiernach Ostpreußen, Westfalen und Rheinland am meisten in dieser Beziehung aus; am geringsten ist dieser Index in Berlin, Brandenburg, Posen, Schlesien, den Hansestädten, im Königreich Sachsen, Württemberg und auffälliger Weise auch in Westpreußen, Schleswig-Holstein und in den beiden Mecklenburg vertreten.

Die ungünstige Indexgruppe „— 31 und darüber“ finden wir am seltensten in Ostpreußen, Pommern, Westfalen, Elsaß-Lothringen und sodann in den bayerischen Gebieten, ausgenommen die Pfalz, am häufigsten in Berlin, den Hansestädten, Königreich Sachsen, sowie wiederum in Schleswig-Holstein.

Es lag nun nahe, diese Ergebnisse mit den Untauglichkeitsprozenten auf Grund von allgemeiner Körperschwäche und schwacher Brust zu vergleichen. Es sind daher in folgendem die Geburtsstaaten usw. nach der Höhe der genannten Untauglichkeitsquoten geordnet aufgeführt, und daneben der Prozentsatz für den Index „— 31 und darüber“ gesetzt.

Geburtsstaat -provinz	Von den Abgefertigten hatten einen Pignetschen Index von							
	+ (±)		— 1 bis 20		— 21 bis 30		— 31 u. darüber	
	abs.	%	abs.	%	abs.	%	abs.	%
Ostpreußen	95	6,5	643	44,0	473	32,4	249	17,1
Westpreußen	56	5,7	329	33,3	359	36,4	243	24,6
Berlin	144	4,9	961	33,1	980	33,7	824	28,3
Brandenburg	89	4,2	716	33,9	783	37,1	523	24,8
Pommern	71	5,9	437	36,6	453	37,8	236	19,7
Posen	54	4,9	369	33,4	433	39,2	249	22,5
Schlesien	127	4,2	1058	34,8	1106	36,3	752	24,7
Sachsen, Anhalt	157	5,0	1159	36,9	1186	37,7	641	20,4
Schleswig-Holstein	24	2,5	298	30,8	399	41,3	246	25,4
Hannover, Braunschweig, Oldenburg	195	5,5	1277	36,3	1317	37,4	729	20,7
Westfalen, Schaumburg-Lippe, Lippe	213	6,5	1320	40,4	1102	33,7	635	19,4
Hessen-Nassau, Waldeck	117	4,9	867	36,2	918	38,3	495	20,6
Rheinland	287	5,1	2471	43,7	1967	34,7	935	16,5
Oberbayern	33	3,0	430	38,8	428	38,6	218	19,6
Niederbayern	21	6,3	122	36,9	126	38,1	62	18,7
Schwaben	15	2,4	238	38,0	253	40,3	121	19,3
Unterfranken	18	2,2	312	38,5	334	41,2	146	18,0
Pfalz	40	4,7	309	36,1	304	35,6	202	23,6
Mittelfranken	30	3,1	322	33,4	429	44,5	184	19,0
Oberfranken	26	4,8	207	37,9	217	39,7	96	17,6
Oberpfalz	14	4,1	125	36,1	143	41,3	64	18,5
K. Sachsen	82	2,4	914	26,9	1362	40,1	1038	30,6
Württemberg	74	3,0	756	31,2	1004	41,4	590	24,4
Baden	90	4,4	705	34,3	823	40,0	438	21,3
Hessen	65	4,6	523	37,1	509	36,1	314	22,2
Mecklenburg-Schwerin und -Strelitz	28	4,0	220	31,3	291	41,4	164	23,3
Thüringische Staaten	62	4,9	449	35,7	495	39,3	253	20,1
Hansestädte	23	1,6	387	26,9	593	41,3	434	30,2
Elsaß-Lothringen	42	3,1	512	38,2	532	39,6	256	19,1
Deutsches Reich	2292	4,4	18436	35,9	19319	37,6	11337	22,1
Ausland	20	2,9	215	31,5	272	39,9	175	25,7
Gesamtsumme	2312	4,4	18651	35,8	19591	37,6	11512	22,2
Darunter								
K. Preußen	1539	5,1	11368	37,6	10907	36,1	6419	21,2
K. Bayern	197	3,5	2065	36,9	2234	40,0	1093	19,6
Die übrigen deutsch. Staaten	556	3,6	5003	32,1	6178	39,7	3825	24,6

Da die bayerischen Regierungsbezirke z. T. recht kleine absolute Zahlen aufweisen, sind Oberbayern, Niederbayern und Schwaben einerseits, Ober-, Mittel-, Unterfranken und Oberpfalz andererseits zusammengefaßt.

Von 100 in den betreffenden Gebieten Geborenen

	waren untauglich wegen allgemeiner Körperschwäche	hatten einen Index von — 31 und darüber
Elsaß-Lothringen	9,0	19,1
Pommern	9,5	19,7
Ostpreußen	9,6	17,1
Thüringische Staaten	9,9	20,1
Hannover, Braunschweig, Oldenburg .	10,8	20,7
Westfalen, die beiden Lippes . . .	10,8	19,4
Rheinland	11.4	16,5
Baden	11,6	21,3
Nördl. Bayern	11,6	18,4
Provinz Sachsen, Anhalt	11,9	20,4
Westpreußen	12,2	24,6
Hessen	12,3	22,2
Hessen-Nassau, Waldeck	12,6	20,6
Schleswig-Holstein	12,7	25,4
Südl. Bayern	12,7	25,4
Mecklenburg-Schwerin und -Strelitz .	13,1	23,3
Königreich Sachsen	14,2	30,6
Pfalz	14,4	23,6
Württemberg	14,6	24,4
Brandenburg	15,0	24,8
Hansestädte	15,3	30,2
Schlesien . . . . ·	15,8	24,7
Posen	16,3	22,5
Berlin	22,2	28,3

Daß kein voller Parallelismus zwischen den beiden Zahlenreihen besteht, kann zunächst nicht Wunder nehmen; dazu sind die Zahlen für manche Gebiete zu klein, und die prozentualen Unterschiede vielfach zu gering — schon eine mäßige Aenderung des Prozentsatzes würde die Stellung mancher Gebiete in der Reihenfolge nicht unwesentlich beeinflußen. Immerhin läßt sich auch in der Indexreihe ein gewisses Ansteigen der Prozente nicht verkennen; zumal am Anfang und am Schluß ist die Uebereinstimmung deutlich erkennbar, während in der Mitte, wie fast stets in derartigen Reihen, größere Abweichungen zu verzeichnen sind.

Besonders hervorgehoben sei, daß Westpreußen, Schleswig-Holstein, Königreich Sachsen und auch die Hansestädte sich durch einen auffallend hohen Anteil in der Indexreihe auszeichnen, der gegenüber der Zahl der wegen allgemeiner Schwächlichkeit Untauglichen überrascht.

Umgekehrt zeichnen sich Rheinland, das nördliche und südliche Bayern, auch Posen in der Indexreihe durch günstige Prozentzahlen aus, welche auch auf eine günstigere Stellung hinsichtlich der wegen allgemeiner Körperschwäche Untauglichen hätte schließen lassen, als es in Wirklichkeit der Fall ist.

Abgesehen von den oben angeführten Momenten der kleinen Zahlen und der geringen prozentualen Unterschiede zwischen vielen Gebieten muß aber bei diesen Abweichungen von der sonst hervortretenden Regelmäßigkeit berücksichtigt werden, welch' verschiedene Faktoren sich als wirksam auf die Gestaltung des Index erwiesen haben, so die Körpergröße, die Schulbesuchsdauer und die Zeit nach der Schule. Doch ist es nicht möglich, den Einfluß aller dieser Verhältnisse nach Geburtsstaaten zu untersuchen; wie schon mehrfach betont, würden bei einer weiteren den oben genannten Gesichtspunkten vorzunehmenden Differenzierung der Zahlen diese zu klein werden, um als Grundlagen für Prozentberechnungen zu dienen. Es könnten so leicht falsche Bilder entstehen, welche den tatsächlichen Verhältnissen nicht entsprechen und so zu falschen Schlußfolgerungen führen würden. Man muß sich daher, wie schon an verschiedenen früheren Stellen der Untersuchungen, so auch hier darauf beschränken, die sich ergebenden zahlenmäßigen Tatsachen als solche hinzunehmen und die weitere Erforschung der Gründe für gewisse Abweichungen und Unterschiede gegenüber früheren Ergebnissen späteren Untersuchungen an der Hand eines größeren Materials überlassen.

Diesen Untersuchungen über das Pignetsche Verfahren ist ein etwas breiterer Raum eingeräumt, als es zunächst der Zweck der ganzen Arbeit erforderlich zu machen scheint. Es sollte aber die Gelegenheit benutzt werden, das bisher nur wenig erprobte Verfahren einer eingehenden Nachprüfung zu unterziehen, wozu das vorliegende über 50000 Einzelfälle umfassende Material die beste Gelegenheit bot. Daß dabei auch die eine oder andere, nicht unmittelbar zum Thema gehörige Tabelle mitberücksichtigt werden mußte, ist leicht erklärlich, doch erschien eine Trennung der Untersuchungen und gesonderte Veröffentlichung nicht angezeigt, zumal sich ja aus der Gesamtheit der Betrachtungen über die Pignetsche Methode auch eine Reihe von Anhaltspunkten gewinnen ließ, welche für die Bewertung der in den früheren Abschnitten des Buches gewonnenen Ergebnisse nicht wertlos waren.

VII. Besondere Beobachtungen über Störungen des Sehorgans bei den zum einjährig-freiwilligen Dienst berechtigten jungen Leuten in Deutschland.

Von

Oberstabsarzt Dr. **Nicolai.**

1. Einleitendes.

Schon seit langer Zeit hat die Frage nach dem schädlichen Einfluß der Schule auf die Funktionen des Sehorgans im Vordergrund des Interesses gestanden; die Schulhygiene hat sich in erster Linie damit beschäftigt, Unterrichtswesen und Sozialwissenschaft sind ihr gefolgt. Die ersten planmäßigen Untersuchungen an einer großen Zahl von Schülern hat H. Cohn[1]) ausgeführt, zahlreiche Arbeiten über diesen Gegenstand folgten. Von den Brechungsfehlern war die Hyperopie nur mit 2,3 % beteiligt, allerdings nur manifeste Hyperopie. Nimmt man die fakultative Hyperopie hinzu, so sind die Zahlen wesentlich höher [Erismann[2]) 43 %; Cohn bei atropinisierten Augen rechts 77 %, links 64 %], da in der Jugend Hypermetropie der normale Refraktionszustand des Auges ist. Diese Ergebnisse sind nichtssagend gegen die Zahlen über Kurzsichtigkeit. Es fand sich Myopie in 10 %, die Myopie ist in Dorfschulen selten, steigt in den Stadtschulen von den niederen zu höheren an; sie steigt an nach Zahl und Grad innerhalb der Schule, steigt schließlich mit den Schuljahren. Bei der progressiven Myopie muß naturgemäß, wie es bei der fortschreitenden Erkrankung anderer Körperorgane auch der Fall ist, die Funktion leiden, also die Sehschärfe allmählich abnehmen.

Die Zunahme der Kurzsichtigkeit in den höheren Schulen betrug:

---

1) Cohn, H., Untersuchungen der Augen an 10060 Schulkindern. Nebst Vorschlägen zur Verbesserung der den Augen nachteiligen Schuleinrichtungen. Eine ätiologische Studie. Leipzig 1867.

2) Erismann, Archiv für Ophthalm. Band 17, 1.

Dorfschule . .	1,4 %
Elementarschule .	6,7 „
Mittelschule . .	10,3 „
Realschule . .	19,7 „
Gymnasium . .	26,2 „.

In den Realschulen fand sich von Sexta bis Prima ein Anstieg bis 44 %: in den Gymnasien bis 55,8 %, einmal sogar bis 64,8 %. Spätere Untersuchungen haben keine wesentlichen Aenderungen ergeben, einige Ausnahmen günstigerer Zahlen nicht zu rechnen (z. B. Kadettenkorps, Sanitäts-Bericht 1884/88, S. 136 ff.).

Es ist schon an sich ein zweifelhafter Vorzug der auf höheren Schulen gebildeten jungen Leute, daß die Augen Gefahr laufen, an Kraft ihrer Leistung einzubüßen; ein größerer Nachteil aber erscheint es, daß schon bei Beginn des Studiums die höhere Ausbildung für den Beruf oft eine Störung erleidet, daß die geistige Arbeitskraft im Beruf eine Beschränkung erfährt, einzelne Berufszweige überhaupt nicht zugänglich sind. Noch beklagenswerter ist es, daß unsere gebildete Jugend für ihren Beruf körperliche Fehler mitbringt, welche sich nach der Schulzeit steigern und Spannkraft wie Leistungsfähigkeit schwächen können. Die militärischen Behörden aber haben an diesen beklagenswerten Verhältnissen ihr besonderes Interesse, als sehr viele junge Leute mit der Berechtigung zum einjährig-freiwilligen Dienst wegen Augenleiden bzw. Augenfehler den Anforderungen nicht entsprechen. Die Augen-(Brechungs-)fehler stehen mit 3,6 % aller Abgefertigten an dritter Stelle (vgl. S. 44). Es werden wegen Augenfehler sogar 10,3 % aller Untauglichen entlassen. Es bedarf kaum der Erörterung, daß die höhere Schulbildung nach Art und Dauer Schuld daran trägt, daß wir bei den zum einjährig-freiwilligen Dienst berechtigten jungen Leuten diese ungünstigen Verhältnisse vorfinden. Während bei der Musterung, Aushebung, Einstellung der Heerespflichtigen die Prüfung des Sehorgans nur seltener Schwierigkeiten bereitet, nimmt dieser Teil der Untersuchung bei den Einjährig-Freiwilligen die meiste Zeit in Anspruch. Von 100 dauernd zum aktiven Dienst Untauglichen sind gegen 10,3 % Einjährig-Freiwillige nur 4,4 % sonstige Militärpflichtige zu finden.

Unter diesen Umständen lag es nahe, auf der Zählkarte für Einjährig-Freiwillige den häufigen Augenfehlern durch genauere Befundangaben Rechnung zu tragen. Es kommt bei der Untersuchung des Sehorgans im wesentlichen auf die Sehleistung an, und zwar getrennt für beide Augen; dementsprechend lautet die Frage im Formular:

Befund an den Augen,

Sehschärfe rechts .... links ....

Etwaige Brechungsfehler oder sonstige Veränderungen

rechts .... links ....

Ein sorgfältiger Untersucher fand hier Gelegenheit, seinen Befund an den Augen klar und übersichtlich einzureihen; außerdem bot die weitere Rubrik „Sonstige Fehler ....“ noch Platz für Augenfehler, welche z. B. das Sehvermögen nicht beeinträchtigen, schließlich blieb noch übrig, die Nummer der Anlage 1 A bis E der Heerordnung in die Spalte: „Untauglich wegen ....“ einzutragen. Bei dieser Ausführlichkeit der Befundangaben in Augenfehlern war zu erwarten, daß nach dieser Richtung das statistische Material sehr wertvoll und ergiebig werden würde.

Wenn man einige Tausende der Zählkarten durchmustert, zeigt sich, daß Fehlerquellen trotz aller Sorgfalt nicht zu vermeiden gewesen sind.

Zunächst ist jede Sehprüfung, wie sie, zumeist mit Brillenkasten, ausgeführt wird, eine subjektive Methode, abhängig von der Aufmerksamkeit des Untersuchten, von individueller Disposition, z. B. Ermüdung, Erregung, von der Art der Beleuchtung, von den Sehproben, von der Uebung des Untersuchers in schwierigen Fällen von Sehprüfungen. Eine objektive Kontrolle durch Schattenprobe, ophthalmoskopische Untersuchung des Augenhintergrundes im aufrechten Bild usw. wird selten ausgeführt; oft fehlt es an Zeit, an Uebung, am Instrumentarium, Dunkelraum usw. Und wenn Sanitätsoffiziere mit augenspezialistischer Vorbildung sich Zeit und Mühe geben, die genauesten Resultate zu ermitteln, so läßt sich diese Forderung nicht allgemein aufrecht erhalten. Ueberhaupt scheint jede Prüfung eines Sinnesorganes auf seine Leistungsfähigkeit gewisse Grenzen zu haben, welche nicht bloß gezogen sind durch die Unzulänglichkeit der Apparate und mangelnde Uebung, sondern auch durch mannigfache, nicht zu beeinflussende Momente. Es wird ja auch bei den gewöhnlichen Untersuchungen etwaige latente Hyperopie, Akkommodationsvermögen, Farbensinn nicht geprüft. Trotzdem scheinen mir die Ergebnisse durch ihre Menge, durch annähernde Genauigkeit an statistischem Wert nicht wesentlich einzubüßen.

Auch sei erwähnt, daß die Angaben bisweilen unvollständig sind, da man z. B. bei voller Sehschärfe des rechten Auges die geringe Sehschwäche des linken Auges nicht genau nach Ursache zu ergründen suchte.

Von der statistischen Verwertung etwaiger Befunde über Augenkrankheiten, Resten von Krankheiten, sonstiger Fehler war abzusehen, da diese Angaben häufig fortgelassen sind, die vorhandenen kein einwandfreies Urteil zulassen. Sehr häufig haben diese Fehler das Sehen nicht beeinträchtigt, sind also irrelevant, oder haben Sehstörung veranlaßt, z. B. Hornhautflecke, dann sind ihre Folgen bei der Sehleistung in Betracht gezogen. Der statistische Wert leidet anf diese Weise wenig Einbuße.

Augenleiden, welche z. B. unter Anlage 1 D und E 20 (Lider und Bindehäute), 1 E 21 (Bindehäute), 1 D und E 22 (Tränenorgane), 1 D 23 (Augenzittern), 1 E 23 (Lähmungen), 1 E 29 (tiefere Gebilde der Augen) fallen und zur Untauglichkeit führten, unterstehen weniger dem schädlichen Einfluß der Schule und sind gesondert nicht ausgezählt worden; auch sind ihre Zahlen zu klein, um daran statistische Bemerkungen zu knüpfen. Wenn dieselben die Funktion der Augen störten, so sind dieselben eingerechnet ohne Rücksicht auf diese Aetiologie. Es bleibt noch zu erörtern, daß junge Leute, berechtigt zum einjährig-freiwilligen Dienst, mit Augenleiden eingestellt sind, welche bei der Untersuchung entgangen sind oder gegen Erwarten nach der Einstellung doch zur Entlassung als dienstunbrauchbar kamen, z. B. Fälle von Sehschwäche an der Grenze des zulässigen Maßes. Diese Anzahl kann nur gering sein; so wurden z. B. nach dem Sanitäts-Bericht 05/06 wegen Herabsetzung der Sehschärfe, Kurzsichtigkeit, Blindheit im ganzen 609 Mann dienstunbrauchbar entlassen, bei denen das Leiden schon vor der Einstellung bestand; legt man die Zahlen für die Iststärke eines Jahrganges und der Einjährig-Freiwilligen zu Grunde, erhält man 28 Einjährig-Freiwillige. Diese Zahl ist vielleicht im allgemeinan noch zu hoch, da bei den Einjährig-Freiwilligen die Untersuchungen der Augen für die Tauglichkeit stets besonders sorgfältig vorgenommen werden.

2. Plan der Einteilung.

Es galt, die Störungen des Sehvermögens bezw. die Fehler des Brechungsvermögens so zu gruppieren, daß man eine Uebersicht erhält, in welchem Umfange von einem schädlichen Einfluß der Schule auf die Sehkraft zu sprechen ist. Ich schuf daher folgende 4 Gruppen:

Von den zum einjährig-freiwilligen Dienste im Heere Berechtigten

1. hatten Fehler des Sehvermögens;
2. hatten nach Ausgleich etwaiger Brechungsfehler auf einem oder beiden Augen volle Sehschärfe;
3. litten an Sehschwäche auf beiden Augen;
4. litten an Kurzsichtigkeit auf einem oder beiden Augen.

Die 1. Gruppe gewährt einen Ueberblick darüber, wie viel junge Leute überhaupt auf den höheren Schulen Augenfehler haben; es ist ja leider eine traurige Erfahrung, daß mit der gesteigerten Kultur, mit der höheren geistigen Bildung unter den Sinnesorganen besonders das Auge in seiner Leistungsfähigkeit geschädigt wird. Will man diesem Uebel energisch beikommen, mit schulhygienischen Maßnahmen, oder mit Vorschlägen zur Schulreform, so bedarf es, um durchzudringen und zu überzeugen, statistischer Resultate, warnender Zahlenreihen, welche auch dem Zweifler die Notwendigkeit dringender Abhilfe klar vor Augen führen.

Die 2. Gruppe liefert diejenigen, welche wenigstens auf einem Auge, mit oder ohne Glas, volle Sehschärfe haben, d. h. die Leistung des Sehens entspricht den Anforderungen. Es werden in dieser Gruppe zwar nicht Alle zum Militärdienst tauglich sein, denn es gehören z. B. Fälle mit Kurzsichtigkeit über 6,5 D und gleichzeitiger $S = {}^6/_6$, Fälle von einseitiger Blindheit bei voller Sehschärfe des anderen Auges hinein. Junge Leute, welche $S = {}^6/_6$ beiderseits ohne jede Korrektur aufwiesen, sind nicht gezählt, es schleicht sich hier ein kleiner Fehler ein, welcher praktisch aber nicht sehr in das Gewicht fällt. Es wäre ja möglich, daß $S = {}^6/_6$, eine empirische Größe, bereits schon eine Herabsetzung darstellt, daß der Betreffende eigentlich $S > 1$ haben müßte oder gehabt hat, auch ist die latente Hyperopie nicht eingerechnet, welche als Brechungsfehler gilt und nur mit Atropin bei völliger Ausschaltung der Akkommodation zu ermitteln ist.

Die 3. Gruppe gibt ein Bild, wie verbreitet die Sehschwäche beiderseits ist; es handelt sich hier also um einen nicht zu korrigierenden Ausfall beiderseits, die Sehleistung ist beeinträchtigt. Die Gruppe 1 stellt also die Summe der Gruppen 2 und 3 dar.

In der 4. Gruppe wird die wichtige Frage nach der Verbreitung der Kurzsichtigkeit auf den höheren Schulen beantwortet werden; an einem so umfangreichen Material (nach abgeschlossener Schulzeit) ist dieses, sonst schon wiederholt bearbeitete Thema nicht erörtert worden. Es gibt uns ein Gesamtbild, welche Schäden für das Auge der Besuch der höheren Lehranstalten in Deutschland mit sich bringt, welche Einflüsse die Kurzsichtigkeit auf Berufsleben und Wehrfähigkeit ausübt.

Eine Teilung in diesen 4 Gruppen nach Tauglichkeit und Untauglichkeit erschien nicht geboten, da ja die dauernd Untauglichen besonders nach den entsprechenden Nummern der H.O. 1 D und E 25 (Herabsetzung der Sehschärfe), 1 D 26 (Kurzsichtigkeit), 1 D und E 27, ausgezählt worden sind und zuletzt besprochen werden sollen. Es haben diese Zahlen namentlich militärärztliches Interesse, weil sie einen Anhaltspunkt gewähren, wie viele junge Leute wegen Fehler des Seh- und Brechungsvermögens dem Heere entzogen werden von denen, welche durch ihre Berechtigung zum einjährig-freiwilligen Dienst später im Beurlaubtenstande, insbesondere als Reserveunteroffiziere, Reserve- bezw. Landwehroffiziere besondere Verwendung hätten finden können.

Im übrigen bin ich der bereits gewählten Einteilung gefolgt, welche mir auch für die Augenfehler zweckmäßig und wertvoll zu sein schien, d. h. Einteilung nach Geburtsstaaten bezw. Provinzen, nach Art der Schule, nach Schulbesuchsdauer, nach Zwischenzeit zwischen Beendigung des Schulbesuchs und Untersuchung. Die Beziehungen auf Körpergröße und andere Körpermaße sind als nicht verwertbar in dieser Statistik fortgelassen worden. Dagegen schien es mir wichtig und interessant, die Berufszweige hereinzuziehen, ich stellte, für die Gymnasien, bei den 4 erwähnten Gruppen noch folgende Unterabteilungen auf:

a) Studierende,
b) Kaufleute,
c) Landwirte,
d) Sonstige,
e) Unbekannt.

Unter a) sind alle verrechnet, bei denen geistige Arbeit durch Studieren auf einer Universität, Hochschule die Augen anstrengt, unter b) diejenigen, welche im Bureaudienst andauernd zu arbeiten gewöhnt sind; jene werden auch mehr lesen, diese mehr schreiben, rechnen müssen. Unter b) sind daher auch Bankbeamte, Supernumerare gezählt worden. Bei c) sind außer Landwirten auch Gärtner, Oekonome usw. verrechnet.

Während unter d) Berufsarten stehen, welche sich nicht bei a bis c gruppieren ließen, enthält e) diejenigen, bei welchen die berufliche Entscheidung noch ausstand, z. B. Schüler, Abiturienten.

Die Prozentzahlen sind berechnet auf die in der betreffenden Gruppe vorhandene Anzahl endgültig Abgefertigter, deren Gesamtsumme 52650 beträgt; ihre Verteilung auf die einzelnen Schularten ist bereits ausführlich auf S. 7/8 gegeben.

Die Gymnasien nehmen etwa die Hälfte aller Abgefertigten in Anspruch und bieten daher besonderes Interesse.

3. Augenfehler bei den zum einjährig-freiwilligen Dienst berechtigten jungen Leuten, welche Gymnasien besucht haben.

Es ergab sich folgende Tabelle:

Von den zum einjährig-freiwilligen Dienste im Heere Berechtigten (Gymnasien)	Abs.	%
1. hatten Fehler des Sehvermögens	12 063	47,8
2. hatten nach Ausgleich etwaiger Brechungsfehler auf einem oder beiden Augen volle Sehschärfe	7 965	31,5
3. litten an Sehschwäche auf beiden Augen	4 098	16,2
4. litten an Kurzsichtigkeit auf einem oder auf beiden Augen	9 310	36,9

% der endgültig Abgefertigten.

Es ist also annähernd die Hälfte aller Abgefertigten mit Fehlern des Sehvermögens behaftet (47,8 %); es ist dies für unsere Gymnasien ein sehr beschämendes Resultat, welches zu ernstem Nachdenken über die Ursachen dieses Uebelstandes herausfordert.

Unter den 47,8 % waren noch immerhin zwei Drittel 31,5 %, bei denen die Sehschärfe wenigstens auf einem Auge voll gefunden wurde. Für diese mag die Leistung des Sehens gut sein, da man ja auch mit einem guten Auge z. B. vorzüglicher Schütze werden kann; aber die Vorteile des binokularen Sehaktes, das stereoskopische Sehen, das Entfernungsschätzen fallen mehr oder weniger fort, auch ist die Ausdauer des Nahesehens durch schnellere Ermüdung beeinträchtigt. Wer in Gruppe 2 volle Sehschärfe beiderseits nach Korrektur des Brechungsfehlers hatte, genießt zwar die Vorteile des binokularen Sehens, lebt aber in steter Abhängigkeit von seiner Brille, einer gläsernen unentbehrlichen Stütze. Ein Drittel, 16,2 %, hat Sehschwäche beiderseits, welche von bestimmter Grenze an sich nachteilig fühlbar macht, ob nun Gläser getragen werden oder nicht. Diese jungen Leute sind für manche Berufsarten, außer dem Soldatenstande, nicht geeignet z. B. Forstkarriere, Handelsmarine, Maschinentechnik, Eisenbahndienst.

In der 4. Gruppe stehen die Kurzsichtigen mit 36,9 % aller Abgefertigten; legt man die Zahl der Gruppe 1 zugrunde, so ergibt sich, daß von den 12 063 mit Fehlern des Sehvermögens Behafteten 77,2 % an Kurzsichtigkeit litten. Diese Zahlen beweisen, daß auf den Gymnasien die Kurzsichtigkeit in einer erschreckenden Weise verbreitet ist. Vergleicht man das Ergebnis mit früheren Untersuchungen, so ergibt sich eine von der Art der Untersuchung abhängige Unregelmäßigkeit in mäßigen Grenzen, eine deutliche Abnahme im Laufe der Jahre läßt sich nicht feststellen. Es ist dies ein Zeichen, daß die bisher getroffenen Maßnahmen seitens der Behörden auf dem Gebiete der Augenhygiene, und speziell der Schulhygiene, nicht hinreichen oder die eigentlichen Ursachen nicht treffen. Ich stelle folgende Tabelle zusammen, welche auf Vollständigkeit keinen Anspruch erheben will:

1867	Cohn	26,2 %
1871	Erismann (Petersburg)	29,3 „
1873	v. Hoffmann . . .	38 „
1876	Scheiding	55 „
1878	Burchardt	62 „
1881	Dürr	40,7 „
1883	„	35 „
1884	v. Hippel	34 „
1885	Stilling	20 „
1885	Schmidt-Rimpler .	33,6 „
1889	Kirchner	34,5 „
1904	Greeff	31,0 „

Aus der Fülle der Untersuchungen über Kurzsichtigkeit in Schulen habe ich vorstehend 12 Arbeiten herangezogen, deren Ergebnisse sich nur auf Gymnasien beziehen; der durchschnittliche Prozentsatz beträgt 36,6 % und befindet sich mit obigem Ergebnis unserer Statistik im harmonischen Einklang, in gleicher Weise ein durchschnittlicher Prozentsatz von 8 Ergebnissen aus Untersuchungen, welche von Dürr[1]) erwähnt werden = 36,9 %.

Unsere Untersuchungen bei den zum einjährig-freiwilligen Dienst berechtigten jungen Leuten bestätigen die bisherigen Resultate völlig. Große Schwankungen in den Zahlen kommen hier und dort vor und hängen von örtlichen Momenten, oft auch von der Kleinheit der Gesamtzahlen ab, z. B. Gymnasium Burgdorf (158 Schüler) 10 % gegen Gymnasium Erlangen (175 Schüler) 55 %.

Es besteht freilich ein Unterschied in der Art der Untersuchung, da jene Prüfungen an Schülern von Gymnasien ausgeführt sind, bei unserer Statistik der Schulbesuch meist beendet war, bisweilen sogar eine größere Zeitspanne seit Beendigung des Schulbesuches verflossen war. Indessen läßt sich ziffernmäßig feststellen, daß dieser Umstand nicht wesentlich in das Gewicht fällt.

Die Kurzsichtigkeit steigt im Gymnasium mit den höheren Klassen, die von Cohn gefundenen Zahlen lauten: 12,5, 18,2, 23,7,

1) Dürr, E., Die Entwickelung der Kurzsichtigkeit während der Schuljahre. Braunschweig 1884.

31, 41,3, 55,8. In Prima sind also mehr als die Hälfte der Schüler kurzsichtig. Da zwei Drittel der kursichtigen Gymnasiasten unserer Statistik die Schule bis zum Examen (O I) besucht haben, ein Drittel bis zum Berechtigungszeugnis für den einjährig-freiwilligen Dienst (U II), so haben wir durchschnittlich mehr Myopen zu erwarten, während jene erwähnten Untersuchungen an Schülern von VI. bis I. Kl. vorgenommen sind. Nach Cohn steigt aber auch der Grad der Myopie in den Klassen an, wir bekommen also höhere Grade der Kurzsichtigkeit zu sehen, auf deren Rückgang in der Zeit nach dem Schulbesuch in erheblicher Weise kaum zu rechnen ist.

Erwähnt sei noch eine neuere Arbeit von Seggel[1]) (1897), welche die traurige Erfahrung der weitverbreiteten Kurzsichtigkeit in Gymnasien nur zu deutlich bestätigt. Er fand bei Einjährig-Freiwilligen, welche bereits eingestellt waren, 58 % Kurzsichtige, bei Absolventen von Gymnasien 65,5 %.

Die Vergleiche mit anderen Schularten werden später besprochen werden; über die Ursachen des besonders schädlichen Einflusses der Gymnasialbildung auf das Sehorgan wird sich noch wiederholt zu sprechen Gelegenheit finden, besonders bei Erwähnung der bisherigen Maßnahmen zur Besserung des Uebels und etwaiger zu empfehlender reformatorischer Vorschläge.

a) Augenfehler der zum einjährig-freiwilligen Dienst berechtigten jungen Leute, welche Gymnasien besucht haben, unter Berücksichtigung der Schulbesuchsdauer.

Alle bisherigen Untersuchungen haben fast einstimmig ergeben, daß die Fehler des Sehvermögens zunehmen, je länger der schadenbringende Einfluß der Schule besteht, dies trifft insbesondere für die Gymnasien zu. Folgende Tabelle gewährt Aufschluß:

Von den zum einjähr.-freiwill. Dienst Berechtigten	Summe	Schulbesuch bis zum Lebensjahre			% der Abgefertigten		
		16.	19.	20. u. länger	16.	19.	20. u. länger
1. Fehler des Sehvermögens .	12 063	807	7 308	3 948	41,9	47,2	50,3
2. usw. volle Sehschärfe . .	7 965	542	4 822	2 601	28,2	31,2	33,1
3. usw. Sehschwäche . . .	4 098	265	2 486	1 347	13,8	16,1	17,2
4. Kurzsichtigkeit.	9 310	620	5 605	3 085	32,2	36,2	39,3
% der Abgefertigten, welche Fehler des Sehvermögens hatten	77,2	76,8	76,7	78,2	—	—	—

1) Seggel, Münch. med. Wochenschr. 1897. S. 1042.

Es ergibt sich zunächst durchgehend, daß der Besuch der Schule in der überwiegenden Mehrzahl bis zum 19. Lebensjahre währte, da die Gymnasialbildung meist als Vorstufe des Studiums gewählt wird, also die Schüler selten mit dem Zeugnis zum einjährigen Dienst abgehen. Dann zeigt sich in allen 4 Gruppen eine stetige Zunahme der Augenfehler mit der längeren Dauer des Schulbesuches; und zwar ist die Differenz zwischen Spalte 1 (bis 16. Lebenjahre) und Spalte 2 (bis 19.) größer als zwischen Spalte 2 und 3. Mit 19 Jahren ist durchschnittlich die Prima erreicht, die Schädigung des Sehorgans kann nun durch weitere Zunahme geistiger Anstrengung keine erhebliche Steigerung mehr erfahren.

Die Prozentzahlen in Gruppe 4, berechnet auf die Zahl der Abgefertigten, welche überhaupt Fehler des Sehvermögens hatten, beweisen von neuem, daß unter den Augenfehlern die Kurzsichtigkeit am höchsten steht, und zwar, ohne Rücksicht auf Schulbesuchsdauer, mehr als drei Viertel beträgt. Die Hyperopie und der Astigmatismus werden häufiger nicht festgestellt sein, besonders, wenn die Sehschärfe den Anforderungen genügte, oft wird aber Schielen auf bestehende Hyperopie hingewiesen haben; Cohn fand z. B. unter 239 Hyperopen (bei 10 060 Schulkindern in Breslau) 158 = 66 % Schielende.

Es läßt sich angesichts dieser Zahlen für die Verhütung der Zunahme vorhandener Kurzsichtigkeit die Frage ventilieren, ob es nicht ratsam erscheint, daß kurzsichtige Gymnasiasten, deren Myopie bis U II dauernd anstieg, mit dem Zeugnis zum einjährigen Dienst herauszunehmen und Berufszweigen zuzuführen, welche geringere Sehkraft beanspruchen. Man nützte den jungen Leuten, auch würde mancher militärtauglich sein, welcher bei weiterem Schulbesuch durch höheren Grad der Kurzsichtigkeit und sinkende Sehschärfe später nach 1 D 25 oder 1 D 26 zum Dienste untauglich befunden wird. Es wäre Aufgabe der Schulärzte, den Eltern dringend zu raten, im gesundheitlichen Interesse der Söhne ihrem Ehrgeiz zu steuern. Die Kurzsichtigkeit ist eine Krankheit mit progressivem Verlauf in der Schulzeit, wird aber leider gar zu oft als unvermeidliches Uebel behandelt. Die Oberklassen der Gymnasien liefern die schädlichen Ursachen in erhöhtem Maße, heute noch so wie früher, trotz palastartiger Neubauten nach hygienischen Regeln, trotz neuer Schulbanksysteme usw. Es kommen ja auch die häuslichen Räumlichkeiten in Betracht, in denen von den Schülern der höheren Klassen oft fast ebenso lange täglich gearbeitet wird wie in der Schule selbst.

Es bleibt in erster Linie die anhaltende Naharbeit unter ungünstigen Verhältnissen, Platz, Beleuchtung, Körperhaltung, Kopfneigung, Druckschrift usw. anzuschuldigen; dazu kommt noch das Tragen ungeeigneter, schlecht sitzender, schlecht gehaltener Brillen und Kneifer. Ich erwähne nur die von vielen Seiten aufgeworfenen Klagen der Ueberbürdung; Beschränkung der Unterrichtsstunden, Reform der Lehrpläne, Aenderung des Lehrstoffes, Begünstigung eines vernünftigen Schülersportes usw. Hier müssen Aerzte und Pädagogen gemeinsam abwägen, einander Rechnung tragend, prüfen und dann ebenso durchgreifend wie hartnäckig auf Grund statistischen Materials bessernde Maßnahmen vorschlagen und durchbringen. Es lohnt der Mühe zu bessern, denn die bisherigen Erfolge sind gering, leider noch viel zu gering.

b) Augenfehler der zum einjährig-freiwilligen Dienst berechtigten jungen Leute, welche Gymnasien besucht haben, unter Berücksichtigung der Zwischenzeit zwischen Schulbesuch und Untersuchung.

Es ergeben sich hier sehr wechselnde Resultate, deren Regellosigkeit zunächst auffallen muß. Folgende Zahlenreihen lassen sich tabellarisch aufstellen.

Von den zum einjährig-freiwilligen Dienst Berechtigten	Summe	Zwischenzeit Jahre				% der Abgefertigten			
		1	2 u. 3	4 u. 5	über 5	1	2 u. 3	4 u. 5	über 5
1. Fehler des Sehvermögens	12063	2056	1933	4320	3754	49,1	42,2	48,7	49,3
2. usw. volle Sehschärfe	7965	1545	1368	2878	2174	36,9	29,9	32,4	28,6
3. usw. Sehschwäche .	4098	511	565	1442	1580	12,2	12.3	16,2	20,8
4. Kurzsichtigkeit . .	9310	1641	1495	3247	2927	39,2	32,7	36,6	38,5
% der Abgefertigten, welche Fehler des Sehvermögens hatten	77,2	79,8	77,3	75,2	78,0	—	—	—	—

Man hätte erwartet, daß in den Spalten, welche die Zwischenzeit geben, die Prozentzahlen abnehmen, da man glauben könnte, daß je eher die Schule verlassen wird und je größer die Zwischenzeit ist, die Verhältnisse sich günstiger gestalten und die Augenfehler sich bessern, zurückgehen und verschwinden. Indessen richtet sich dies vor allem nach der Tätigkeit, welche nach Abgang von der Schule folgt, und, da 2 Drittel der wegen Fehler des Sehvermögens abgefertigten Gymnasiasten sich dem Studium widmet, also doch mit geringer Ausnahme bis O I die Schule besucht hat, so schließen sich an die bisher vorhandenen Schädlichkeiten der Schule diejenigen des

Studiums an. Letztere sind nicht gerade geringer zu veranschlagen, jedenfalls nicht geeignet, vorhandenes Uebel in kurzen Jahren auszugleichen. Bei den Kaufleuten, welche häufig in früheren Altersjahren mit dem Zeugnis der Berechtigung zum einjährig-freiwilligen Dienst abgehen, ist die Bureauarbeit von 6—10 stündiger Dauer nicht viel weniger schädlich.

Die hohen Prozentzahlen in Spalte 1 zeigen deutlich die Nachwirkung der Schädlichkeiten von der Schule her, in Spalte 2 bemerkt man eine Abnahme wie eine Reaktion, aber leider ist es keine dauernde Besserung.

Nach den Zahlen in Spalte 3 und 4 (Zwischenzeit über 4 Jahre) warten die meisten jungen Leute mehrere Jahre nach beendetem Schulbesuch mit der Erledigung ihrer militärischen Dienstpflicht, oft sind sie noch zu jung, zu schwach oder schieben es aus anderen Gründen, z. B. des Berufes, hinaus. Wer sich sofort meldet, weiß meist, daß er dienen muß oder überhaupt nicht militärtauglich beurteilt werden wird. Diejenigen, welche sehr lange Zeit, über 5 Jahre warten, haben beim Studium oder kaufmännischer Tätigkeit die Augenfehler nicht selten verschlechtert; daher sind wohl die Zahlen in Spalte 4 der Prozentzahlen bei Gruppe 1, 3 und 4 hoch, aus demselben Grunde bei Gruppe 2 (volle Sehschärfe) gering.

Es entspricht diesen Erwägungen, daß die Prozentzahlen bei Kurzsichtigkeit, berechnet auf die Zahl der Abgefertigten, welche Fehler des Sehvermögens hatten, in Spalte 1—4 am höchsten sind. Nur in Gruppe 3 (Sehschwäche auf beiden Augen) ist ein langsames Ansteigen mit der Länge der Zwischenzeit zu bemerken, ein Beweis dafür, daß, wenn beide Augen an Sehkraft einbüßen, die ersten, gewiß anstrengenden Jahre im Beruf bzw. des Studiums, mit ihren hohen Anforderungen an das Sehen die Verhältnisse eher verschlechtern als bessern. In den 3 anderen Gruppen sind viele mit voller Sehschärfe enthalten, auf einem oder beiden Augen, mit oder ohne Korrektur, daher die Unregelmäßigkeit in den Zahlen, welche die Zwischenzeit berücksichtigen. Die höheren Zahlen in Spalte 4 geben vielleicht noch ein Bild für die Erfahrung, daß auch nach beendeter Schulzeit im Beruf, auch nach Jahren, Augenfehler nicht abnehmen, Vorsicht und Rücksicht, Behandlung und Verhütung ebenso wenig geübt und gepflegt werden als zuvor, sogar noch weniger, da hygienische Maßnahmen im Berufsleben der gebildeten Stände oft am schwersten Eingang finden.

c) Augenfehler der zum einjährig-freiwilligen Dienst berechtigten jungen Leute, welche Gymnasien besucht haben, unter Berücksichtigung der Berufsarten.

Leider wird bei der Auswahl des Berufes, gerade in den gebildeten Gesellschaftsklassen, auf die Beschaffenheit des Sehorgans wenig Rücksicht genommen; junge Leute mit höheren Graden von Kurzsichtigkeit widmen sich dem Studium, Lehrerberuf; nur in einzelnen Berufszweigen wird bezüglich der Sehkraft eine Grenze gezogen. Für den Soldatenstand, Dienst bei der Marine, Post-, Forstverwaltung, Eisenbahndienst bestehen Vorschriften. Für die Schüler der Bürgerschulen, Gemeindeschulen usw. hat Silex[1]) in einer Arbeit die Berufszweige nach den optischen Anforderungen gruppiert und für die Berufswahl Anhaltspunkte gegeben.

Es war mir von Interesse zu erfahren, bei den mit Augenfehlern, besonders Kurzsichtigkeit, vorzüglich behafteten Gymnasiasten, welche Berufszweige vertreten waren und welche derselben die meisten Augenfehler aufzuweisen hatten. Folgende Tabelle gibt einigen Aufschluß:

Gruppe	Summe	Darunter waren					% der Abgefertigten				
		Studierende	Kaufleute	Landwirte	Sonstige	Unbekannt	Studierende	Kaufleute	Landwirte	Sonstige	Unbekannt
1	12063	7969	2762	330	271	731	50,7	42,1	36,5	54,2	46,5
2	7965	5162	1802	226	166	609	32,9	27,4	25,0	33,2	38,7
3	4098	2807	960	104	105	122	17,9	14,6	11,5	21,0	7,8
4	9310	6228	2064	223	204	591	39,7	31,4	24,7	40,8	37,6
% der Abgefertigten, welche Fehler des Sehvermögens hatten	77,2	78,2	74,7	67,6	75,3	80,8	—	—	—	—	—

Es waren also 2 Drittel Studierende, fast 1 Viertel Kaufleute, die Zahlen in den Spalten 3—5 sind für die Statistik zu klein, Spalte 4 und 5 sind schon an sich nicht zu verwerten. Ferner zeigt sich, daß die Studierenden mit Augenfehlern obenan stehen, da sie fast sämtlich das Gymnasium bis O I besucht haben und nach dem Schulbesuch durch geistige Arbeit, Lesen und Schreiben, die Augen weiter geschädigt haben. Die Zahl 50,7 %, also mehr als die Hälfte, ist für die studierende Jugend ein betrübendes Zeichen, betrübend für Beruf und Wehrpflicht. Unter den Kaufleuten mit 42,1 % sind vor

1) Silex, P., Anforderungen von Seiten der verschiedenen Berufsarten an die Beschaffenheit des Auges. Aerztl. Sachverst. Zeitg. 1902. VIII. Jahrg. No. 1.

allem auch Bankbeamte, Supernumerare usw. gerechnet. Die Landwirte, 36,5 %, besuchen seltener das Gymnasium, meist auch nur bis U II, die folgenden Jahre erholt sich die weniger geschädigte Sehkraft durch ihre Berufsarbeit im Freien und den Mangel an dauernder Schreibarbeit. In allen Gruppen erkennt man die Abnahme der Prozentzahlen in den ersten drei Spalten, am deutlichsten in Gruppe 1 und 4. Deutlicher kann wohl keine Statistik reden für die Tatsache, daß geistige Arbeit auf den Gymnasien dieselben Schäden dem Auge zufügt, wie geistige Arbeit überhaupt; es ist das Sehen und Erkennen der kleinen Objekte in Druck und Schrift unter ungünstigen hygienischen Verhältnissen, die andauernde Naharbeit. Untersucht man Berufszweige der Industrie mit Präzisionsarbeit, z. B. Schlosser, welche feine Arbeiten liefern, Uhrmacher, Mechaniker, so findet man ähnliche Verhältnisse, da auch andauernde Naharbeit mit kleinen Objekten vorliegt. So fand Walther[1]) bei 83 Schlossern (Schraubstockarbeitern) 16 Kurzsichtige = 19,3 %; während derselbe bei jugendlichen Arbeitern verschiedener industrieller Berufsarten nur 8,1 % durch den Beruf erworbene Schwachsichtigkeit feststellen konnte. Eine andere Statistik nach Berufszweigen gibt Seggel[2]), welcher die Verhältnisse in gleicher Weise beleuchtet. Er fand bei 1600 Soldaten Kurzsichtigkeit

1.	bei den Bauern	2	%
2.	bei Tagelöhnern und Städtern . . .	4	"
3.	bei Handwerkern und Gewerbsleuten .	9	"
4.	bei Kaufleuten, Schreibern usw. . .	44	"
5.	bei Einjährig-Freiwilligen	58	"
6.	bei Gymnasialabiturienten	$65^1/_2$	"

Overweg[3]) untersuchte die Einjährig-Freiwilligen bei der Truppe und stellte Kurzsichtigkeit in 45 % gegen 5,6 % bei Ersatzrekruten fest; ich[4]) selbst fand 36,9 % gegen 3,3 %. Das Verhältnis war bei Overweg also 8 : 1, bei mir sogar 11 : 1.

Alle diese Zahlen zeigen und beweisen, daß Fehler des Sehvermögens und insbesondere Kurzsichtigkeit (nach unserer Statistik

1) St. A. Walther, Augenuntersuchungen von 2500 Arbeitern verschiedener industrieller Betriebe. Arch. für Augenheilk. Bd. 42. S. 15.

2) Seggel, Ueber den Einfluß der Beleuchtung auf die Sehschärfe und die Entstehung der Kurzsichtigkeit. Münchener med. Wochenschr. 1897. S. 1042.

3) Overweg, Beitrag zu dem Vorkommen von Kurzsichtigkeit in der Armee und Einfluß auf den militärischen Dienst. Festschrift zur 100jährigen Stiftung des Friedrich-Wilhelm-Instituts. 1895.

4) Nicolai, Ueber die Grenzen des Sehvermögens bei der Augenuntersuchung unserer Soldaten. Deutsche mil. Zeitschr. 1904. S. 353.

78,2 % bei den Studierenden, 74,7 % bei den Kaufleuten, berechnet auf die Zahl der Abgefertigten, welche Fehler des Sehvermögens haben) unter den Einjährig-Freiwilligen außerordentlich häufig sind. Es bleibt noch die Frage zu beantworten, welchen Einfluß die Dienstzeit auf diese Augenfehler ausübt, da ja Naharbeit für ein Jahr fortfällt, im Gegenteil Weitsehen beim Schießdienst, Gelände-Dienst, Entfernungsschätzen usw. an die Stelle treten. Es ergibt sich dabei die günstige Beobachtung, daß eine Besserung des Augenübels eintritt, daß die Dienstzeit gut macht, was Schule und Beruf verdorben haben. Overweg[1]) fand bei seinen Untersuchungen, daß sogar in 50 % bei Myopie mit Herabsetzung der Sehschärfe wieder volle Sehschärfe eintritt, ein sehr günstiges Resultat. Ich habe dieselbe Beobachtung machen können, besonders auch bei Hyperopen, wenn die passenden Konvexgläser getragen wurden. Es entspricht dies den sonstigen Erfahrungen, daß körperliche Fehler häufig durch die Dienstzeit beseitigt und gebessert werden, daß nach geistiger Arbeit, Aufenthalt in Klassen, Bureaus usw. die Bewegungsfreiheit in frischer Luft dem Körper in den Entwicklungsjahren ersprießlich ist und die Jugend für den Beruf stählt und kräftigt. Das Auge ist für das Sehen nah und fern eingerichtet, einseitiger Gebrauch schadet; wenn man das Sehorgan benutzt seiner vollen Bestimmung entsprechend, so ist der Gebrauch desselben der Leistungsfähigkeit fördernd und steigert seine Kraft, ein Gesetz, das auf die Sinnesorgane wie auf alle anderen zutrifft. Es bleibt zweckmäßig noch ein Wort zu sagen über die Augenfehler der Studierenden, welche bei den Gymnasien 2 Drittel aller die Schule verlassenden jungen Leute betragen, welche sehr häufig aber erst Jahre bis zum Diensteintritt vergehen lassen. So warten Juristen gern bis nach dem Referendarexamen, um eher auf Beförderung rechnen zu können; Mediziner warten bis nach dem Staatsexamen, um hintereinander als Soldat mit der Waffe und als einjährig-freiwilliger Arzt zu dienen, Theologen, Philologen warten ebenfalls oft die Examina ab. Einige mögen auch erwarten, später eher militärfrei zu werden.

Wie in der Schule mit den Altersklassen, so — muß man annehmen — nimmt die Kurzsichtigkeit im allgemeinen während des Studiums zu. Nach den bisherigen Statistiken trifft dies wohl zu.

1861/65	Gärtner.	Tübingen.	Theol.	81 %
1861/79	„	„	„	79 „
1861/82	„	„	„	78 „
1867	Cohn.	Breslau.	allg.	60 „
1880	„	„	Med.	57 „

1) Overweg, l. c.

Collard.	Utrecht.	allg.	27 %
Tscherning.	Kopenhagen.	„	38 „
Anroy.	Leyden.	„	31 „
Kremer.	Gröningen.	„	32 „
Davidson.	Aberdeen.	„	12—16 „
Randall.	Philadelphia.	„	10 „
Cranicean.	Budapest.	Med.	30 „

Auf deutschen Universitäten sind die Zahlen auffallend hoch; die Reihenfolge der Fakultäten ist etwa Juristen, Mediziner, Theologen und Philologen, Philosophen. Auf fremden Universitäten sind die Zahlen erheblich günstiger und besonders England, Amerika stehen mit ihrem akademischen Sport besonders gut. Schon Donders hat ernst auf die progressive Myopie der Studenten hingewiesen und zum Einschreiten aufgefordert, er verlangt fortlaufende Statistiken über Augenfehler derselben Studenten bis zum Ende des Studiums zum Zwecke des Vergleiches.

So erweist sich immer wieder erhöhte geistige Anstrengung als den Augen besonders schädlich, wenn es dauernd fortgeht und dem Sehorgan keine Ruhe gegönnt wird; ja temporäre Ueberbürdung steigert die Myopie graduell, wie Cohn feststellen konnte. Er fand bei Medizinern vor dem tentamen physicum 52 %, nach demselben 64 %, und spricht von einer Examensmyopie, wie sie sich nicht bloß in Examen der Staatslaufbahnen, sondern auch bei Abiturientenexamen, Seminaristenexamen geltend macht. Tscherning[1]) stellte bei Rekruten in Kopenhagen Vergleiche an durch Augenuntersuchungen, rechnete freilich erst die Myopie von mehr als 2 Dioptr.

Studenten	38 %
Studierte Leute	32 „
Komptoristen	16 „
Beamte, Künstler	13 „
Handwerker, grobe Arbeiter	5 „
„ feine Arbeiter	11 „
Bauern, Fischer, Seeleute	2 „

Man ersieht an den Zahlen, wie die Beamten und der Kaufmannstand sowie die Künstler, welche ja auch fast alle Berechtigung zum einjährig-freiwilligen Dienst oder eine gleichstehende Schulbildung genossen haben, schon bedeutend günstiger stehen als die Studenten, durchschnittlich 14,5 % gegen 35 %.

Dieser Tatsache, daß die Studierenden ihre Augen durch andauernde Naharbeit verderben können, entspricht die Beobachtung,

1) Tscherning, Studien über die Aetiologie der Myopie. Archiv für Ophthalm. Bd. 29. S. 201.

daß in den Altersklassen des Schulbesuchs und mit einiger Einschränkung, welche sich begründen läßt, in den Zwischenzeitsklassen doch im allgemeinen die Tendenz der Zunahme unverkennbar ist. Bei den folgenden Tabellen findet sich noch oft Gelegenheit, auf diesen Gegenstand zurückzukommen; er kehrt auch in den Gruppen 1—3 wieder, da ja Myopie stets der häufigste Brechungsfehler ist.

4. Fehler des Sehvermögens (Gruppe 1) der zum einjährig-freiwilligen Dienst berechtigten jungen Leute, unter Berücksichtigung der Schularten.

Da der Schulzeit mit ihren Schädlichkeiten ein besonders ungünstiger Einfluß auf die Sehkraft zugeschrieben wird, und zwar den Gymnasien an erster Stelle, so war es nach den verschiedensten Gesichtspunkten interessant, die Schularten miteinander zu vergleichen, Es geben die Cohnschen Tabellen in dieser Richtung einigen Aufschluß, er fand Kurzsichtigkeit bei 10 060 Kindern:

1.	Dorfschulen in	1,4 %
2.	Elementarschulen in . .	6,7 „
3.	Mittelschulen in . . .	16,3 „
4.	Realschulen in	19,7 „
5.	Gymnasien in	26,2 „

Unserer Statistik liegt eine weit größere Zahl zugrunde; außerdem ist auf jeder Zählkarte vermerkt, wie die Berechtigung zum einjährig-freiwilligen Dienst erworben wurde, nach § 90, § 91, § 89,6 der Wehrordnung bzw. welche Schule besucht wurde; so wurde eine größere Vollständigkeit erreicht.

	Abgefertigte	absolute Zahl	%
1. Gymnasien	25246	12063	47,8
2. Realgymnasien . . .	6791	3017	44,4
3. Progymnasien . . .	313	142	45,4
4. Realprogymnasien . .	142	64	45,1
5. Oberrealschulen . . .	4026	1596	39,6
6. Realschulen	8953	3780	42,2
7. Seminare	2910	1030	35,4
8. Handelsschulen . . .	578	209	36,2
9. Industrieschulen. . .	369	159	43,1
10. Landwirtschaftsschulen	601	159	26,5
11. Privatschulen . . .	478	187	39,1
Summe § 90	50407	22406	44,5
Nach § 91	1976	755	38,2
Nach § 89,6	267	79	29,6
Gesamtsumme	52650	23240	44,1

Diese Tabelle gibt in Spalte 1 die endgültig Abgefertigten, in Spalte 2 und 3 die Abgefertigten mit Fehlern des Sehvermögens, abs. und %, letztere Zahl berechnet auf die Abgefertigten in Spalte 1.

Nach § 90, auf Grund des Zeugnisses einer autorisierten höheren Schule, haben die größte Mehrzahl 50407 = 95,7 % die Berechtigung zum einjährig-freiwilligen Dienst erworben; von diesen haben 44,5 % Fehler des Sehvermögens, also nicht viel weniger als die Hälfte. Nach § 91, auf Grund eines wissenschaftlichen Examens vor einer Prüfungskommission, haben 1976 = 3,8 % die Berechtigung zum einjährigen Dienst erlangt, hiervon haben 38,2 % Augenfehler. Nach § 89, 6, auf Grund von Hand-, Kunstfertigkeit oder besonderer Leistungen, unter Erlaß des Nachweises wissenschaftlicher Befähigung, haben 267 = 0,5 % die Berechtigung erlangt, davon sind mit Augenfehlern behaftet 29,6 %.

Für die Beurteilung der Augenfehler, welche bei den nach § 91 und § 89,6 der Wehrordnung zum einjährig-freiwilligen Dienst Berechtigten vorkommen, sind die absoluten Zahlen zu klein, immerhin ergeben die Prozentzahlen einige Anhaltspunkte. Junge Leute, welche vor einer Prüfungskommission ihr Examen ablegen, haben meist vorher eine andere Schule besucht und werden nunmehr unter erhöhter Arbeitskraft vorbereitet. Die Meisten haben also die Schule nur bis O III oder U II besucht, Klassen, in denen besonders Kurzsichtigkeit noch in mäßigem Grade und in geringerer Anzahl vorzukommen pflegt. Diesen Verhältnissen entspricht die Zahl 38,2 %. Bei den nach § 89,6 zum einjährig-freiwilligen Dienst Berechtigten besagt die niedrige Prozentzahl 29,6 %, daß hier Mittel-, Elementar-, Gemeindeschulen mit ihren nachweisbar geringeren spärlichen Einflüssen auf die Sehkraft besucht wurden, daß im übrigen Leistungen und Fertigkeiten im Beruf, Gewerbe, Handwerk, Kunst, vorlagen, welche die Augen weniger schädigten.

Bei den Schularten zu § 90 sind die absoluten Zahlen bei No. 8—11 zu klein, so daß die Prozentziffern leicht zu falschen Schlußfolgerungen führen können; bei No. 3 und 4 trifft dies auch zu, doch kann man hier die Progymnasien den Gymnasien, die Realprogymnasien den Realgymnasien an die Seite stellen. Die Reihenfolge der höheren Schulen ist: Gymnasium 47,8 %, Realgymnasium 44,4 %, Realschule 42,2 %, Oberrealschule 39,6 % mit Fehlern des Sehvermögens, es ist dies eine so traurige Tatsache, daß man von Erfolgen auf dem Gebiete der Augenhygiene kaum sprechen kann. Die Seminare mit 1030 = 35,4 % stehen nur etwas besser, die Landwirtschaftsschulen mit 159 = 26,5 % am günstigsten. Bei den

Schularten 8, 9 und 10 ist wohl häufig der Besuch einer anderen Schule voraufgegangen; aus diesem Grunde ist die Beurteilung nicht einwandfrei. Auf den Seminaren wird der schädliche Einfluß vielleicht ausgeglichen durch häufigere Gelegenheit der Bewegung im Freien, die Seminare liegen meist in kleinen Städten.

a) Fehler des Sehvermögens (Gruppe 1) der zum einjährig-freiwilligen Dienst berechtigten jungen Leute, nach Schularten und unter Berücksichtigung der Schulbesuchsdauer.

In der folgenden Tabelle sind bei den Schularten 3—4, 8—11, ebenso bei § 89,6 der Wehrordnung die absoluten Zahlen zu klein und geben in den Prozentziffern infolge großer Schwankungen kein zutreffendes Bild.

Schulart	Summe		Schulbesuch bis zum Lebensjahre 16.		19.		20. und länger	
	abs.	%	abs.	%	abs.	%	abs.	%
1. Gymnasien . . .	12063	47,8	807	41,9	7308	47,2	3948	50,3
2. Realgymnasien .	3017	44,4	508	39,5	1955	44,4	554	50,4
5. Oberrealschulen .	1596	39,6	343	35,0	1021	40,5	232	44,0
6. Realschulen . .	3780	42,2	1429	40,8	2182	43,1	169	43,0
7. Seminare . . .	1030	35,4	8	47,1	269	35,3	753	35,3
Summe § 90	22406	44,5	3309	39,9	13264	44,7	5833	47,0
§ 91	755	38,2	242	40,0	380	36,3	133	41,2
Gesamtsumme	23240	44,1	3583	39,6	13673	44,4	5984	46,8

Bei den Schularten 1, 2, 5, 6 ist eine stete Zunahme mit der längeren Dauer des Schulbesuches im allgemeinen deutlich zu erkennen; bei den Seminaren fällt Spalte 1 der Schulbesuchsdauer wegen der absoluten Zahl 8 als zu niedrig für die Beurteilung aus, die Spalten 2 und 3 sind mit den Prozentzahlen auffallender Weise hier auf gleicher Höhe, ein Zeichen, daß die geistige Arbeit sich hier gleichmäßiger verteilt[1]). In der Summe zu § 90 (sämtliche Schularten 1—11) ist die Steigerung wieder deutlich zu erkennen, ebenso in der Gesamtsumme, wenn man die Altersklassen vergleicht. Die Prozentzahlen bei § 91 geben nicht das gleiche Bild; die Vorbereitung für das Examen vor einer Prüfungskommission ist anscheinend sehr wechselnd, die vorher besuchten Schulen sind hier nicht angegeben.

1) Auch treten die Seminaristen erst spät in die Seminare ein, stammen oft aus der kräftigen Landbevölkerung und haben Mittelschulen besucht, daher die niedere Prozentzahl 35,3 vielleicht erklärlich.

Die Tatsache, daß die Altersklasse I und III mit Augenfehlern am ungünstigsten stehen, besagt, daß frühzeitiges Verlassen der Schule eine über das Gewöhnliche hinausgehende Anstrengung der Augen zur Folge haben kann, andererseits aber sehr lange dauernder Schulbesuch ebenfalls nicht für die Sehkraft zuträglich erscheint.

b) Fehler des Sehvermögens (Gruppe 1) der zum einjährig-freiwilligen Dienst berechtigten jungen Leute, nach Schularten unter Berücksichtigung der Zwischenzeit zwischen Schulbesuch und Untersuchung.

Nach Beendigung der Schule richtet sich die Frage, ob sofort dienen oder warten, meist nach dem Alter, nach der körperlichen Entwickelung, nach der Berufswahl; bei diesen mannigfachen Faktoren müssen naturgemäß die absoluten Zahlen, bei den einzelnen Schularten, sehr wechselnde sein, wie folgende Uebersicht ergibt.

	Summe	Zwischenzeit in Jahren			
		1	2 u. 3	4 u. 5	über 5
abs.	23240	3394	4029	8063	7754
%	44,1	44,5	38,9	45,4	45,9

Die meisten jungen Leute, 15 817 von 23 240, warten mit dem Eintritt mehrere Jahre, nur $^1/_7$ schließt die Dienstzeit an den Schulbesuch binnen Jahresfrist an. Aus den Prozentzahlen ergibt sich, daß die Augenfehler bei baldigstem Diensteintritt, unter dem Einfluß der Schule, häufig sind (44,5 %); es tritt dann in den nächsten Jahren eine Remission ein, wie eine Besserung nach gesteigerter Anstrengung, 38,9 %; dann aber steigt die Zahl wieder an und hält sich, gleich als ob nach der Lehrzeit mit dem Beginn ernsterer Berufsarbeit das Uebel wieder zunimmt, 45,4 %, 45,9 %. Die Schularten verhalten sich, wie folgt:

Schulart	Summe		Zwischenzeit zwischen Schulbeendigung und Untersuchung							
			1 Jahr		2—3 Jahre		4—5 Jahre		über 5 Jahre	
	abs.	%	abs.	%	abs.	%	abs.	%	abs.	%
1. Gymnasien . .	12063	47,8	2056	49,1	1933	42,2	4320	48,7	3754	49,3
2. Realgymnasien .	3017	44,4	328	48,4	482	40,8	1030	43,4	1177	46,0
5. Oberrealschulen	1596	39,6	192	39,9	233	33,3	564	41,4	607	40,9
6. Realschulen . .	3780	42,2	239	41,2	559	37,9	1406	43,4	1576	43,0
7. Seminare . . .	1030	35,4	350	32,4	469	36,3	182	39,7	29	37,2
Summe § 90	22406	44,5	3308	44,9	3877	39,2	7807	45,6	7414	46,2
§ 91	755	38,2	78	36,1	136	32,5	239	39,1	302	41,4

Die übrigen Schularten sind bei der Kleinheit der absoluten Zahlen fortgelassen.

In allen 4 Spalten folgen die Schulen wieder in der Reihenfolge: Gymnasium, Realgymnasium, Realschule, Oberrealschule, die Seminare stehen dagegen erheblich günstiger als diese Vollanstalten einschl. der Realschule. Bei den Gymnasien und Realgymnasien ist der Abfall von Spalte 1 zu 2 am erheblichsten, von 49,1 % auf 42,2, von 48,4 % auf 40,8; es macht den Eindruck, als ob hier der Einfluß der Oberklassen auf die Beschaffenheit der Augen und das Sehvermögen ein temporär hochgradiger ist; der Rückgang erfolgt schnell mit dem Aufhören der schädlichen Ursachen. Die ersten Jahre des Studiums werden ja erfahrungsgemäß auch nicht immer mit übermäßiger geistiger Anstrengung ausgefüllt; nach 3—4 Jahren kommen dann die Examina und nun tritt gewissermaßen ein Rückfall des Uebels ein, der sich in den höheren Prozentzahlen der Spalten 4 und 5 auszudrücken scheint.

5. Volle Sehschärfe auf einem oder beiden Augen (Gruppe 2) bei den zum einjährig-freiwilligen Dienst berechtigten jungen Leuten, unter Berücksichtigung der Schularten.

In dieser Gruppe befinden sich nicht etwa die Vollsichtigen ohne erforderliche Korrektur durch Gläser, sondern Leute, welche trotz eines Augenfehlers, meist des Brechungsvermögens, auf einem oder beiden Augen noch volle Sehschärfe haben. Für die Tauglichkeit zum aktiven Dienst kommen sie in Betracht, sobald die Kurzsichtigkeit nicht — 6,5 übersteigt oder nicht einseitige Blindheit vorliegt.

Man betrachte folgende Tabelle (S. 143), welcher ich zum Vergleich die entsprechende für Gruppe 3 (Sehschwäche auf beiden Augen) vorwegnehmend an die Seite stelle; denn Gruppe 2 + 3 ist gleich Gruppe 1 zu erachten.

Wenn wir die Schularten mit gar zu geringen absoluten Zahlen ausschalten, so ergibt sich für die vollgültigen höheren Lehranstalten einschl. Realschule die Reihenfolge Gymnasium, Realgymnasium, Realschule, Oberrealschule, und zwar für alle 3 Gruppen. Die Unterschiede sind aber nicht sehr bedeutend, die höchsten und niedrigsten Zahlen in Gruppe 2 lauten 31,5 % und 26,1 %, in Gruppe 3 16,2 % und 13,5 %. Es ist schwer nach den tatsächlichen Gründen zu suchen, warum die Schulen in so verschiedenartiger Weise die Augen der Schüler beeinflussen und schädigen. Es kann hier kaum Bauart, Beleuchtung, Druckschrift u. dgl. beschuldigt werden, denn in allen 4 Schularten gibt es darin gute und schlechte Verhältnisse; vielleicht gibt es noch besonders viele alte, der Hygiene wenig entsprechende Gymnasien. Man muß hier vielmehr zur Erklärung auf Lehrpläne, Lehrstoff, Art und Menge desselben, näher eingehen.

Schulart	Gruppe 2		Gruppe 3		Gruppe 1 (=2+3)	
	abs.	%	abs.	%	abs.	%
1. Gymnasien	7965	31,5	4098	16,2	12063	47,8
2. Realgymnasien . . .	1960	28,8	1057	15,6	3017	44,4
3. Progymnasien . . .	95	30,4	47	15,0	142	45,4
4. Realprogymnasien . .	38	26,8	26	18,3	64	45,1
5. Oberrealschulen . . .	1052	26,1	544	13,5	1596	39,6
6. Realschulen	2438	27,2	1342	15,0	3780	42,2
7. Seminare	705	24,2	325	11,2	1030	35,4
8. Handelsschulen . . .	126	21,8	83	14,4	209	36,2
9. Industrieschulen . .	124	33,6	35	9,5	159	43,1
10. Landwirtschaftsschulen	109	18,1	50	8,3	159	26,5
11. Privatschulen . . .	118	24,7	69	14,4	187	39,1
Summe § 90	14730	29,2	7676	15,2	22406	44,5
§ 91	477	24,1	278	14,1	755	38,2
§ 89,6	49	18,4	30	11,2	79	29,6
Gesamtsumme	15256	29,0	7984	15,2	23240	44,1

% der endgültig Abgefertigten in der betreffenden Gruppe.

Bei den übrigen Zahlen der Schularten fällt die Industrieschule auf, welche in Gruppe 2 die Prozentzahl 33,6 % aufweist und so die Gymnasien sogar übertrifft. Es erübrigt hier, wie bei den anderen Schularten, auch bei § 91, § 89,6 der Wehrordnung, nach Gründen zu suchen, da die Prozentzahlen bei der Kleinheit der absoluten Zahlen nicht statistisch vollwertig gelten können. Vergleicht man Gruppe 2 und 3, so finden sich alle Prozentzahlen der letzteren erheblich niedriger und besagen, daß bei den vielen Augenfehlern, welche vorkommen, die Sehschärfe im allgemeinen nicht zu sehr leidet, daß bei zwei Drittel vorkommender Brechungsfehler die Sehschärfe, auf einem oder beiden Augen, voll bleibt. Bei sorgfältiger Gläserkorrektur, welche unbedingt der Arzt und nicht der Optiker vorzunehmen hat, nie dem eigenen Ermessen überlassen werden darf, würden nach meiner Ansicht sich die Verhältnisse nicht unerheblich günstiger gestalten. Hier ist ein Feld der Tätigkeit für den Schularzt, auf dem er reiche Früchte ernten kann.

a) Volle Sehschärfe auf einem oder beiden Augen (Gruppe 2) bei den zum einjährig-freiwilligen Dienst berechtigten jungen Leuten, unter Berücksichtigung der Schulbesuchsdauer.

Mit der Länge der Schulzeit nehmen im allgemeinen die Augenfehler zu, naturgemäß werden auch in den höheren Klassen mehr Schüler zu finden sein mit voller Sehschärfe nach korrigiertem Brechungsfehler; andererseits wird die Steigerung der Zahlen nicht sehr erheblich sein können, weil ja gerade in den höheren Klassen der Grad der Kurzsichtigkeit steigt und damit bei vielen die Sehschärfe unter das Normale sinkt.

Schulart	Summe		Schulbesuch bis zum . . Lebensjahre					
			16.		19.		bis 20. u. länger	
	abs.	%	abs.	%	abs.	%	abs.	%
1. Gymnasien . . .	7 965	31,5	542	28,2	4 822	31,2	2 601	33,1
2. Realgymnasien .	1 960	28,8	320	24,9	1 291	29,3	349	31,8
5. Oberrealschulen .	1 052	26,1	240	24,5	666	26,4	146	27,7
6. Realschulen . .	2 438	27,2	882	25,2	1 448	28,6	108	28,0
7. Seminare . . .	705	24.2	6	35,3	204	26,8	495	23,2
Summe nach § 90	14 730	29,2	2 114	25,5	8 796	29,6	3 820	30,8
Nach § 91	477	24,1	156	25,8	243	23.2	78	24,2
Gesamtsumme	15 256	29,0	2 290	25,3	9 057	29,4	3 909	30,5

Die Prozentzahlen in den 3 Spalten für Schulbesuchsdauer sind in der Gesamtsumme obiger Erwägung entsprechend 25,3; 29,4; 30,5 %. Die absoluten Zahlen zeigen, daß durchschnittlich die meisten Schüler „bis zum 19. Lebensjahre“ (Spalte 2) in der Schule bleiben; nur die Seminaristen machen eine Ausnahme, da ihre Aufnahme überhaupt erst bei höherem Lebensalter möglich ist. Die Prozentzahlen steigen bei den aufgeführten Schularten 1, 2 und 5 langsam an mit der Länge des Schulbesuches; bei den Realschulen ist die absolute Zahl in Spalte 3 zu klein für richtige prozentuale Bewertung.

Bei den Seminaren ist ein Abfall der Prozentzahlen zu bemerken; wenn auch hierfür ein plausibler Grund nicht vorliegt, so ist gewiß erklärlich, aus dem vorangegangenen Bildungsgang auf Mittelschulen, aus der Herkunft von kleinstädtischen und ländlichen Verhältnissen, daß keine Steigerung der Zahlen bei den Seminaristen zu finden ist.

Bei den nach § 91 der Wehrordnung zum einjährig-freiwilligen Dienst Berechtigten sind die Prozentzahlen in den 3 Altersstufen unregelmäßig; es liegt dies in dem unregelmäßigen Entwicklungsgang der Bildung, da diese jungen Leute wohl auf den verschiedensten Schulen vorgebildet sind.

b) Volle Sehschärfe auf einem oder beiden Augen (Gruppe 2) bei den zum einjährig-freiwilligen Dienst berechtigten jungen Leuten, unter Berücksichtigung der Zwischenzeit zwischen Schulbesuch und Untersuchung.

In den vorhergehenden Abschnitten (vergl. S. 22 ff.) war festgestellt, daß die Tauglichkeit mit der Länge der Zwischenzeit mit wenigen Ausnahmen kontinuierlich abnimmt, daß also der jugendliche Körper in der Berufsarbeit leidet oder doch etwaigen Schädlichkeiten des Berufes dauernd nicht den erforderlichen Widerstand leisten kann. Die Augenfehler verhalten sich, wie bereits erwähnt, etwas anders, wie auch die folgende Tabelle beweist, in welcher wiederum nur die Schulen aufgeführt sind, welche größere Zahlen aufweisen, um falschen Bildern in der Prozentberechnung vorzubeugen.

Schulart	Summe		Zwischenzeit . . . Jahre							
			1		2—3		4—5		über 5	
	abs.	%	abs.	%	abs.	%	abs.	%	abs.	%
1. Gymnasien . . .	7 965	31,5	1 545	36,9	1 368	29,9	2 878	32,4	2 174	28,6
2. Realgymnasien .	1 960	28,8	248	36,6	332	28,1	681	28,7	699	27,3
5. Oberrealschulen .	1 052	26,1	146	30,3	168	24,0	372	27,3	366	24,7
6. Realschulen . .	2 438	27,2	174	30,0	367	24,9	941	29,1	956	26,1
7. Seminare . . .	705	24,2	252	23,3	305	23,6	127	27,7	21	27,0
Summe nach § 90	14 730	29,2	2 466	33,4	2 685	27,1	5 211	30,5	4 368	27,3
Nach § 91	477	24,1	48	22,2	90	21,5	159	26,0	180	24,7
Summe	15 256	29,0	2 517	33,0	2 787	26,9	5 380	30,3	4 572	27,1

Bald nach dem Schulaustritt treten die wenigsten zum Militärdienst ein; die Augenfehler bei voller Sehschärfe stehen prozentualiter hier am höchsten, mit Ausnahme der Seminare. Dann folgt ein Rückgang der Zahlen bei den höheren Lehranstalten, besonders bei den Gymnasien und Realgymnasien; es folgt in Spalte 3 wiederum ein Anstieg, doch nicht zur früheren Höhe, zum Schluß ein geringer Rückgang.

Es läßt sich dies Schwanken in den Prozentzahlen nicht leicht erklären, wenn man dabei nicht bloß den Augenfehler, sondern auch die Sehschärfe berücksichtigt. Die Seminaristen machen eine Ausnahme, indem dieselben meist bald zum Dienst eintreten; die Augenfehler sind bei ihnen seltener, eine Abnahme mit wachsender Zwischenzeit kann man nicht erwarten, da ihre Berufstätigkeit ja auch in den

Schulen liegt, Lesen und Schreiben unter ähnlichen Verhältnissen weiter gepflegt werden. Die Rubrik für die Berechtigung zum einjährigen Dienst nach § 91 entspricht in ihren Prozentzahlen etwa den höheren Lehranstalten.

Im allgemeinen scheinen mir die Zahlen in Gruppe 2 etwas zu hoch, da bei der Untersuchung der Einjährigen — erlaubter Maßen — die Anforderungen nicht zu streng gehandhabt werden und daher bei Erkennen nur einzelner Buchstaben, z. B. von Zeile 5 der Sehproben in 5 m Abstand schon volle Sehschärfe gerechnet wird. Ziffer 37 der Dienstanweisung zur Beurteilung der Militärdienstfähigkeit vom 9. Februar 1909 gestattet bei freiwillig eintretenden Leuten die geringsten zulässigen Anforderungen an die Körperbeschaffenheit zu stellen; in Hinsicht auf diese Konzession wird fälschlicher Weise die Sehschärfe nicht selten zu optimistisch bemessen, besonders, wenn die jungen Leute, z. B. Referendare, gern dienen wollen. Es werden auch oft durch zu starke Konkavgläser, Zukneifen der Lidspalte, die wie ein stenopäischer Spalt wirkt, bessere Resultate erzielt als wirklich unter gewöhnlichen Umständen zu erreichen sind. Ich habe diese Erfahrung bei Nachuntersuchungen häufig gemacht; Sehprüfungen sind Sinnesprüfungen und schon aus diesem Grunde bisweilen schwer genau auszuführen, um so mehr muß man bestrebt sein, möglichst einwandfreie Resultate zu erlangen. Bei schlechter Beleuchtung, wie sie in den Untersuchungsräumen nicht selten besteht, mache man mit eigenem Auge (wenn es vollsichtig ist) oder mit dem vollsichtigen Auge eines anderen Soldaten Kontrollprüfungen, um zu beurteilen, welches Maß anzulegen ist. Bei den Ersatzrekruten ist es mit dem Sehen in die Ferne besser bestellt als bei den Einjährig-Freiwilligen, welche weniger Uebung darin gewonnen haben. Dafür spricht auch die Tatsache, daß bei den Einjährig-Freiwilligen sich die Sehschärfe während der Dienstzeit bessert, selbst bei Kurzsichtigen, weil sie lernen, ihre Augen beim Zielen und Schießen, Felddienst, Entfernungschätzen, Patrouillendienst usw. zu gebrauchen und ihre Leistung durch Uebung zu steigern.

6. Sehschwäche auf beiden Augen (Gruppe 3) bei den zum einjährig-freiwilligen Dienst berechtigten jungen Leuten, unter Berücksichtigung der Schularten.

Es sind im ganzen 7984 junge Leute mit Sehstörungen beiderseits ermittelt = 15,2 % der endgültig Abgefertigten in dieser Gruppe; unter diesen bilden die Gymnasiasten allein mehr als die Hälfte mit 4098, während die übrigen Vollanstalten (Realgymnasium, Oberrealschule, Realschule) zusammen 2943 geben, der Rest entfällt auf die Schularten 3, 4, 7—11 des § 90, § 91, § 89,6.

Schulart	abs.	%
1. Gymnasien	4 098	16,2
2. Realgymnasien	1 057	15,6
5. Oberrealschulen . . .	544	13,5
6. Realschulen	1 342	15,0
7. Seminare	325	11,2
8. Landwirtschaftsschulen .	50	8,3
§ 90 Summe	7 676	15,2
§ 91	278	14,1

Die Prozentzahlen zeigen die schon oft gefundene Reihenfolge wiederkehren, daß Gymnasien am ungünstigsten stehen, es folgen Realgymnasien, Realschulen, Oberrealschulen; dann kommen mit wesentlich besserem Stande Seminare und am besten stellen sich die Landwirtschaftsschulen. Die Prozentzahl für § 91, Berechtigung zum einjährig-freiwilligen Dienst durch wissenschaftlichen Nachweis vor einer Prüfungskommission, steht mit 14,1 unter dem Durchschnitt der wissenschaftlichen Vollanstalten, aus denen sich diese jungen Leute rekrutieren, welche sie aber meist nur bis Tertia oder Sekunda besuchen.

a) Sehschwäche auf beiden Augen (Gruppe 3) bei den zum einjährig-freiwilligen Dienst berechtigten jungen Leuten, unter Berücksichtigung der Schulbesuchsdauer.

Die folgende Tabelle läßt im allgemeinen eine Steigerung mit der Schulbesuchsdauer erkennen.

Schulart	Summe		Schulbesuch bis zum . . Lebensjahre					
			16.		19.		bis 20. u. länger	
	abs.	%	abs.	%	abs.	%	abs.	%
1. Gymnasien . . .	4 098	16,2	265	13,8	2 486	16,1	1 347	17,2
2. Realgymnasien .	1 057	15,6	188	14,6	664	15,1	205	18,6
5. Oberrealschulen .	544	13,5	103	10,5	355	14,1	86	16,3
6. Realschulen . .	1 342	15,0	547	15,6	734	14,5	61	15,8
Summe nach § 90	7 676	15,2	1 195	14,4	4 468	15,0	2 013	16,2
Nach § 91	278	14,1	86	14,2	137	13,1	55	17,0
Gesamtsumme	7 984	15,2	1 293	14,3	4 616	15,0	2 075	16,2

In den ersten drei Schularten ist die Steigerung der Prozentzahlen durch die Altersklassen deutlich ausgeprägt, ebenso wie in der Summe zu § 90; bei der Realschule ist in Altersklasse II (bis 19. Lebensjahr) ein Rückgang zu verzeichnen, welchen ich mir vielleicht so erklären kann, daß mit 17—18 Jahren die abgehenden Realschüler die größten Schädlichkeiten nicht erfahren haben, die gleichen Verhältnisse finden sich bei § 91 vor. Immerhin bleibt dies Ergebnis sehr auffallend. In den Altersklassen der Gesamtsumme ist die Steigerung wieder deutlich, die Sprünge aber sind unbedeutend, so daß vielleicht die erwähnten, unregelmäßigen Schwankungen Zufälligkeiten sein können, welche bei absoluten Zahlen unter 100 vorkommen können.

b) Sehschwäche auf beiden Augen (Gruppe 3) bei den zum einjährig-freiwilligen Dienst berechtigten jungen Leuten, unter Berücksichtigung der Zwischenzeit zwischen Schulbesuch und Untersuchung.

Es bestätigt sich in der folgenden Tabelle, daß im Allgemeinen mit der Länge der Zwischenzeit die Tauglichkeit abnimmt, insofern als die Sehschwäche beiderseits durch Augenfehler am verbreitetsten ist in der Spalte 4, wie die Prozentzahlen ergeben, am geringsten in Spalte 1, von hier also allmählich ansteigend zunimmt. Es werden nur diejenigen Lehranstalten berücksichtigt, bei denen die absoluten Zahlen größer sind und daher falsche Bilder in der Prozentberechnung fortfallen.

Schulart	Summe		Zwischenzeit von Jahren							
			1		2—3		3—4		über 5	
	abs.	%	abs.	%	abs.	%	abs.	%	abs.	%
1. Gymnasien	4098	16,2	511	12,2	565	12,3	1442	16,2	1580	20,8
2. Realgymnasien	1057	15,6	80	11,8	150	12,7	349	14,7	478	18,7
5. Oberrealschulen . . .	544	13,5	46	9,5	65	9,3	192	14,1	241	16,3
6. Realschulen	1342	15,0	65	11,2	192	13,0	465	14,4	620	16,9
Summe § 90	7676	15,2	842	11,4	1192	12,0	2596	15,2	3046	19,0
Gesamtsumme	7984	15,2	877	11,5	1242	12,0	2683	15,1	3182	18,8

Man kann diese Tabelle nur dahin deuten, daß sehschwache Augen, bei denen also der Brechungsfehler nicht voll korrigierbar ist, in der Berufsarbeit mit geringen Ausnahmen keine Besserung erfahren, zumal junge Leute mit höherer Schulbildung meist Berufe ergreifen, welche mit geistiger Arbeit (Lesen, Schreiben, Rechnen) verknüpft sind.

Es sind, wie erwähnt, die Hälfte Gymnasiasten mit längerem Schulbesuch, welche sich meist dem Studium widmen, so daß die

Zahlen in Spalte 4 bei den Schularten Gymnasium und Realgymnasium 20,8% und 18,7% ihre Erklärung finden. Dem Staate würde es zu Gute kommen, wenn die jungen Leute sich früher zum Eintritt meldeten, dem gesundheitlichen Wohle würde diese Unterbrechung fortlaufender geistiger Arbeit nützlich sein, besonders den Augen, welche Brechungsfehler und Sehstörungen haben, von großem Vorteil sein. Für den Beruf sind leider Rücksichten auf körperliches Wohl wenig maßgebend, eiliges Fortkommen, schnelle materielle Versorgung, oft auch Konkurrenz erfordern eine gesteigerte geistige Anstrengung in Jahren, welche noch der Entwicklung des Körpers gewidmet sein sollen. Man sieht nicht selten die Nachteile in Form von Nervenschwäche, geistiger Abspannung, Ueberarbeitung später hervortreten.

7. Kurzsichtigkeit auf einem oder beiden Augen (Gruppe 4) bei den zum einjährig-freiwilligen Dienst berechtigten jungen Leuten, unter Berücksichtigung der Schularten.

Da von allen Abgefertigten, welche Fehler des Sehvermögens hatten, 76% kurzsichtig waren, so beansprucht diese 4. Gruppe besondere Beachtung. Die Frage, welche Art der Schulbildung am ungünstigsten auf die Entstehung der Kurzsichtigkeit und ihre Entfaltung einwirkt, stand bereits lange im Vordergrund des Interesses. Die genaue Klassifizierung nach Schulen (§ 90, 91, 89,6) in der Wehrordnung gab für die Ausfüllung der Zählkarten die richtigen Anhaltspunkte, daher ist die folgende Statistik wegen ihres Umfanges, ihrer Genauigkeit von besonderem Werte.

Schulart	Endgültig Abgefertigte	Kurzsichtigkeit		
		Absol. Zahl	%	%
1. Gymnasien	25246	9310	36,9	77,2
2. Realgymnasien	6791	2365	34,8	78,4
3. Progymnasien	313	92	29,4	64,8
4. Realprogymnasien . . .	142	50	35,2	78,1
5. Oberrealschulen	4026	1164	28,9	72,9
6. Realschulen	8953	2726	30,4	72,1
7. Seminare	2910	822	28,2	79,8
8. Handelsschulen	578	157	26,7	75,1
9. Industrieschulen	369	112	30,4	70,4
10. Landwirtschaftsschulen . .	601	106	17,6	66,7
11. Privatschulen	478	133	27,8	71,1
Summe § 90	50407	17037	33,8	76,0
§ 91	1976	565	28,5	74,8
§ 89,6	267	56	21,0	70,9
Gesamtsumme	52650	17658	33,5	76,0

Ich füge die Zahlen der endgültig Abgefertigten bei den einzelnen Schularten zur Vollständigkeit bei, die zweiten Prozentzahlen betreffen die Beziehung auf die Abgefertigten in Gruppe 1 (Fehler des Sehvermögens) überhaupt.

Die absoluten Zahlen der endgültig Abgefertigten zeigen den hochstehenden Besuchsquotienten bei den Gymnasien, nahezu die Hälfte; es folgen die Realschulen, Realgymnasien, Oberrealschulen, Seminare, dann reihen sich diejenigen jungen Leute an, die ihre Berechtigung zum einjährig-freiwilligen Dienst durch Examen vor einer Prüfungskommission erlangt haben (§ 91 der W.O.). Die übrigen Schularten, einschließlich § 89,6 der W.O., weisen erheblich niedrigere Zahlen auf.

Die Kurzsichtigkeit ist am verbreitetsten auf den Gymnasien (vgl. S. 149); es folgen die Realgymnasien mit etwa 2 % weniger. — Die Progymnasien und Realprogymnasien weisen zu geringe absolute Zahlen auf, die Prozentzahlen sind daher zu hoch und geben nicht zutreffende Schlußfolgerungen; ich schalte sie aus. — Es folgen nun Realschulen und dann erst Oberrealschulen. Die Realgymnasien stehen mit 34,8 sehr hoch; andere Statistiken an derartigen Schulen ergaben:

Stuttgart	1883	42 %
Hannover	„	30 „
Straßburg i. E.	1885	9 „
Wiesbaden	„	27 „
Ulm	„	32 „
Moskau	1889	38 „

Diese Ziffern sind den Cohnschen Tabellen[1]) entnommen und geben im Durchschnitt 29,7 %, also ca. 5 % weniger.

Die Realschulen zeigen die Kurzsichtigkeit mit 30,4 % an, es sind nur 6klassige Schulen, berechtigen nur zum einjährig-freiwilligen Dienst und sind schon aus diesem Grunde weniger ungünstig in ihrem Einfluß auf die Entstehung der Myopie. Einige Vergleichszahlen für Realschulen aus Cohns Tabelle lauten

1876 Luzern . .	36 %	1880 Coburg . .	35 %	
1877 Hamburg . .	26 „	1881 Darmstadt .	41 „	
„ „ . .	41 „	1882 Drontheim .	14 „	durchschnittlich
1879 Zittau . . .	40 „	1885 Stockholm .	31 „	33,4 %
1880 Graz . . .	33 „	1886 Reudnitz . .	29 „	
1880 Coburg . .	42 „	„ Oberstein . .	33 „	

In dieser Schulart ist also ein Mehr von 3 % zu vermerken.

1) Cohn, Hygiene des Auges. 1892. S. 215 ff.

Bei den Oberrealschulen war es schwer, Vergleichszahlen zu finden; diese Schularten sind noch aus jüngster Zeit eingerichtet; es sind 9klassige Schulen und entsprechen etwa den Realgymnasien, ohne Latein. Auffallender Weise rangieren die Oberrealschulen mit ihren Prozentzahlen meist günstiger als die Realschulen.

Die Seminare stehen mit 28,2 % noch ziemlich hoch, obwohl ihre Besucher meist aus ländlichen oder kleinstädtischen Mittelschulen stammen, also unter anerkannt günstigen Verhältnissen leben. An 2 Seminaren in Coburg fand man 43 % und 32 %, in Hannover 33 %, in Straßburg i. E. 33 %, verhältnismäßig sehr hohe Ziffern. Ich gebe zu, daß man alle diese Zahlen nicht ganz einwandfrei vergleichen kann, da hier Schüler, bei uns Schulentlassene, oft jahrelang nach der Schulzeit untersucht worden sind.

Von den Schularten 8—10 stehen die Landwirtschaftsschulen am günstigsten mit 17,6 %, das entspricht früheren Beobachtungen; im übrigen lassen diese Schulen keinen Maßstab zu, da man nicht weiß, welche Schulen vorher besucht wurden. Auch bei den Privatschulen kommt diese Einschränkung hinzu. Es sei noch der Berechtigung nach § 91 gedacht, hier ist die Zahl 28,5 % den höheren Lehranstalten nahe, da ja vor dem Besuch der Vorbereitungsanstalt zum Examen eine der höheren Lehranstalten besucht wurde, also fast gleiche Schädlichkeiten mitsprechen. Die Berechtigung auf Grund besonderer Leistungen, Hand-Kunstfertigkeit, § 89, 6, gibt naturgemäß eine günstige Zahl, da besonders Lesen, Schreiben nicht sehr in Betracht kommen, 21,0 %; indessen gehören Zeichnen, Präzisionsmechanik, Feinschlosserei usw. auch als Handfertigkeiten zu den Berufsarten, welche das Augenlicht anstrengen bei andauernder Arbeit und schlechten Beleuchtungsverhältnissen.

a) Kurzsichtigkeit auf einem oder beiden Augen (Gruppe 4) bei den zum einjährig-freiwilligen Dienst berechtigten jungen Leuten, unter Berücksichtigung der Schulbesuchsdauer.

Es liegt naturgemäß eine Tendenz der Steigerung der Kurzsichtigkeit vor, je länger die Schule besucht wird (vgl. S. 130); auch folgende Tabelle (S. 152) zeigt es.

In der 1. Spalte (Summe) liest man zunächst heraus, daß von den Abgefertigten mit Fehlern des Sehvermögens 72,1 bis 79,8 %, durchschnittlich etwa 76,0 % an Kurzsichtigkeit gelitten haben. In den folgenden Spalten für Altersklassen zeigt sich bei den Schularten 1, 2, 5, 6 (Gymnasium, Realgymnasium, Oberrealschule, Real-

Schulart	Summe			Schulbesuch bis zum Lebensjahre 16.			19.			20. u. länger		
	abs.	%	%	abs.	%	%	abs.	%	%	abs.	%	%
1. Gymnasien . .	9310	36,9	77,2	620	32,2	76,8	5605	36,2	76,7	3085	39,3	78,2
2. Realgymnasien .	2365	34,8	78,4	398	30,9	78,3	1513	34,3	77,4	454	41,3	81,9
5. Oberrealschulen .	1164	28,9	72,9	237	24,2	69,1	765	30,4	74,9	162	30,7	69,8
6. Realschulen . .	2726	30,4	72,1	1020	29,1	71,4	1579	31,2	72,4	127	32,9	75,1
7. Seminare . . .	822	28,2	79,8	6	35,3	75,0	222	29,2	82,5	594	27,9	78,9
Summe § 90	17037	33,8	76,0	2444	29,5	73,9	10063	33,9	75,9	4530	36,5	77,7
§ 91	565	28,5	74,8	194	32,1	80,1	270	25,8	71,1	101	31,3	75,9
Gesamtsumme	17658	33,5	76,0	2661	29,4	74,3	10354	33,6	75,7	4643	36,3	77,6

Die erste Prozentzahl bezieht sich auf die endgültig Abgefertigten. Die zweite Prozentzahl bezieht sich auf die Abgefertigten mit Fehlern des Sehvermögens.

schule) eine konstante Steigerung; die Sprünge sind bei der Realschule (6klassig) am geringsten, da hier die Schulbildung nur bis U II der Vollschulen geht, also das gleiche Pensum in verschieden langer Zeit erledigt wird. Die Differenz beträgt hier zwischen I. und III. Altersklasse 3,8; bei den Gymnasien 7,1, Realgymnasien 10,4, Oberrealschulen 6,5. In sämtlichen Spalten für Altersklassen stehen die Realschulen etwas ungünstiger als die Oberrealschulen, eine Beobachtung, welche sich mit geringer Ausnahme durchgehends wiederholt. Die Seminare stehen ja im allgemeinen günstiger, aber die Steigerung ist wegen Kleinheit der absoluten Zahlen in den Prozentzahlen nicht vorhanden, im Gegenteil eine Abnahme; eine gleiche Unregelmäßigkeit findet sich bei § 91 der Wehrordnung und ist nicht zu bewerten. Die Reihen für Summe § 90 und Gesamtsumme bringen aber wieder die Steigerung zum Ausdruck.

Die Prozentzahlen bringen ja ohne weiteres die Steigerung in den Klassen nicht zum Ausdruck, da viele in Altersklasse II und III gar nicht bis O I gegangen sind, andererseits in Altersklasse II sicher viele Abiturienten rechnen, während in Altersklasse III bei den Realschulen sämtliche Schüler (127) eigentlich nur bis U II der Vollschulen gegangen sind. — Folgende Zahlen geben die Steigerung in den Klassen an:

	VI.	V.	IV.	III.	II.	I.	
Cohn Realschulen . . .	9	16,7	19,2	25,1	26,4	44,0	
„ Gymnasien	12,5	18,2	23,7	31	41,3	58,8	
Durchschnitt von 24 deutschen Realschulen und Gymnasien	22	27	36	46	55	55	%

Greeff[1]) fand bei Untersuchung von 3 Berliner Gymnasien eine Steigerung von 16 bis 38 % durch die Klassen VI bis O I.

In unserer Statistik sind junge Leute einbegriffen, welche bereits mehr oder weniger lange Zeit die Schule schon hinter sich haben und den Einflüssen der Berufszweige ausgesetzt waren, welche günstig oder ungünstig einwirken können.

b) Kurzsichtigkeit auf einem oder beiden Augen (Gruppe 4) bei den zum einjährig-freiwilligen Dienst berechtigten jungen Leuten, unter Berücksichtigung der Zwischenzeit zwischen Schulbesuch und Untersuchung.

Es ergeben sich hier die schon mehrfach besprochenen Verhältnisse, welche auch für Gruppe 4 zutreffen, die folgende Tabelle berücksichtigt nur die meist besuchten Schulen.

Schulart	Zwischenzeit zwischen Schulbesuch und Untersuchung											
	1 Jahr			2—3 Jahre			4—5 Jahre			über 5 Jahre		
	abs.	%	%	abs.	%	%	abs.	%	%	abs.	%	%
1. Gymnasien . .	1641	39,2	79,8	1495	32,7	77,3	3247	36,6	75,2	2927	38,5	78,0
2. Realgymnasien .	272	40,2	82,9	379	32,1	78,6	796	33,6	77,3	918	35,8	78,0
5. Oberrealschulen .	160	33,2	83,3	176	25,2	75,5	401	29,4	71,1	427	28,8	70,3
6. Realschulen . .	192	33,1	80,3	367	24,9	65,8	1013	31,3	72,0	1154	31,5	73,2
7. Seminare . . .	291	26,9	83,1	372	28,8	79,3	141	30,7	77,5	18	23,1	62,1
Summe § 90	2645	35,9	80,0	2932	29,6	75,6	5809	33,9	74,4	5651	35,3	76,2
§ 91	64	29,6	82,1	91	21,7	66,9	181	29,6	75,7	229	31,4	75,8
Gesamtsumme	2713	35,6	79,9	3036	29,3	75,4	6002	33,1	74,4	5907	35,0	76,2

Die zweiten Prozentzahlen bedeuten die Beziehung auf die Abgefertigten, welche Fehler des Sehvermögens hatten.

Die Prozentzahl ist in Spalte 1 bei den Schularten 1, 2, 5, 6 hoch und hängt wahrscheinlich mit dem Einfluß der gesteigerten Anforderungen in den höheren Klassen zusammen, welcher sich noch geltend macht, wenn die jungen Leute im Laufe des 1. Jahres, meist sofort, zum Militärdienst sich melden. In Spalte 2 kommt die Reaktion, indem die ersten Studienjahre eine geringe Abnahme aufweisen, die Differenz beträgt bis 8,2; es folgt dann wieder eine Steigerung unter dem Einfluß der vermehrten Arbeit für die Staatsexamina. In Spalte 4 bemerken wir geringen Anstieg, Stillstand

1) Greeff, Augenärztliche und hygienische Schuluntersuchungen. Klin. Jahrb. XIII. Bd. 1904.

oder geringen Rückgang, je nachdem Examina noch ausstehen oder bereits überwunden sind, ja bisweilen hat der Eintritt in den Beruf schon ein ruhiges gleichmäßiges Arbeiten zu Folge gehabt. Diese Erwägungen sind maßgebend, da die große Mehrzahl der jungen Leute sich dem Studium widmet. Die Seminaristen müssen im allgemeinen gleich nach der Seminarzeit dienen (vgl. S. 19). Die Kurzsichtigkeit zeigt aber nicht in Spalte 1 den hohen Anstieg, weil auf diesen Schulen die Anforderungen bei dem anders gearteten Lehrplan nicht denjenigen der Vollanstalten gleichkommen, es folgt dann Steigerung der Prozentzahlen durch Spalte 2 und 3; in der letzten Spalte muß die statistische Bewertung wegen Kleinheit der absoluten Zahl fortfallen.

In den Zahlen für die Gesamtsumme kommt wieder die alte Erfahrung zur Erscheinung, daß mit der Länge der Zwischenzeit ein langsames Ansteigen der Fehler einhergeht, die Tauglichkeitsverhältnisse für den Waffendienst abnehmen; jedoch bleibt in Spalte 1 der Einfluß der Schulzeit in den höheren Klassen auch hier deutlich, für die Schädlichkeit der Schulbildung für die Augen und ihre Sehkraft ein untrügliches Zeichen. Unter den Augenfehlern nimmt in Spalte 1 die Kurzsichtigkeit mit 79,9 % die höchste Stelle ein, es folgt dann durch Spalte 2 und 3 eine Abnahme geringer Bedeutung, zuletzt wieder eine mäßige Steigerung, doch nicht zu früherer Höhe.

8. Die Untauglichkeitsverhältnisse bei Augenfehlern.

Es bleibt noch die wichtige Frage zu erörtern, wie viele der jungen Leute, welche zum einjährig-freiwilligen Dienst berechtigt sind, wegen Augenfehler dauernd untauglich wurden; es handelt sich also um die Fälle, bei denen die Grenzen des Sehvermögens bzw. des Brechungsvermögens überschritten waren.

Die Heerordnung enthält in der Anlage 1 D bzw. E unter No. 25, 26, 27 die hierfür geltenden Bestimmungen:

1 D 25. Herabsetzung der Sehschärfe auf beiden Augen, wenn sie auf dem besseren Auge nur die Hälfte oder weniger, aber mehr als $^1/_4$ der normalen beträgt (nach Ausgleich etwaiger Brechungsfehler).	1 E 25. Herabsetzung der Sehschärfe auf dem besseren Auge auf $^1/_4$ der normalen oder darunter (nach Ausgleich etwaiger Brechungsfehler).

1 D 26. Kurzsichtigkeit, ausgleichbar durch Hohlgläser von stärkerer Brechkraft als 6,5 Meterlinsen, solange die Sehschärfe auf dem besseren Auge mehr als $^1/_4$ der normalen beträgt.

1 D 27. Blindheit eines Auges, sofern die Sehleistung auf dem anderen Auge (ohne Ausgleich etwaiger Brechungsfehler) mehr als die Hälfte der normalen beträgt.

1 E 27. Blindheit beider Augen oder eines Auges, sofern die Sehleistung des anderen Auges (ohne Ausgleich etwaiger Brechungsfehler) nur die Hälfte oder weniger als die Hälfte der normalen beträgt.

Die folgenden Tabellen leiden vielleicht an geringer Ungenauigkeit, da bisweilen die Ausmusterung nach anderer Nummer der Anl. 1 der H.O. stattfand, obwohl auch Sehstörung oder Brechungsfehler vorlagen, welche zu obigen Nummern gehörten. Oft zeigten die Zählkarten auch 2 oder 3 Nummern, z. B. 1 D 47 + 25, letztere wurde übersehen oder nicht berücksichtigt. Schließlich sind noch Einjährig-Freiwillige nach der Einstellung wegen der genannten Augenfehler wieder entlassen worden. Trotz dieser Fehlerquellen haben die nachfolgenden statistischen Daten einigen Wert.

Schulart	Endgültig Abgefert.	1 D 25 + 1 E 25		1 D 26		1 D 27 + 1 E 27	
		abs.	%	abs.	%	abs.	%
1. Gymnasium . . .	25246	514	2,0	594	2,4	123	0,49
2. Realgymnasium . .	6791	130	1,9	121	1,8	27	0,4
3. Progymnasium . .	313	5	1,6	2	0,6	4	1,3
4. Realprogymnasium .	142	2	1,4	1	0,7	1	0,7
5. Oberrealschule . .	4026	56	1,4	48	1,2	15	0,37
6. Realschule	8953	137	1,5	89	1,0	39	0,44
7. Seminar	2910	51	1,8	29	1,0	10	0,34
8. Handelsschule . .	578	5	0,9	8	1,4	—	—
9. Industrieschule . .	369	4	1,1	2	0,5	3	0,8
10. Landwirtschaftsschl.	601	7	1,2	1	0,2	1	0,17
11. Privatschule . . .	478	7	1,5	3	0,6	—	—
Summa § 90	50407	918	1,8	898	1,8	223	0,44
§ 91	1976	24	1,2	19	0,96	4	0,2
§ 89,6	267	1	—	1	—	1	—
Gesamtsumme	52650	943	1,8	918	1,7	228	0,43

In Spalte 1 und 2 erkennt man wiederum die ungünstige Stellung der Gymnasien; in Spalte 1 folgen die Schularten in der üblichen Reihenfolge, indem die Realschule die Oberrealschule übertrifft, in Spalte 2 ist gleichmäßige Abnahme zu erkennen. Die Progymnasien und Realprogymnasien müssen ebenso wie die Schularten 7—11, § 91, § 89,6 wegen Kleinheit der absoluten Zahlen ausscheiden.

Man kann Spalte 3 von der statistischen Betrachtung fortlassen, da die Blindheit ein- oder doppelseitig fast immer die Folge einer großen dichten Hornhautnarbe, operierten Schichtstares, einer Verletzung, hochgradigen Schielens usw. ist, also bezüglich Entstehung oder Verschlimmerung des Leidens ein Einfluß der Schule sehr selten vorliegt. Mancher Fall dieser Art ist wohl auch bei 1 E 29 (chronische Krankheiten der tieferen Gebilde eines Auges) verrechnet, da es überlassen bleibt, die Krankheit oder den Einfluß auf das Sehen, also die Sehstörung, als Grund für die Untauglichkeit anzuführen. Wenn der Prozentsatz 0,43 % gering erscheint, so erwäge man, daß im allgemeinen die Blindheit eines oder beider Augen mehr in den Klassen der Bevölkerung vorkommt, in denen die Knaben die Volksschulen besuchen; hier ist Tuberkulose, Skrofulose, Trachom, Blennorrhoe (häufige Ursachen der Blindheit) öfter zu finden als in den besser gestellten Familien.

Die Unterabteilungen nach Dauer des Schulbesuchs und nach Zwischenzeit zwischen Schulbesuch und Untersuchungen ergeben so kleine absolute Zahlen, daß eine prozentuale Abschätzung hier nicht angängig erscheint und sogar falsche Bilder geben könnte. Ich stelle daher nur die Zahlen der Gesamtsumme aus sämtlichen Schularten des § 90, § 91, § 89,6 der Wehrordnung zusammen.

	Schulbesuch bis zum Jahre						Zwischenzeit in Jahren							
	16.		19.		20. u. länger		1		2—3		4—5		über 5	
	abs.	%	abs.	%	abs.	%	abs.	%	abs.	%	abs.	%	abs.	%
1 D + E 25	136	1,5	549	1,8	258	2,0	83	1,1	157	1,5	288	1,6	415	2,5
1 D 26	104	1,2	566	1,8	248	1,9	85	1,1	110	1,1	300	1,7	423	2,5
1 D + E 27	46	0,51	127	0,41	55	0,43	20	0,26	37	0,36	62	0,35	109	0,65

Sowohl in den Altersklassen als bei den Zwischenzeitsstufen läßt sich bei den Ziffern No. 25 und 26 eine langsame Steigerung herauslesen; bei No. 27 erübrigt sich, nach den bereits hervorgehobenen Erwägungen, besondere Merkmale aus den Ziffern zu entnehmen oder künstlich herauszulesen.

9. Fehler des Sehvermögens, insbesondere Kurzsichtigkeit, bei den zum einjährig-freiwilligen Dienst berechtigten jungen Leuten, unter Berücksichtigung der Geburtsstaaten und -provinzen.

Eine statistische Uebersicht der Augenfehler nach Geburtsörtlichkeit kann bei unvermeidlichen Fehlern nur einen beschränkten Wert haben. Zunächst muß man zugeben, daß sehr viele Schüler nicht in ihrer Heimat die Schule besucht haben, weil die Eltern den Wohnsitz verlegten. Einige haben ihren Wohnsitz vielleicht sogar mehrfach gewechselt. Bei den Familien, aus denen die Schüler höherer Lehranstalten stammen, ist sogar eine Versetzung häufiger, z. B. Offiziere, Beamte, Richter; Kaufleute, Besitzer, Gewerbetreibende pflegen seßhafter zu sein, da der Beruf sich mehr und bisweilen gänzlich an die Oertlichkeit bindet.

Noch mehr kommt dieser Fehler in den Jahren nach dem Besuch der Schule zur Geltung; der Besuch der Universität ist meist ein Abschied von der heimatlichen Scholle.

Trotzdem sind einige bemerkenswerte Erwägungen bei dieser Statistik möglich; wenn man z. B. die Ergebnisse der Untersuchungen auf Kurzsichtigkeit bei Schülern und Studenten verschiedener Nationen prüft, so ergibt sich für deutsche Pflanzstätten der Bildung ein sehr ungünstiges Resultat. Es ist dies begründet durch die hohen Anforderungen auf deutschen Schulen und den emsigen Fleiß der Schüler. An Rassenunterschiede muß man weniger denken; nur eine auffallende Differenz stellte Kirchner[1]) fest, daß die Juden, wegen ihrer körperlichen und geistigen Frühreife, besonders zur Kurzsichtigkeit, auch zu höheren Graden derselben neigen.

Man kann ferner geltend machen, daß innerhalb des Deutschen Reiches die Stätten der Kultur, der Wissenschaft, der Industrie, die Großstädte mehr Augenfehler, besonders Kurzsichtigkeit, bei der Schuljugend höherer Lehranstalten finden lassen als jene Gegenden, in denen Landwirtschaft, Schiffahrt, Handel und Gewerbe erblühen. Die bevölkerten Gegenden sind ebenfalls ungünstiger gestellt, da die Schulen überfüllt, die hygienischen Verhältnisse schlechter sind.

Im folgenden findet sich eine tabellarische Uebersicht, wie sich die Fehler des Sehvermögens, wie sich besonders Kurzsichtigkeit in den einzelnen Bundesstaaten, Provinzen, usw. verteilen. Am Schlusse sind Preußen und Bayern mit den anderen Staaten in Vergleich gezogen.

Die Kurzsichtigkeit und ihre Verbreitung in den einzelnen Staaten und Provinzen rangiert nicht in gleicher Weise, wie die Fehler des Sehvermögens im ganzen bezüglich ihrer Verbreitung; es schließt sich daher noch eine Tabelle III an, aus welcher die Verbreitung der Myopie in ansteigender Linie ersichtlich ist.

Der Inhalt der vorstehenden Tabelle findet sich in graphischer Darstellung auf den Karten Nr. VI und VII wiedergegeben.

---

1) Kirchner, Zeitschrift für Hygiene. Bd. VII. 1889.

I.

Geburtsstaat, -Provinz	Von den zum einjährig-freiwilligen Dienst im Heere Berechtigten				
	waren endgültig Abgefertigte	litten an Fehlern des Sehvermögens		darunter an Kurzsichtigkeit	
		absolut	%	absolut	%
1. Ostpreußen	1464	608	41,5	464	31,7
2. Westpreußen	997	476	47,7	322	32,3
3. Berlin	2933	1474	50,3	1116	38,0
4. Brandenburg	2140	986	46,1	738	34,5
5. Pommern	1218	511	42,0	415	34,1
6. Posen	1111	534	48,1	409	36,8
7. Schlesien	3103	1463	47,1	1121	36,1
8. Sachsen, Anhalt	3219	1500	46,6	1168	36,3
9. Schleswig-Holstein	975	329	33,7	239	24,5
10. Hannover, Oldenburg und Braunschweig	3550	1506	42.4	1101	31,0
11. Westfalen, Schaumburg-Lippe, Lippe	3344	1267	37,9	895	26,8
12. Hessen-Nassau, Waldeck	2425	941	38.8	683	28,2
13. Rheinland	5714	2204	38,6	1573	27,5
Summe 1—13	32193	13799	42,9	10244	31,8
14. Oberbayern	1114	572	51,3	466	41,8
15. Niederbayern	334	166	49,7	138	41,3
16. Schwaben	631	323	51,2	259	41,0
17. Unterfranken	815	360	44,2	297	36,4
18. Pfalz	863	389	45,1	284	32,9
19. Mittelfranken	982	435	44,3	321	32,7
20. Oberfranken	559	280	50,1	222	39,7
21. Oberpfalz	346	177	51,2	139	40,2
Summe 14—21	5644	2702	47,9	2126	37,7
22. Königreich Sachsen	3406	1728	50,7	1357	39,8
23. „ Württemberg	2435	1079	44,3	911	37,4
24. Baden	2070	943	45,6	732	35,4
25. Hessen	1424	568	39,9	420	29,5
26. Mecklenburg-Schwerin, -Strelitz	717	332	46,3	262	36,5
27. Thüringische Staaten	1268	650	51,3	517	40,8
28. Lübeck, Bremen, Hamburg	1446	606	41,9	446	30,8
29. Elsaß-Lothringen	1358	521	38,4	395	29,1
Summe 22—29	14124	6427	45,5	5040	35,7
30. Deutsches Reich	51961	22928	44,1	17410	33,5
31. Ausland	689	312	45,3	248	36,0
32. **Gesamtsumme**	**52650**	**23240**	**44,1**	**17658**	**33,5**
Königreich Preußen	30644	13125	42,8	9739	31,8
„ Bayern	5644	2702	47,9	2126	37,7
Die übrigen deutsch. Staaten	15673	7101	45,3	5545	35,4

Anmerkung: Die Prozentzahlen sind sämtlich auf Spalte 1 berechnet.

II.

	%	%		%	%
Schleswig-Holstein . .	33,7	24,5	Brandenburg	46,1	34,5
Westfalen, Sch.-L., L. .	37,9	26,8	Mecklenburg-Schw., -Str.	46,3	36,5
Elsaß-Lothringen . . .	38,4	29,1	Pr. Sachsen, Anhalt . .	46,6	36,3
Rheinland	38,6	27,5	Schlesien	47,1	36,1
Hessen-Nassau, Waldeck	38,8	28,2	Westpreußen	47,7	32,3
Hessen	39,9	29,5	Posen	48,1	36,8
Ostpreußen	41,5	31,7	Niederbayern	49,7	41,3
Hansestädte	41,9	30,8	Oberfranken	50,1	39,7
Pommern	42,0	34,1	Berlin	50,3	38,0
Hannover, Old., Br. . .	42,4	31,0	Kgr. Sachsen	50,7	39,8
Unterfranken	44,2	36,4	Schwaben	51,2	41,0
Württemberg	44,3	37,4	Oberpfalz	51,2	40,2
Mittelfranken	44,3	32,7	Oberbayern	51,3	41,8
Pfalz	45,1	32,9	Thür. Staaten	51,3	40,8
Baden	45,6	35,4			

III. Kurzsichtigkeit.

	%		%
Schleswig-Holstein	24,5	Schlesien	36,1
Westfalen, Sch.-L., L. . . .	26,8	Pr. Sachsen, Anhalt	36,3
Rheinland	27,5	Unterfranken	36,4
Hessen-Nassau, Waldeck . . .	28,2	Mecklenburg-Schw., -Str. . .	36,5
Elsaß-Lothringen	29,1	Posen	36,8
Hessen	29,5	Württemberg	37,4
Hansestädte	30,8	Berlin	38,0
Hannover, Old., Br.	31,0	Oberfranken	39,7
Ostpreußen	31,7	Kgr. Sachsen	39,8
Westpreußen	32,3	Oberpfalz	40,2
Mittelfranken	32,7	Thür. Staaten	40,8
Pfalz	32,9	Schwaben	41,0
Pommern	34,1	Niederbayern	41,3
Brandenburg	34,5	Oberbayern	41,8
Baden	35,4		

An der Spitze steht Schleswig-Holstein mit 33,7 % Fehlern des Sehvermögens und 24,5 % Kurzsichtigkeit; dieses günstige Resultat erklärt sich aus verschiedenen Faktoren.

Schleswig-Holstein hat eine sehr gesunde Bevölkerung; es hat sich von der Kraft des friesischen und niedersächsischen Volksstammes noch ein gut Teil durch die Generationen erhalten. Die Provinz hat wenig Industrie, keine raucherfüllten Großstädte, sondern ist umgeben und durchzogen von Meeren und Flüssen; Schiffahrt, Ruder- Segelsport, Angelsport, Schlittschuhsport rufen die Jugend in das Freie, wo sich der Geist ausruht, der Körper stählt, das Auge von der engbegrenzten Schulstube über weite Fernen blickt.

Es folgt Westfalen, welches trotz seiner Industrie günstig steht; man sieht, wie schwierig es ist, hier allgemeine Gesichtspunkte geltend zu machen. Doch möchte ich nicht vergessen, die kernige Gesundheit der westfälischen Bevölkerung, ihre harte Ruhe, vorzügliches Auffassungsvermögen hervorzuheben. Durch Fruchtbarkeit in den Niederungen und den Segen an Bodenschätzen ist die Provinz wohlhabend und stellt für Hygiene des Körpers, in Haus und Schule, größere Mittel ein. Es sei auch erwogen, daß in Westfalen keine Universität liegt; Münster ist erst im Aufblühen zu einer Zentrale der Wissenschaft. Es trifft bei dieser Provinz wie bei Schleswig-Holstein zu, daß eine feste Gesundheit, körperliche Widerstandskraft der Entwicklung von jeglichen Körperfehlern eine hemmende Wirkung entgegensetzt.

Elsaß-Lothringen hat eine gemischte, alemannische und fränkische Bevölkerung; Stilling[1]) hat gefunden, daß bei den Alt-Esässern weniger Myopie vorkommt als bei den eingewanderten Deutschen. Auf 100 deutsche Schüler in Straßburg kommen 34 % Myopie, auf 322 Elsässer nur 5 %; nach anderer Untersuchung 31 % : 11 %.

Damit stimmen die Stillingschen[2]) Untersuchungen an einem Realgymnasium 9 %, und einem Gymnasium 12 % etwa überein. Hering[3]) fand in 4 Gymnasien und Realschulen zu Mülhausen nur 23 %. Es mögen also hier neben anderen Faktoren Verhältnisse mitsprechen, welche in der Art und Herkunft der Bevölkerung begründet sind.

Die Rheinprovinz ist die bevölkerteste Gegend des Reiches mit großen Städten, verbreiteter Industrie, aber durch seine Natur, seine Rheinufer, Weinberge ein gesegnetes Land. Es waren 5714 endgültig Abgefertigte, also mehr als im ganzen Königreich Bayern. Die Bevölkerung ist im ganzen kräftig, die Schuljugend bewegt sich bei heiterem Sinn und Freude an der Natur viel im Freien, der Rhein ist hierfür die anziehendste und beliebteste Verkehrsstraße, nicht weniger das Moseltal. So gibt das Rheinland trotz scheinbarer Ungunst der Verhältnisse, als reiches und gesegnetes Land, der heranwachsenden Jugend einen günstigen Boden für ihre Entwicklung. Es sei auch erwähnt, daß dort reiche Städte gut hygienisch ausgeführte Schulbauten haben.

---

1) Stilling, Untersuchungen über die Entstehung der Kurzsichtigkeit. Wiesbaden 1887. — Schädelbau und Kurzsichtigkeit. Wiesbaden 1888.

2) Stillig, Arch. f. Augenheilk. XV. 1885. S. 133.

3) Hering, Aerztl. Gutachten. 1884.

Die Provinz Hessen-Nassau sowie das Großherzogtum Hessen, welche in Tabelle II das erste Viertel (bis 40 % Fehler des Sehvermögens) abschließen, haben große, aber schön gebaute Städte mit zweckmäßigen Schulbauten. Für die Myopie stelle ich einzelne Untersuchungsergebnisse zusammen[1]).

1873	Frankfurt a. M.	34 %	1884	Gießen	34 %
1873	Wiesbaden	38 %	1885	Cassel	20 %
1881	Darmstadt	44 %	1885	Wiesbaden	27 %
1881	„	41 %	1886	Gießen	34 %

Wenn diese Resultate den Durchschnittsatz für Hessen-Nassau 28,2 % und für Großherzogtum Hessen 29,5 % etwas übertreffen, so spricht es nicht gerade für eine Verbesserung in dem Zeitraum von etwa 20 Jahren. Indessen lassen sich die Zahlen nur mit Vorbehalt und einiger Einschränkung vergleichen, da unsere Statistik den Einfluß des Berufes nach beendetem Schulbesuch mit in Betracht zieht.

Im zweiten Viertel (40—45 %) der Tabelle II ist Ostpreußen bevorzugt durch Landwirtschaft, Seehandel, Fischerei, Schiffahrt, durch viele kleinere, von Industrie freie Städte. Das endemische Trachom, welches meist die weniger an Kultur gewöhnten Bevölkerungsklassen befällt, hat daher scheinbar wenig Einfluß auf die Fehler und Störungen des Sehvermögens; immerhin könnten chronische Krankheitszustände, Hornhautkomplikationen das Sehvermögen beeinträchtigen.

Die Hansestädte behaupten ihre günstige Stellung in der statistischen Reihe durch die eingewurzelte Neigung der Jugend zum Wassersport, welcher ihnen in freien Stunden die erfrischende Abwechslung und dem Körper wie Geist Erholung bietet, vor Ermüdung der Organe schützt.

Pommern möchte ich den geschilderten Verhältnissen in Ostpreußen an die Seite stellen.

Auch die Provinz Hannover usw. bietet keine besonderen Anhaltspunkte; Dürr[2]) fand 1884 im Lyceum II zu Hannover 40,7 %, im Realgymnasium 30,4 % Kurzsichtigkeit; er untersuchte auch objektiv die Augen unter Anwendung von Homatropin und fand auf diese Weise etwas geringere Sätze (Scheinmyopie).

Von den Bezirken des Königreichs Bayern steht Unterfranken am günstigsten, es ist der nördlichste Teil, in dem sich wenig Industrie findet. Im Maintal herrschen Weinbau, Landwirtschaft, Forst-

1) Nach H. Cohn, l. c.

2) Dürr, Die Entwicklung der Kurzsichtigkeit während der Schuljahre. Braunschweig 1884.

wirtschaft, nach unseren Anschauungen über Entwicklung von Augenfehlern günstige Betriebe.

Württemberg steht wie die übrigen Landteile des südlichen Deutschlands etwa in der Mitte mit 44,3 %; über Kurzsichtigkeit auf höheren Schulen gibt es aus dem Jahre 1883 Untersuchungen, welche für ein Realgymnasium 42 %, für ein Gymnasium 46 % ergaben. In Tübingen fand Gärtner[1]) 78 % Studenten der Theologie kurzsichtig. Unsere Statistik hat als Durchschnitt 37,4 % ergeben.

Es folgen Mittelfranken und die Pfalz; es lassen sich ohne vage Vermutungen schwer Anhaltspunkte herausfinden; aus Erlangen besteht eine Arbeit:

1876 Scheiding[2]) Erlangen 55 % Gymnasien,

welche sehr ungünstiges Resultat liefert über die Kurzsichtigkeit bei Schülern eines Gymnasiums, aber eine Schulstatistik besagt nichts für die Beurteilung im allgemeinen.

Großherzogtum Baden, eins der gesegnetsten Länder mit fruchtbaren Gegenden und mannigfacher Industrie, steht trotz allen Reichtums und günstiger Lebensbedingungen nicht sehr günstig.

Es seien folgende Arbeiten erwähnt:

Becker	Heidelberg	35 %	Manz	Freiburg	29 %
Weiss	Mannheim	30 %.			

Es folgen nun Provinz Brandenburg, Großherzogtümer Mecklenburg, Provinz Sachsen.

Schlesien, Westpreußen, Posen, die östlicher gelegenen Teile des Reiches, stehen verhältnismäßig ungünstig, besonders für Westpreußen ist dies auffällig, da die Nachbarprovinz um vieles günstiger sich verhält. Einige Arbeiten über Kurzsichtigkeit aus früheren Jahren ergeben folgendes:

1866	Cohn	Breslau	Realschule	18 %
1866	"	"	"	21 %
1866	"	"	Gymnasium	24 %
1866	"	"	"	28 %
1886	Schneller	Danzig	"	23 %
1886	"	"	"	34 %
1886	"	"	"	35 %

Es kommen diese Zahlen den unsrigen über Kurzsichtigkeit ziemlich nahe; Westpreußen zeigt 32,3 %; Schlesien und Posen, als Binnenprovinzen mit vielfach älteren Schulgebäuden, zeigen 36,1 % und 36,8 %.

1) Gärtner, 1883.

2) Scheiding, Inaug.-Diss. 1876. Erlangen.

Nach Niederbayern und Oberfranken folgt Berlin mit 50,3 % Fehlern des Sehvermögens und 38,0 % Kurzsichtigkeit. Es sind das Getriebe der Großstadt, die z. T. unhygienische Bauart in den höheren Schulen, die Wohnungsverhältnisse überhaupt, die allgemeine Schwächlichkeit der Großstadtkinder, der Mangel an Bewegungsfreiheit in frischer Luft daran Schuld; ganz langsam scheinen sich neue Anschauungen über Schulhygiene durchzuringen und Reformen Platz zu greifen, deren Wirkung in der Statistik sich erst nach Jahren zu erkennen geben wird.

Burchardt[1]) fand in Berlin (Gymnasium) 1878 62 % Myopie, Kirchner[2]) 1889 an 2 Gymnasien 36 % und 33 %, nach San.-Bericht[3]) der preußischen Armee fand sich bei 11 000 Kadetten 1882—1887 25 % Myopie, Greeff[4]) hat 1904 über 3 Gymnasien berichtet und gibt durchschnittlich 30 % an.

Man kann nach diesen Zahlen im allgemeinen kaum von einer Verbesserung sprechen; man wird zu Rate gehen müssen, welche Maßnahmen zur Verhütung des Uebels in Betracht kommen und in welchem Umfange man dieselben durchführen muß, um sichtbare Erfolge zu erlangen. Die Reformen müssen die Ursachen beseitigen, Ratschläge sind allein unzureichend.

Das Königreich Sachsen ist durch seine Industrie, Fabrikstädte, zahlreiche Bevölkerung in großen Städten wenig günstig gestellt; zwei Schuluntersuchungen in Dresden und Zittau an 670 Gymnasiasten ergaben 48—49 % Myopie.

Es folgen am Schluß die bayerischen Bezirke Schwaben, Oberpfalz, Oberbayern mit 51,2 % an Fehlern des Sehvermögens, über 40 % Kurzsichtigkeit. Seggel[5]) fand an einem Gymnasium in München 50 %, beim Kadettenkorps (Realgymnasium) 31 % Myopie. Es läßt sich nicht ohne weiteres ein Grund für diese hohen Zahlen angeben.

Noch auffallender ist, daß die Thüringischen Staaten an letzter Stelle folgen, mit 51,3 % bzw. 40,8 %. Folgende Zahlen aus einzelnen Untersuchungen illustrieren nnd bestätigen unsere Statistik. Es fanden sich am Gymnasium in Jena 67 % Kurzsichtigkeit, in

---

1) Burchardt, Deutsche med. Wochenschr. 1878. No. 1.

2) Kirchner, Zeitschr. f. Hyg. 1889. Bd. VII.

3) Sanitäts-Bericht. 1890.

4) Greeff, l. c.

5) Seggel, Bayerisch. ärztl. Intelligenzbl. 1878. — v. Graefes Archiv f. Ophthalm. 1884. XXX. 2.

Coburg am Gymnasium 51 %, Realschule 42 % bzw. 49 % und 35 % [Schillbach[1]), Florschütz[2])].

Vergleicht man (am Schluß der Tabelle I. S. 158) Königreich Preußen, Bayern und die übrigen deutschen Staaten, so steht Bayern mit 47,9 % Fehlern des Sehvermögens, 37,7 % Kurzsichtigkeit am höchsten, es folgt die Summe der übrigen deutschen Staaten außer Preußen mit 45,3 bzw. 35,4 % und am besten steht Preußen mit 42,8 % bzw. 31,8 %. Hier muß man wohl in erster Linie die Anforderungen, welche in den Schulen der Bundesstaaten gestellt werden, namhaft machen; Lehrpläne, Lehrstoff, Verteilung desselben, Prüfungsbedingungen sind verschiedenartig. Rassenunterschiede, Klima, Boden, soziale Verhältnisse, Berufs-, Augen-, Schulhygiene, Kulturentwicklung usw. kommen weniger in Betracht.

Das Deutsche Reich zeigt also im ganzen 44,1 % bzw. 33,5 % und steht mit diesen Zahlen sehr ungünstig da; ich führe vergleichsweise einige Zahlen anderer Nationen an, welche für die Verbreitung der Kurzsichtigkeit gelten und auch allgemein maßgebend sind, da ja 76 % aller Fehler des Sehvermögens auf Kurzsichtigkeit fallen, wie unsere Statistik ergeben hat (nach H. Cohn, l. c.).

Schweiz 14,3 %,
England 5½ %, 24 %, 11 %, 10 %.
Frankreich 23,4 %, 15 %, 10 %,
Amerika 19 %, 10 %,
Holland 27 %.

Italien, Schweden, Ungarn zeigen den Deutschen ähnliche Zahlenverhältnisse. Die Differenzen brauchen keine anthropologischen Ursachen [Stilling[3])] zu haben, sondern können durch Lebensgewohnheiten, Bräuche, Sitten usw. erklärt werden.

Die Statistiken sind freilich nicht nach gleichen Grundsätzen ausgeführt und nur mit Vorbehalt zu verwerten. Im allgemeinen steigt die Zahl mit den Anforderungan der Schule, mit der kulturellen Entwicklung.

10. Ueber die schädlichen Ursachen, welche bei den zum einjährig-freiwilligen Dienst berechtigten jungen Leuten für die Entstehung und Entwicklung von Augen-Brechungsfehlern in Betracht kommen.

Wenn wir aus allen Tabellen und statistischen Zahlenreihen den Schluß ziehen, so ergibt sich, daß im Deutschen Reiche die zum ein-

---

1) Schillbach, Jahresbericht des Gymnasium in Jena 1880.
2) Florschütz, Die Kurzsichtigkeit in den Coburger Schulen. 1880.
3) Stilling, 1887. l. c. 1888. l. c.

jährig-freiwilligen Dienste berechtigte Jugend zu 44,1 % Fehler des Sehvermögens aufweist und zu 33,5 % Kurzsichtigkeit; unter den Fehlern des Sehvermögens ist die Kurzsichtigkeit mit 76 % vertreten.

Es ist dies ein schweres Uebel für die Tauglichkeit unserer Jugend zum Waffendienst, für ihre Berufstüchtigkeit, für ihre Gesundheit im allgemeinen; es handelt sich um eine ernste, chronische, weit verbreitete Krankheit. Obwohl es an Warnungen, guten Ratschlägen, an Mahnungen und eingreifenden Maßregeln von seiten der Aerzte nicht gefehlt hat, ist eine nachweisbare Besserung nicht in erheblicher Weise eingetreten.

Man fragt sich immer wieder nach den wesentlichen Ursachen, um dem Leiden an der Wurzel beizukommen; es bestehen zwar hier im allgemeinen übereinstimmende, im einzelnen noch oft abweichende Ansichten, bei den Behörden sowohl wie vom Standpunkte der ärztlichen Wissenschaft.

Es bedarf keiner näherer Begründung, daß der Schulbesuch der höheren Lehranstalten im wesentlichen die Schuld trägt, denn alle Untersucher berichten einstimmig, daß Dorf-, Elementar-, Mittel-, Bürgerschulen das traurige Bild nicht bieten, daß vielmehr die höheren Lehranstalten, und zwar ansteigend mit den Anforderungen der Schule, mit der Länge des Schulbesuchs, allein zu solchen hohen Zahlen führen.

Es bleibt dem sorgfältigen Statistiker aber noch eine Pflicht, die anderen möglichen Gründe nachweisbar auszuschalten. Bei dieser Erwägung stoßen wir sofort auf Schwierigkeiten; denn wir registrieren nicht bei der Aufnahme zur Schule listenmäßig die schon mitgebrachten Fehler. Letztere sind oft augenscheinlich, oft auch verborgen. Krankheiten konstitutioneller Natur vor dem Schuleintritt schädigen häufiger die Augen, ich erwähne sowohl ererbte wie erworbene Leiden, z. B. Tuberkulose, Skrofulose, Syphilis, Rachitis, Masern, Pocken, gonorrhoische Bindehautentzündung der Neugeborenen. Die Sehstörungen und Brechungsfehler können bedingt sein durch Trübungen oder Krümmungsanomalien der brechenden Medien, durch Störungen der Augenbewegungen usw., z. B. Hornhautflecke, Astigmatismus, angeborene Starformen, Schichtstar, Schielen. Die latenten Augenfehler wie Hyperopie mittleren Grades, Astigmatismus, Amblyopie durch Schielen kommen oft erst zur Feststellung, wenn die Kinder in der Schule beim Lesen und Schreiben ihre Sehkraft anstrengen sollen. Es kann also, wenn auch seltener, die während der Schulzeit bemerkte und sich weiter entwickelnde Sehstörung ihren ersten Anfang und ihre eigentliche Ursache vor der Schulzeit genommen haben.

Bei der Kurzsichtigkeit, welche nach Zahl und Grad am meisten in das Gewicht fällt, ist diese Frage besonders schwer zu beantworten, weil das Uebel oder — besser gesagt — die Disposition nicht selten von den Eltern vererbt ist. Die Heredität in der Lehre von der Aetiologie der Kurzsichtigkeit ist oft behandelt; es gibt statistische Zahlen über Augenbefunde bei Eltern und Kindern, doch sind alle derartige Untersuchungen leicht lückenhaft und mit Vorbehalt zu gebrauchen; oft sind die Resultate auf Grund von Aussagen oder von Fragebogen zusammengestellt.

Man kann wohl kaum mehr als das eine mit einiger Sicherheit annehmen, daß weniger das Leiden selbst als die auf anatomischen Eigentümlickeiten beruhende Prädisposition vererbt wird; erst durch Naharbeit in der Schule kommt das Leiden auf Grund bestehender Disposition zur Entwickelung. Cohn[1]) rechnet ererbte Myopie in diesem Sinne auf etwa 10%[2]). Nur die Naharbeit, mit starker Konvergenz verbunden, welche mit übermäßiger Annäherung der kleinen Objekte wächst, ist und bleibt für die Entwicklung der Myopie das auslösende wichtigste Moment. Die Kurzsichtigkeit ist also, mittelbar, zurückzuführen auf andauernde Naharbeit, wie sie am umfangreichsten das Lesen und Schreiben in der Schule mit sich bringt; indessen kann gleichwertige Berufsarbeit, z. B. Feinmechanik, Uhrmacherei u. dgl. erwiesenermaßen ebenfalls zur Kurzsichtigkeit führen (Lithographen 45 %, Schriftsetzer 51 %). Bleibt so die Hauptschuld an den Augen- bzw. Brechungsfehlern der Jugend auf der Schule mit ihren schädlichen Einwirkungen für das Sehvermögen sitzen, so entsteht die weitere Frage, welcher Art diese Schädlichkeiten sind und welche hauptsächlich in Betracht kommen. Die Statistik ergab eine Steigerung der Kurzsichtigkeit in den Klassen; nach diesem Befunde müssen neben allgemeinen Schäden noch besondere hinzukommen. Es werden die folgenden Erörterungen sich naturgemäß in erster Linie und vornehmlich auf Myopie beziehen, da die Hypermetropie in der Jugend durch die kräftige Akkommodation gedeckt wird, der seltene Astigmatismus in geringem Maße zunimmt und in den vorhandenen Formen bei der gleichzeitigen Sehschwäche meist sorgfältig korrigiert und behandelt wird. Die Myopie stellt ja nach der Statistik auch 76 % aller Augenfehler dar.

1) Cohn, H., l. c.

2) Genaue statistische Untersuchungen, nach gleichen Gesichtspunkten, würden zur Klärung dieser bedeutsamen Frage vieles beitragen.

Man hat mit Recht geltend gemacht, daß die mangelhaften Schulbauten, welche den hygienischen Anforderungen oft wenig entsprechen, zu beschuldigen sind. Die Ueberfüllung der Klassen, ungenügende Beleuchtung der Arbeitsplätze, schlechte Schulbänke, in denen ein ungesunder Sitz mit schiefer Körperhaltung, Kopfhaltung, ein Aufliegen gegen die Schreibtischplatte kaum zu vermeiden sind, werden hervorgehoben; auch die künstliche Beleuchtung in Form flackernder, offener Gasflammen wird mit Nachdruck getadelt. Es wurden Messungen vorgenommen und auf Grund statistischer Erhebungen Vorschläge bautechnischer Art für Schulbauten ausgearbeitet, welche sich auf Lage, Zahl und Größe der Fenster, Anstrich der Wände, Umgebung der Schulgebäude, künstliche Beleuchtungsarten usw. bezogen. Den Anforderungen der Aerzte gaben die Schulbehörden allmählich nach; pädagogische Rücksichten wurden mit hygienischen Grundprinzipien in Einklang gebracht. Die Schulbankindustrie nahm große Formen an; aus dem Streit um die zweckmäßigste Vereinigung der vier Hauptpunkte: Differenz, Distanz, Bankhöhe, Tischneigung sind brauchbare und praktische Subsellien entstanden. Es wurde bei Neubauten auch nicht an Mitteln gespart, so daß wir in neuerer Zeit bisweilen von Schulpalästen sprechen können. Auf die Hörsäle der deutschen Universitäten und Hochschulen fand die fortschreitende Schul- und Bauhygiene sinngemäße Anwendung.

Florschütz hat vergleichende Untersuchungen angestellt und fand in den neuen Schulbauten gegenüber den alten eine Abnahme der Myopie, in Bürgerschulen von 12 und 14 % auf 4 und 7 %; Schmidt-Rimpler verglich die Resultate von Untersuchungen in zwei hygienisch sehr verschiedenen Gymnasien in Frankfurt a. M. und Fulda, v. Hippel untersuchte die Schulen des Gießener Gymnasiums vor und nach dem Neubau der Anstalt, Kirchner verglich in Berlin zwei hygienisch verschiedenartige Schulen, alle drei Autoren haben den günstigen Einfluß bautechnischer Verbesserungen auf die Entstehung von Augenfehlern bestätigt. Greeff verglich in Berlin das Schülermaterial des Friedrich-Werderschen, Wilhelms- und Gymnasiums zum grauen Kloster und fand trotz hygienischer Differenzen keine erheblichen Unterschiede für die Myopie 32, 30, 30 %, dagegen waren in der letztgenannten Lehranstalt mit mangelhafter Beleuchtung die Grade der Kurzsichtigkeit größere. Es hat aber auch an Beispielen nicht gefehlt, welche bei Vergleichen diesen Satz nicht bestätigen konnten (Cohn, Stilling). Man soll auch bei Vergleichen sehr vorsichtig sein, subjektive und objektive Methoden der Untersuchungen geben sehr wechselnde Resultate; oft haben Autoren die Myopie unter 1 D nicht gezählt, andere die geringsten Grade eingerechnet.

Es kann wohl jeder Arzt, welcher mit solchen Prüfungen sich beschäftigt, beweisen, daß Ausnahmefälle vorkommen, daß oft Augen unter den ungünstigsten Bedingungen der Schulhygiene gesund bleiben. Die Dehnbarkeit der Lederhaut, welche zur Formveränderung des Bulbus führt bei andauernder Naharbeit und Konvergenzstellung, ist individuell sehr verschieden, auch dies Gewebe unterliegt den Gesetzen für den Organismus im allgemeinen.

Bauhygiene in Schulen wird sicher zur Verbesserung des Uebels beitragen, aber dieser Faklor allein kann nicht in kurzer Zeit sichtbaren Wandel schaffen. Bei den Sinnesorganen liegen die Verhältnisse weit komplizierter, als es auf den ersten Blick erscheint, bei dem Sehorgan ganz besonders.

Es ist besonderes Interesse in gesundheitlicher Beziehung auf Druck und Schrift verwandt worden, besonders auf Druck der Schulbücher.

Ich unterlasse es, auf Schrägschrift, Steilschrift, Druckart, Größe und Dicke der Buchstaben, Entfernung von einander, Zeilenlänge, Zeilenabstand, Papierart, auf Art der Wandtafeln. Wandkarten, Zeichenvorlagen usw. einzugehn; es sind über diesen Gegenstand zahlreiche Arbeiten geschrieben. Es muß hier seitens der Schulbehörde strenge Kritik und Aufsicht geübt werden, in gleicher Weise aber auch seitens des Elternhauses, ohne dessen Mithilfe mit bestem Willen nur wenig zu erreichen ist. Unter den Büchern sind m. E. die Wörterbücher, Lexika, Testamente in Taschenformat, Gesangbücher, Schulausgaben der fremden Schriftsteller die gesundheitsgefährlichsten; der kleine, enge Druck bildet einen Verderb für die Augen. Vor allem ist es das andauernde Lesen und Schreiben; besonders das sogenannte Präparieren zu Hause, wobei der Schriftsteller, das Lexikon, das Vokabelheft in verschiedenen Abständen gleichzeitig benutzt werden, unter Umständen mit Brille oder Kneifer, oft unter wechselndem Gebrauch und Nichtgebrauch. Die rasch folgenden, kleineren und größeren Muskelbewegungen der Augen, Muskelzuckungen kommen dabei wahrscheinlich als schädliche Wirkung in Betracht. Man lese vergleichsweise ein Buch mit großem, weitem Druck und ein solches mit engen, kleingedruckten Zeilen, man empfindet jenes als einen Genuß, dieses als eine Anstrengung. Es kommt aber stets auf die Länge der Zeit an, die andauernde Naharbeit vergrößert den Schaden. Aus diesem Grunde ist das Lernen durch emsigen Bücherfleiß, durch lange schriftliche Arbeiten, Uebersetzungen zu begrenzen und zu beschränken, besonders wenn es als häusliche

Arbeit hinzukommt, dagegen ist freies, unabhängiges Denken, Beobachten, Betrachten, Anschauung, Erkennen ein willkommener Ersatz; Beobachten führt zu Beurteilen, zu logischen Schlüssen, schärft den klaren, geistigen Blick und fördert gesunden Menschenverstand.

Das Kapitel der für die Kurzsichtigkeit schädlichen Naharbeit führt hinüber zu der Behandlung der Frage, ob außer diesen genannten Schädlichkeiten auch im Lehrplan der höheren Schulen schädliche Umstände mitwirkend sind. Ich will nicht die so umstrittene Ueberbürdung der Schüler erörtern; denn es wird stets vorkommen, daß nach der Individualität, allgemeinen Disposition, Anlage der einzelnen Schüler die Anforderungen von diesen spielend leicht, von jenen mit Uebermaß von Anstrengung erreicht werden, bisweilen gar nicht zu erfüllen sind. Der Hauptteil des Lernens muß in die Schule verlegt werden; hier sind die Fächer planmäßig zu ordnen, Pausen nützlich durch Bewegung im Freien, Ventilation der Schulräume auszunutzen.

Wenn man die Verbreitung der Kurzsichtigkeit unter Berücksichtigung der Schularten betrachtet, die Steigerung bis zu den Gymnasien hinauf, so ist man unwillkürlich geneigt, in den gesteigerten Anforderungen, in der Art des Lehrstoffes den Grund zu suchen, da ja die bisher erwähnten Schädlichkeiten mit wechselnden Unterschieden bei allen Schularten zu finden sind.

Die Stundenzahl für Woche und sämtliche Klassen berechnet, beträgt[1]) für Preußen etwa:

Gymnasien	252	Stunden
Realgymnasien	259	„
Oberrealschulen	268	„
Realschulen (6klassig)	166	„

Anm. In den anderen Bundesstaaten liegen die Verhältnisse ähnlich.

Es besteht also kein wesentlicher Unterschied.

Von den Lehrfächern sind die fremden Sprachen diejenigen, welche am meisten Hausarbeit (Präparieren, Aufsätze, Uebersetzungen) erfordern, in der Schule durch Lesen von Schriftstellern, Extemporalien usw. das Auge mit Lesen und Schreiben besonders anstrengen, mehr als Deutsch, Religion, Geschichte, Rechnen, Mathematik und die naturwissenschaftlichen Fächer. In den Oberklassen trifft dies besonders zu. Die Stundenanzahl für fremde Sprachen beträgt in den höheren Lehranstalten für

1. Gymnasien	117	Stunden
2. Realgymnasien	92	„
3. Oberrealschulen	72	„
4. Realschulen (6klassig)	44	„

1) Beyer, Die höheren Schulen in Preussen und ihre Lehrer. Halle a. S. 1899.

Es trifft also für die Schulen 1) und 2) eine erhebliche Steigerung der Anstrengungen für die Augen zu.

Ein weiteres Moment ist noch die Art der Korrektur durch Brillengläser, welche sehr oft falsch, unzureichend, unzweckmäßig ist. Die Brillen werden oft zu schwach gewählt, in der irrigen Absicht, die Augen zu schonen, ohne ärztlichen Rat, während gerade die Vollkorrektur das beste Mittel ist, das Fortschreiten der Kurzsichtigkeit zu vermeiden. Auch in Form der Brillengestelle, Handhabung der Brillen, Sitz derselben, Zentrierung der Gläser wird viel gefehlt. Die Grundsätze der rationellen Brillenverwendung werden zum Nachteil der Schüler in sträflicher Weise vernachlässigt.

Am schlimmsten aber ist der Nachteil der vorübergehenden Ueberanstrengung vor den Examina, Cohn hat mit Recht den Begriff der Examens-Myopie konstruiert; für die höheren Lehranstalten war festzustellen, daß bei einer sofortigen Meldung zum Waffendienst nach beendetem Schulbesuch die Prozentzahl für Kurzsichtigkeit hoch war, in der zweiten Rubrik (2—3 Jahr Zwischenzeit) die Abnahme nicht unerheblich war; man vergleiche die Tabelle auf S. 153.

Gegen die erwähnten, hauptsächlichen schädlichen Ursachen sind die Faktoren, Geburtsörtlichkeit, Klima, Rassenunterschiede dgl. gering zu veranschlagen.

11. Ueber Verhütungsmaßregeln gegen die Ausbreitung der Augen- bezw. Brechungsfehler bei den zum einjährig-freiwilligen Dienst berechtigten jungen Leuten.

Die bisherigen Arbeiten über die Verbreitung der Brechungsfehler bei Schülern und Studenten haben zur Genüge die Notwendigkeit bewiesen, daß gegen dies Uebel mit allen Mitteln energisch vorzugehn und sein Entstehen zu verhüten ist. Es fanden diese Bestrebungen auch seitens der Behörden ihre Unterstützung; Kaiser Wilhelm II hat 1890 bei dem Beginn der Sitzungen einer Schulreformkommission gerade auf die Kurzsichtigkeit der Schüler mit ernsten Worten hingewiesen und selbst beherzigenswerte Vorschläge gemacht.

Es sind auch im Laufe der Jahrzehnte viele Reformen und Verbesserungen eingeführt, neue Schulbauten entstanden, mit hellen Arbeitsplätzen, guter künstlicher Beleuchtung, praktischen Schulbänken; der Bücherdruck ist größer geworden; Schulärzte haben ihre umfangreiche Tätigkeit aufgenommen. Trotzdem glaube ich, sind von allen diesen Neuerungen nachweisbare, statistisch festzulegende Umwandlungen noch nicht zu erwarten; es beweisen die Zahlen unserer Tabellen dies zur Genüge. Wenn man festhält, daß die Disposition zur Kurzsichtigkeit vererbt werden kann, so läßt sich naturgemäß der greifbare Erfolg hygienischer Maßnahmen erst nach Generationen erhoffen.

Ich übergehe die Einzelheiten der zahlreichen Vorschläge, Anordnungen, Reformen auf schulhygienischem und pädagogischem Gebiete, weil dies Thema gar nicht im Rahmen der vorliegenden Arbeit liegt, sondern bringe nur einzelne, allgemeine Gesichtspunkte.

Es ist ein Haupterfordernis, daß sich Eltern, Lehrer, Aerzte verständigen und den Kampf gegen das Uebel gemeinsam aufnehmen. Eltern mögen schulärztliche Ratschläge nicht als Druck oder Kontrolle mit gekränkter Empfindlichkeit abweisen; Lehrer die Schulhygiene in ihre pädagogische Ausbildung aufnehmen; Aerzte sollen unermüdlich dieser Riesenarbeit sich unterziehen, mit ihren Vorschlägen sich aber auch in den Grenzen des Erreichbaren halten. Da auf den Universitäten die Kurzsichtigkeit oft noch weiter sich steigert, so muß auch hier ein planmäßiges Vorgehen gesichert werden; eindringende Belehrung wird in rechter Form bei den Studierenden meist auf guten Boden fallen. Ueberhaupt ist Belehrung in Wort und Schrift bei dem Laienpublikum von großem Werte, in klaren, eindringlichen Sätzen, ohne gerade dadurch Unruhe und Aengstlichkeit hervorzurufen.

Bei der Auswahl des Berufes ist, wenn Augenfehler vorliegen, der Haus- oder Schularzt zu befragen; oft ist der Besuch der Schule bis O.I dringend abzuraten, ebenso das Studieren, um eine progressive Kurzsichtigkeit nicht weiter zu steigern und dauernden, erheblichen Schaden zu vermeiden.

Die Schüler sind schon beim Eintritt auf ihre Sehkraft und mitgebrachte Augenfehler zu prüfen, besonders schwächliche, skrofulöse, rachitische. Nachprüfungen, Kontrolluntersuchungen, besonders bei Augenfehlern, sind unerläßlich, die Ergebnisse sind listenmäßig zu registrieren. Brillen sind ärztliche Verordnungen; über Handhabung derselben sind die Schüler zu belehren.

Da ohne Zweifel Naharbeit, Schreiben und Lesen, die Entstehung der Kurzsichtigkeit begünstigt, so ist diese tunlichst einzuschränken; ich erwähnte bereits, daß fremde Sprachen die meiste Arbeit über Buch und Heft erfordern. Nach Förster[1]) schrieb ein Quartaner im Halbjahr

	zu Hause	in der Schule
lateinische Arbeiten . . .	178 Seiten	34 Seiten
französische „ . . .	99 „	14 „
deutsche „ . . .	46 „	3 „
Rechenaufgaben . . .	55 „	18 „

1) Förster, Archiv für Augenheilk. 1885. S. 295.

Es sind Pausen ohne Arbeit nötig, Ferien wirklich als solche auszunützen, damit sich die Augen, besonders die Akkommodationsmuskeln, erholen können. Die häuslichen Arbeiten sind einzuschränken, der Schwerpunkt des Lernens muß in der Schule liegen; für Spiel, Mahlzeiten, Schlaf muß dem Schüler die erforderliche Zeit bleiben. Damit komme ich auf die wichtigste Maßregel allgemeiner Natur, auf die sorgfältigere Ausbildung des Körpers mehr Bedacht zu nehmen. In der Schule gibt es nur das Turnen als Aequivalent zur geistigen Ausbildung, aber es ist zu knapp bemessen. Dürr[1]) hat Zahlen als Beweis gegeben: Vom 10. bis 19. Jahre hat der Schüler

in Deutschland ca.	20000 Arbeitsstunden	650 Turnstunden
in England ca.	16500 „	4500 „
in Frankreich ca.	19000 „	1300 „

Neuerdings hat sich auch Rudersport auf Schulen und Universitäten eingebürgert; jegliche körperliche Bewegung, besonders im Freien, ist von Vorteil, z. B. auch Spiel, Schwimmen, Spaziergänge, Wanderungen, Radfahren, Reiten, Fechten, Ruder-, Segelsport, Schlittschuhlaufen usw. Die Treibhauserziehung in den Stuben führt zu zarter Konstitution, auf deren Basis, zumal in den Jahren des Wachstums, sich jegliche Körperfehler schneller entfalten, bei vorhandener Prädisposition sich ein Augenfehler um so leichter entwickeln kann. Die deutsche Jugend auf Schulen und Universitäten muß den Bücherfleiß vereinen mit der Stählung des Körpers, dann wird auf Grund eines gesunden Organismus mit festen Geweben auch die Kurzsichtigkeit geringer werden. Der gesamte Erfolg einer Erziehung von Körper und Geist wird, wenn letztere planmäßig, nach bestimmten Grundsätzen und Prinzipien, ohne eine partielle Ueberanstrengung, ohne Wetteifern nach Höchstleistungen geschieht, der Jugend in der Schule und der akademischen Jugend stets von großem Vorteil sein. Berufstüchtigkeit und Tauglichkeit zum Waffendienst werden zunehmen, im Interesse aller beteiligten Faktoren.

Im Kadettenkorps, welches in diesem Sinne seine Arbeitspläne entwirft, fand man in den Jahren 1882—87 an durchschnittlich 1896 Schülern nur 25 pCt. Kurzsichtigkeit; es waren hierbei die schwächsten Grade mitgezählt; auf der Kriegsschule angestellte Untersuchungen ergaben (1889), daß von allen kurzsichtigen Offiziersaspiranten 35 pCt. im Kadettenkorps, 65 pCt. in anderen Lehranstalten ausgebildet waren.

Auch sind die Vorteile guten Sehvermögens, klaren weitgehenden

1) Dürr, l. c. S. 73.

Blickes von unschätzbarem Werte schon zur Zeit der Erziehung und Ausbildung; man erfreut sich reiner am naturwissenschaftlichen Unterricht, man sieht Naturbilder und Kunstwerke tatsächlich mit anderen Augen an, mit höherem Genuß, man bekommt mehr Interesse an den Erzeugnissen der Technik, Industrie, Handel und Gewerbe, an der uns umgebenden Welt; man vertieft die Beobachtung, erweitert den Gesichtskreis und man schärft die Gabe einer vernünftigen Beurteilung der Dinge[1]).

Diese allgemeinen Gesichtspunkte werden seltener ausgesprochen und scheinen demnach neben vielen anderen Maßnahmen und Reformen der Beachtung wert zu sein.

Wenn wir Besserung anstreben und erreichen, dann zieht nicht bloß die Armee den Nutzen, sondern das Vermögen der Nation wächst durch Steigerung einer gesunden Volkskraft, durch erhöhte Leistungsfähigkeit der Staatsbürger in den gebildeten Ständen. Der Waffendienst auf 1 Jahr bei den zum einjährig-freiwilligen Dienst berechtigten jungen Leuten gewährt den auf der Schule, der Universität, im Bureau geschädigten Augen Ruhe und Erholung nach andauernder Naharbeit, geistiger Anstrengung, es lenkt den Blick wieder in die Ferne, es kräftigt die Funktion der Augen und erhöht die Widerstandskraft für die folgende Berufsarbeit. Wenn der militärische Dienst vom Sehorgan auf der einen Seite hohe Leistung fordert, so gibt es ihm auf der anderen Festigung derselben und macht zum Teil mitgebrachte Schäden wieder gut.

Alle späteren Vorteile rechtfertigen die ernste Mahnung, alle Mittel schon von früher Kindheit anzuwenden, um dem heranwachsenden Geschlecht das Auge in seiner Vollkraft zu erhalten.

---

1) Es gibt auch einen ästhetischen Wert des Auges, es ist von bildnerischer Schönheit, trägt zum Gesichtsausdruck bei durch Form, Farbe und Glanz. Brillengläser sind zerbrechliche Stützen und beeinträchtigen die Wirkung. Auch um dieses Vorteils willen ist die Pflege, Schonung und Erhaltung wertvoll.

VIII. Schlußsätze.

1. Die zum einjährig-freiwilligen Dienst berechtigten jungen Leute haben durchschnittlich eine etwas höhere Tauglichkeitsziffer als die sonstigen Militärpflichtigen (s. S. 9).

2. Getrennt nach den Schulen, welche die Leute besucht haben, zeigen die Gymnasiasten fast durchweg die ungünstigsten Tauglichkeitsverhältnisse; es folgen die Realgymnasiasten, die Realschüler und Oberrealschüler; soweit die kleinen Zahlen der aus anderen Lehranstalten Hervorgegangenen ein Urteil zulassen, stehen die Landwirtschaftsschüler und Seminaristen am günstigsten.

3. Von den 4 Hauptschularten weisen die längste Schulbesuchsdauer die Gymnasien auf, dann die Realgymnasien, die Oberrealschulen und Realschulen; überhaupt den längsten Schulbesuch haben die Seminare und Industrieschulen gehabt.

4. Da durchschnittlich nur in etwa 15 % der Fälle die Leute bald nach Verlassen der Schule sich zum Dienst melden, muß auch die Zwischenzeit zwischen Schulbeendigung und Untersuchung bei der Beurteilung der Tauglichkeit berücksichtigt werden.

5. Bei Berücksichtigung dieser Zwischenzeit ergibt sich, daß durchweg die Leute mit kürzestem Schulbesuch die meisten Tauglichen gehabt, und ihre Zahl nimmt konstant ab, je länger die Schule besucht ist, daß aber

6. die Zahl der Tauglichen in noch höherem Maße abnimmt, je länger die Zeit nach der Schulentlassung bis zur Untersuchung gedauert hat.

7. Wenn zu letzterem Ergebnis zweifellos auch der Umstand beiträgt, daß schwächliche oder mit ernsteren Körperfehlern behaftete junge Leute vielfach mit ihrer Meldung zum Dienst länger warten als kräftige und fehlerfreie Leute, so muß doch der Zeit nach der Schule an sich ein besonders ungünstiger Einfluß auf die körperliche Entwickelung beigemessen werden.

8. Die höheren Untauglichkeitsgrade finden sich häufiger bei den 4 Hauptschulen als bei den übrigen Schulen; am häufigsten sind sie bei den Gymnasien und Realgymnasien vertreten.

9. Der Anteil der höheren Untauglichkeitsgrade nimmt — namentlich auch bei den Gymnasiasten und Realgymnasiasten — mit der Länge der Schulzeit zu; bei den geringeren, die leichteren oder vorübergehenden Krankheitszustände umfassenden Untauglichkeitsgraden ist ein solches konstantes Verhalten nicht nachzuweisen.

10. Dagegen nimmt der Prozentsatz bei allen Untauglichkeitsgraden gleichmäßig zu, je länger die Zeit nach der Schule gedauert hat.

11. Auch bei den höheren Untauglichkeitsgraden zeichnen sich die Gymnasien und Realgymnasien durch höhere Prozentzahlen gegenüber den übrigen Schularten aus.

12. Unter den Gründen, welche die Dienstuntauglichkeit bedingt haben, steht die allgemeine Schwächlichkeit obenan; es folgen die Krankheiten des Herzens und der großen Gefäße, die Augen-(Brechungs-)Fehler, die Krankheiten der Gliedmaßen und Gelenke und die Krankheiten der Lungen und des Brustfells. 71.5% aller Untauglichen entfallen auf diese 5 Fehlergruppen.

13. Soweit ein Vergleich mit der Häufigkeit der bei den übrigen Militärpflichtigen festgestellten, Untauglichkeit bedingenden Krankheiten usw. möglich ist, ergibt sich, daß bei diesen die äußeren Fehler und Gebrechen die Hauptursachen der Untauglichkeit ausmachen, während bei den zum einjährigen Dienst Berechtigten die eigentlichen Organerkrankungen (der Atmungs- und Blutzirkulationsorgane, des Nervensystems und der Augen) überwiegen.

14. Die in Satz 12 genannten Fehlergruppen sind unter den Hauptschularten bei den Gymnasiasten am häufigsten vertreten gewesen, mit Ausnahme der allgemeinen Körperschwäche, welche bei den Realschülern den höchsten Prozentsatz an Untauglichen aufzuweisen hat (vergl. Satz 50—53).

15. Wegen der Verteilung der genannten Fehlergruppen und der übrigen Untauglichkeitsgründe auf den sonstigen Lehranstalten sei auf die Tabelle S. 50/51 verwiesen.

16. Die schwereren, dauernde Untauglichkeit zu jedem Militärdienst bedingenden Lungenerkrankungen sind, soweit ein Vergleich sich ermöglicht, bei den Gymnasien erheblich zahlreicher gewesen, als bei den übrigen Schulen.

17. Die allgemeine Schwächlichkeit als Untauglichkeitsgrund nimmt mit der Länge der Schulzeit nicht nur nicht

zu, sondern beträchtlich ab, steigt aber mit der Länge der Zeit nach der Schule sehr erheblich an.

18. Bei der Mehrzahl der übrigen Dienstuntauglichkeitsgründe ist mit der Länge der Schulzeit eine mäßige Zunahme, mit der Länge der Zwischenzeit eine beträchtliche Zunahme nachweisbar.

19. Das in Satz 17 und 18 angedeutete Verhalten ist auch bei den Hauptschularten — mit nur geringen Abweichungen — erkennbar. Nur hinsichtlich der Augenfehler zeigen die Realschüler und hinsichtlich der Lungenerkrankungen die Oberreal- und Realschüler insofern ein abweichendes Verhalten, als bei ihnen die genannten Fehler mit der Länge der Schulzeit nicht zu-, sondern deutlich abnehmen. Ueber die mutmaßlichen Gründe hierfür vergl. S. 61 ff.

20. Die günstigsten durchschnittlichen Tauglichkeitsverhältnisse weisen die in Ostpreußen, den Thüringischen Staaten, den Reichslanden, Hannover, Pommern und Mecklenburg Geborenen, die ungünstigsten die aus Berlin, Schlesien und einem Teile Bayerns Gebürtigen auf.

21. Hinsichtlich der Verteilung auf die einzelnen Schularten bestehen bei den in den verschiedenen Staaten Geborenen recht erhebliche Unterschiede.

22. Auch bei Berücksichtigung des Geburtsortes zeigen die Tauglichkeitsziffern für die 5 Hauptschularten die gleiche Reihenfolge wie bei Zugrundelegung der Gesamtzahlen; nur bei den in den übrigen deutschen Staaten Geborenen stehen nicht die Gymnasiasten, sondern die Realschüler am ungünstigsten.

23. Die allgemeine Schwächlichkeit ist bei den in Berlin Geborenen bei weitem am häufigsten als Untauglichkeitsgrund vermerkt; es folgen dann die aus Posen, Schlesien und den Hansestädten Gebürtigen. Am seltensten ist sie bei den aus Elsaß-Lothringen, Oberfranken, Pommern, Ostpreußen und den Thüringischen Staaten stammenden Leuten.

24. Hinsichtlich der Herzkrankheiten stehen die meisten bayerischen Bezirke, dann das Königreich Württemberg und wieder die Provinz Schlesien am ungünstigsten. Die wenigsten Herzleiden sind bei den Mecklenburgern verzeichnet.

25. Hinsichtlich der Augenfehler vergl. Schlußsatz 56—66.

26. Mit Krankheiten der Lungen und des Brustfells stehen Posen, Westfalen, die meisten bayerischen Bezirke, Württemberg erheblich über, Schleswig-Holstein, Berlin, Niederbayern, Königreich Sachsen, Mecklenburg, die Thüringischen Staaten und die Hanse-

städte erheblich unter dem Gesamtdurchschnitt. Doch sind die Zahlen zum Teil so klein, daß die Prozentzahlen keinen Anspruch auf ausreichende Sicherheit machen können.

27. Die genannten 4 Fehlergruppen machen in Preußen 65,2, in Bayern 62,1, in den übrigen deutschen Staaten 69,1 % aller Untauglichkeitsgründe aus.

28. Von den sonstigen Fehlern sind die Krankheiten der Gliedmaßen und Gelenke, die Fettleibigkeit und die Krampfadern am häufigsten bei den aus Preußen Kommenden, die übrigen fast durchweg bei den aus Bayern Gebürtigen am zahlreichsten, bei den aus den übrigen deutschen Staaten Gebürtigen am geringsten vertreten. Doch lassen die kleinen Zahlen keine sicheren Schlüsse zu.

29. Von sämtlichen zum einjährigen Dienst Berechtigten entfällt der größte Anteil (29,8 %) auf die Körpergröße von 171 bis 175 cm; die Prozentanteile der übrigen Gruppen (je 5 cm umfassend) nehmen nach unten sowohl wie nach oben kontinuierlich ab.

30. Gegenüber den sonstigen Militärpflichtigen sind unter den zum einjährigen Dienst Berechtigten die großen Leute wesentlich zahlreicher vertreten, während die mittleren und kleinen Leute bei den ersteren überwiegen.

31. Bei den tauglichen Leuten sind die großen Staturen zahlreicher vertreten als bei den Untauglichen, die kleinen und mittleren Staturen bei den Untauglichen etwas zahlreicher als bei den Tauglichen.

32. Unter den wegen allgemeiner Körperschwäche und schwacher Brust Untauglichen sind die kleinen Leute und die ganz großen Leute noch etwas zahlreicher, die mittleren und großen Leute noch etwas geringer vertreten, als bei den Untauglichen insgesamt.

33. Die allgemeine Tauglichkeitsziffer nimmt im Durchschnitt mit zunehmender Größe zu — bis zur Größe von 171—175 cm — und fällt dann in den folgenden Größengruppen um ein geringes ab.

34. Wegen allgemeiner Körperschwäche usw. und Lungenkrankheiten sind die ganz kleinen Leute am meisten untauglich gewesen; ihre Zahl nimmt mit steigender Körpergröße stetig ab, nur bei den ganz großen Leuten nimmt ihre Zahl wieder um ein geringes zu.

35. Die meisten großen Leute sind unter den Gymnasiasten, die wenigsten unter den Seminaristen zu finden; die meisten kleinen Leute dementsprechend unter den letzteren, die wenigsten kleinen Leute bei den Oberrealschülern.

36. Auch bei Berücksichtigung der Hauptschularten steigt die Tauglichkeitsziffer mit zunehmender Körpergröße an; und zwar bei den Gymnasiasten und Realgymnasiasten konstant bis zur Gruppe der größten Körperlänge; bei den Realschülern und Oberrealschülern entfällt die höchste Tauglichkeitsziffer auf die Gruppen von 171—175 bzw. von 166—170 cm; bei den Seminaristen steigt die Tauglichkeitskurve von der Gruppe unter 155 cm zur Gruppe von 156—160 cm sofort steil an und hält sich dann bei allen Größen auf der gleichen Höhe.

37. Mit Ausnahme der allergrößten Leute (über 180 cm) stellt sich die Tauglichkeitsziffer der Gymnasiasten in allen Größengruppen ungünstiger als diejenige der anderen Schüler.

38. Die wenigsten großen Leute haben die aus Nordbayern Gebürtigen gehabt; ihnen schließen sich an das Königreich Sachsen, Schlesien und Posen. Die ganze Ostseeküste zeichnet sich durch den höheren Anteil der großen Leute aus, und zwar nimmt der Anteil von Osten nach Westen stetig zu, um in Mecklenburg, Schleswig-Holstein und den Hansestädten den höchsten Prozentsatz zu erreichen; von hier aus nimmt die Zahl der großen Leute nach Süden zu wieder ab. In Mitteldeutschland hält sich ihre Zahl ziemlich gleichmäßig etwas unter dem Durchschnitt.

39. In den preußischen Provinzen haben durchweg die Leute kleiner Statur die wenigsten Tauglichen geliefert. Die Leute von mittlerer und großer Statur weisen in den Tauglichkeitsprozenten nur geringe Unterschiede auf; die günstigste Tauglichkeitsziffer findet sich in der Hälfte der Provinzen bei den mittelgroßen, in der anderen Hälfte bei den großen Leuten.

Auch in den übrigen Staaten (außer Bayern) haben die kleinen Leute die wenigsten Tauglichen gehabt; die günstigste Tauglichkeitsziffer zeigen aber hier fast überall die mittelgroßen Leute.

In Bayern dagegen zeigen in 4 Bezirken (Oberbayern, Schwaben, Mittelfranken und Oberpfalz) die großen Leute die ungünstigsten Tauglichkeitsquoten; im Gesamtdurchschnitt für Bayern weisen infolgedessen die kleinen und großen Leute fast die gleichen Prozentzahlen auf.

40. Mit zunehmender Schulbesuchsdauer nimmt auch die Körperlänge zu — entsprechend dem steigenden Lebensalter der Leute. Dagegen nimmt mit der Länge der Zwischen-

zeit zwischen Schulbeendigung und Untersuchung der Anteil der großen Leute nicht zu, sondern ab; nur bei denjenigen Schülern, die die Schule am längsten besucht haben, ist dann ein das Wachstum beeinträchtigender Einfluß der Zeit nach der Schule nicht mehr nachweisbar.

41. Auch bei Berücksichtigung der Schulbesuchsdauer und der Zwischenzeit zeigen die kleineren Leute fast durchweg eine geringere Tauglichkeitsquote als die größeren. Im übrigen nimmt auch innerhalb jeder Größengruppe die Tauglichkeit mit steigender Schulbesuchsdauer sowohl, wie mit länger währender Zwischenzeit ab. Vergl. Schlußsatz 5—10.

42. Unter Zugrundelegung des Pignetschen Index — Körperlänge in cm abzüglich der Summe von Gewicht in kg + Ausatmungsbrustumfang in cm: die Differenz soll um so größer sein, je schwächlicher der Mann ist — ergibt sich, daß der Prozentanteil in den einzelnen Indexgruppen „+“, „— 1 bis 10“, „— 11 bis 20“, bis zur Gruppe „— 21 bis 30“ ansteigt; auf die letztere entfällt der Hauptanteil von 37,6 %; in den folgenden Gruppen „— 31 bis 35“ und „— über 35“ fällt dann der Prozentsatz steil ab.

43. Auffällig ist der hohe Anteil des positiven Index (4,4 %), was nur durch verhältnismäßig zahlreiche Leute mit hohem Gewicht (Fettleibigkeit) zurückgeführt werden kann.

44. Bei den Untauglichen sind die günstigen Indexgruppen (— 1 bis 30) wesentlich seltener, die ungünstigen (— 31 und mehr) wesentlich häufiger vertreten als bei den Tauglichen; bei den wegen allgemeiner Schwächlichkeit und Lungenkrankheiten Untauglichen zeigen die ungünstigen Indexgruppen einen noch höheren Anteil.

45. In den ersten 3 Indexgruppen steigt der Tauglichkeitsprozentsatz der dazu gehörigen Leute an; die Gruppe „— 11 bis 20“, welche nach Pignet die kräftigen Leute umfaßt, hat mit 76,9 % Taugliche den günstigsten, den Durchschnitt (65,2 %) bedeutend überragenden Stand. Aber auch die Gruppe von „— 21 bis 30“, nach Pignet schwächliche Leute, steht mit 71,2 % Tauglichkeit noch günstiger als der Gesamtdurchschnitt. Nur die Gruppen mit den größten Differenzen bleiben hinsichtlich der Tauglichkeit unter dem Durchschnitt. Immerhin sind von den Leuten der Gruppe „— 31 bis 35“ noch 48,5 % und von den Leuten der Gruppe „— über 35“ noch 18,8 % tauglich gewesen.

46. Die Untauglichkeit wegen allgemeiner Schwächlichkeit und Lungenkrankheiten nimmt mit steigendem Index sehr erheblich zu.

47. Mit zunehmender Körpergöße nimmt der Anteil der günstigsten Indexgruppen (bis — 20) ab; die mittlere Gruppe (— 21 bis 30) zeigt nur geringe Schwankungen, die ungünstigsten Gruppen (— 31 und darüber) nehmen zu.

48. In jeder Indexgruppe nimmt aber mit zunehmender Körpergröße die Tauglichkeit ebenfalls zu, die Untauglichkeit ab, und zwar in den hohen Indexgruppen am meisten.

49. Hierdurch erklärt sich auch der scheinbare Widerspruch, daß mit steigender Körpergröße einmal die Tauglichkeit zunimmt, andererseits die im Pignetschen Sinne ungünstigen Indexgruppen zunehmen: von den großen Leuten sind bedeutend mehr Leute trotz hohen Index tauglich, als von den kleinen und mittleren Leuten.

50. Ordnet man die 5 Hauptschularten nach dem Anteil der günstigsten bzw. ungünstigsten Indexgruppen, so steht am schlechtesten die Realschule, es folgt das Realgymnasium, die Oberrealschule, das Gymnasium und die Seminare. Genau die gleiche Reihenfolge weisen die 5 Schulen hinsichtlich der Zahl der wegen allgemeiner Schwächlichkeit als untauglich Erklärten auf.

51. Auch bei den 5 Schulen sind von den Leuten mit ungünstigstem Index doch noch ein namhafter Teil (schwankend zwischen 13,8 % bei den Realschulen und 22,3 % bei den Seminaren) für tauglich erklärt worden.

52. Mit zunehmender Schulbesuchsdauer steigt der Anteil der günstigen Indexgruppen an, mit zunehmender Zwischenzeit wird ihr Anteil geringer; nur bei denjenigen, die die Schule am längsten besucht haben, ist eine Abnahme der günstigen und eine ausgesprochene Zunahme der ungünstigen Indexgruppen mit steigender Zwischenzeit nicht nachweisbar. Es besteht also das gleiche Verhalten, wie hinsichtlich der Körpergröße. Vergl. Schlußsatz 40.

53. Da die 5 Hauptschularten hinsichtlich des Anteils der längsten Schulbesuchsdauer bzw. der kürzesten Zwischenzeit die gleiche Reihenfolge innehaben, wie in Satz 50 angeführt, so erklärt sich durch diesen Einfluß der Schul- und Zwischenzeit wenigstens teilweise die auffällige Verschiedenheit der Schulen hinsichtlich des Pignetschen Index.

54. Den größten Anteil an günstigen Indexgruppen weisen die in Ostpreußen, Westfalen und Rheinland Geborenen, den geringsten Anteil die in Berlin, Brandenburg, Posen, Schlesien, den Hansestädten, Kg. Sachsen und Württemberg Geborenen auf. Auffälligerweise zeigen auch die aus Westpreußen, Schleswig-Holstein und Mecklenburg Gebürtigen ein ungünstiges Verhalten nach Pignet.

55. Im allgemeinen stimmt die Reihenfolge der Geburtsstaaten, geordnet nach der Häufigkeit der ungünstigen Indexgruppen, mit derjenigen nach der Untauglichkeitsziffer wegen allgemeiner Schwächlichkeit überein. Gewisse Abweichungen lassen sich durch besonders ausgesprochene Verschiedenheiten hinsichtlich Körpergröße, Schulbesuchs- und Zwischenzeitsdauer usw. erklären.

56. Von den auf Gymnasien gewesenen jungen Leuten haben 47,8 % Fehler des Sehvermögens; 36,9 % leiden an Kurzsichtigkeit.

57. Von den mit Fehlern des Sehvermögens behafteten Gymnasiasten leiden 77,2 % an Kurzsichtigkeit.

58. Die Fehler des Sehvermögens wie auch Kurzsichtigkeit nehmen mit der Schulbesuchsdauer bei den Gymnasiasten an Zahl zu; letztere ist bei der Untersuchung im 1. Jahre nach beendetem Schulbesuch hoch, nimmt darnach im 2.—3. Jahre ab, um bei längerer Zwischenzeit zwischen Schulbesuch und Untersuchung wieder anzusteigen.

59. Fast zwei Drittel der Gymnasiasten widmen sich dem Studium; von diesen haben 50,7 % Fehler des Sehvermögens, 39,7 % Kurzsichtigkeit; die Anzahl geht bei den Kaufleuten herunter, noch weiter bei den Landwirten.

60. Die Schularten mit höchster Besuchfrequenz beteiligen sich an Fehlern des Sehvermögens sowie Kurzsichtigkeit in der Reihenfolge: Gymnasium, Realgymnasium, Realschule, Oberrealschulen, Seminar.

61. Bei den höheren Lehranstalten steigt die Anzahl der Fehler des Sehvermögens wie der Kurzsichtigkeit mit der Schulbesuchsdauer; die Anzahl der Fehler des Sehvermögens wie der Kurzsichtigkeit ist im 1. Jahre nach beendetem Schulbesuch hoch, nimmt darnach im 2.—3. Jahre ab, um bei längerer Zwischenzeit zwischen Schulbesuch und Untersuchung wieder anzusteigen.

62. Im allgemeinen leiden von den mit Fehlern des Sehvermögens Behafteten 76 % an Kurzsichtigkeit.

63. Im allgemeinen haben von den zum einjährig-freiwilligen Dienst Berechtigten 44,1 % Fehler des Sehvermögens, 33,5 % Kurzsichtigkeit.

64. Von den zum einjährig - freiwilligen Dienst Berechtigten sind untauglich wegen Sehschwäche (1 D 25 + E 25 der H.O.) 1,8 %, wegen Kurzsichtigkeit höheren Grades (1 D 26 der H.O.) 1,7 %, wegen Blindheit (1 D 27 + E 27 der H.O.) 0,43 %.

65. Fehler des Sehvermögens wie Kurzsichtigkeit sind ihrer Anzahl nach im Königreich Bayern am verbreitetsten, es folgen die übrigen deutschen Staaten insgesamt außer Preußen; am günstigsten steht das Königreich Preußen.

66. Die Statistik liefert allgemein so ungünstige Verhältnisse, daß es geboten erscheint, den schädlichen Ursachen, welche auf den höheren Schulen Augen-Brechungsfehler, besonders Kurzsichtigkeit hervorrufen, bzw. steigern, weiter nachzuforschen und das Uebel mit allen Mitteln zu bekämpfen.

Schlußwort.

In den vorstehenden Sätzen ist versucht worden, die Hauptergebnisse der umfangreichen statistischen Untersuchungen kurz zusammenzufassen, um so den Ueberblick über die gesamte Arbeit zu erleichtern.

Ehe wir uns anschicken, diese Hauptergebnisse von einigen allgemeinen Gesichtspunkten zu betrachten und einige allgemeine Schlußfolgerungen daraus zu ziehen, sei nochmals betont, daß es sich aus mehrfach erörterten Gründen nur um vorläufige Ergebnisse handelt, die auf Grund eines umfassenderen, namentlich sich über einen größeren Zeitraum erstreckenden Materials vielleicht in der einen oder anderen Richtung noch modifiziert werden können.

Der Zweck der Untersuchungen war, wie in der Einleitung ausgeführt, zu erforschen, wie sich der Körperzustand der aus den höheren wissenschaftlichen Lehranstalten hervorgegangenen Militärpflichtigen darstellt und namentlich, ob sich irgendwelche Einflüsse der verschiedenen Schularten auf die allgemeine Körperentwicklung oder die Entstehung bzw. Verschlimmerung mancher Krankheiten und Krankheitsarten nachweisen läßt.

Diese Betrachtung wird ja dadurch recht erschwert, daß sich der Einfluß des Schulbesuchs durch die, gerade bei den zum einjährigen Dienst Berechtigten häufig besonders lange ausgedehnte Wartezeit bis zum Diensteintritt naturgemäß erheblich abschwächen und verwischen kann.

Immerhin dürfte sich aus den Untersuchungen eine Reihe von Schlußfolgerungen ziehen lassen — namentlich angesichts der Konstanz, mit welcher einige Ergebnisse bei den verschiedensten Betrachtungsarten in stets gleicher Weise hervortreten.

Bei der ersten Betrachtung erscheinen ja die Ergebnisse hinsichtlich der körperlichen Tüchtigkeit der unserer Statistik zugrunde liegenden Militärpflichtigen nicht ungünstig — im Gegenteil; eine allgemeine relative Tauglichkeitsziffer von rund 65 % aller endgültig Abgefertigten muß sogar als hoch und im Vergleich zu der großen Masse der sonstigen Militärpflichtigen günstig bezeichnet werden. Und selbst wenn man berücksichtigt, daß der Tauglichkeitsgrad aus den in der Einleitung erörterten Gründen vielleicht etwas zu hoch berechnet ist, als er sich in Wirklichkeit stellt, so kann man doch wohl behaupten, daß die aus den höheren wissenschaftlichen Schulen hervorgegangenen jungen Leute relativ immer noch etwas mehr, jedenfalls nicht weniger waffentüchtige Männer zur Fahne stellen als die breite Schichten des Volkes.

Daß durch die den freiwillig sich meldenden Wehrpflichtigen gegenüber zulässige Herabsetzung der Anforderungen an die körperliche Tüchtigkeit die Qualität der zur Einstellung gelangten jungen Leute im allgemeinen nicht geringer ist, als bei den übrigen Mannschaften beweisen folgende Zahlen:

Im Durchschnitt der Berichtsjahre 1904/06[1]) wurden von 100 Einjährig-Freiwilligen 6,0, von 100 Mannschaften des 1. Dienstjahres dagegen 6,3 als dienstunbrauchbar wieder aus dem Dienst entlassen — also bei den Einjährigen sogar noch ein etwas geringerer Prozentsatz. Rechnet man noch die als halb- und ganzinvalide Entlassenen hinzu, so sind von den Einjährigen im gleichen Zeitraum insgesamt 8,1, von den übrigen Mannschaften im 1. Dienstjahre 7,9 % dem Dienst verloren gegangen, also auch so kein wesentlich ungünstigeres Verhalten der Einjährigen.

Aber diese allgemeinen Tauglichkeits- bzw. Untauglichkeitswerte gestatten natürlich noch kein sicheres Erfassen der mehr oder weniger großen Tüchtigkeit der zum einjährigen Dienst Berechtigten. Hierzu ist es erforderlich, die Gründe der Untauglichkeit zu kennen — denn es ist etwas anderes, ob die Untauglichkeit hauptsächlich durch mehr zufällige, äußere Körperfehler bedingt ist, oder durch organische, innere Krankheiten, durch mangelhafte körperliche Entwickelung, also durch solche Leiden, die auf eine angeborene oder früh erworbene krankhafte Konstitution und geringe körperliche Widerstandsfähigkeit schließen lassen.

Betrachtet man unser Material von diesem Gesichtspunkte aus, so stellen sich allerdings die Dinge wesentlich ungünstiger dar.

Die sehr hohen Untauglichkeitsziffern wegen allgemeiner Schwächlichkeit und schwacher Brust, wegen Krankheiten der Kreislaufs- und Atmungsorgane, namentlich auch der erhebliche Ausfall wegen Augenbrechungs-

---

1) Für weitere Jahre ließen sich die Vergleichszahlen nicht feststellen. Die Angaben beziehen sich nur auf die preußische Armee und das XIII. (Königl. Württembergische) Armeekorps. Für Bayern und Sachsen standen die Zahlen nicht zur Verfügung.

fehler lassen besonders bei einem Vergleich mit den sonstigen Militärpflichtigen die Körperbeschaffenheit der aus den höheren wissenschaftlichen Lehranstalten Hervorgegangenen in einem etwas bedenklicheren Licht erscheinen und weisen darauf hin, daß die jungen Leute unseres Materials einerseits von Hause aus weniger kräftig und schädlichen Einflüssen gegenüber weniger widerstandsfähig sind, daß sie andererseits aber wohl häufiger und stärker derartigen schädlichen Einflüssen ausgesetzt sind, als die breiten Schichten der sonstigen männlichen Jugend.

Da man nun nicht annehmen kann, daß die zum einjährigen Dienst Berechtigten in ihrer häuslichen Umgebung schädlicheren Einwirkungen ausgesetzt sind, als die aus den niedrigeren sozialen Schichten stammenden Militärpflichtigen, im Gegenteil wohl die Annahme begründet ist, daß sie im allgemeinen unter günstigeren sozialhygienischen Verhältnissen aufwachsen, so ist man wohl berechtigt, die Ursachen für die ungünstigere Gestaltung ihrer Gesundheitsverhältnisse in anderen Faktoren zu suchen, unter denen der Besuch einer höheren Schule mit seinen vielfachen körperlichen und geistigen Anstrengungen wohl der nächstliegende ist.

In der Tat haben ja nun unsere Untersuchungen ergeben, daß bei einer großen Reihe der besprochenen Krankheitszustände sich ein z. T. recht erhebliches Anwachsen bemerkbar macht, je länger die Schule besucht ist; es wäre natürlich ungerecht, diese Steigerung allein dem Schulbesuch zuzuschreiben — die verschiedensten Faktoren können dabei noch mitwirken, daß aber ein Einfluß der Schule nicht gänzlich abzulehnen ist, dürfte aus dem weiteren Umstande zu schließen sein, daß auch die verschiedenen Schularten bei manchen Fehlern und Krankheiten fast durchweg nicht unerhebliche Unterschiede zeigen, für die eine andere Erklärung als der verschiedene Schulbetrieb, die verschieden großen Anforderungen an Körper und Geist, die vielfach — wenigstens bisher — noch recht verschiedene Bewertung körperlicher Uebungen als eines Ausgleiches gegen die geistige Arbeit usw. kaum zu finden ist.

Zu diesen Unterschieden dürften wohl ohne Zweifel die ungünstige Stellung der 4 wissenschaftlichen Hauptschularten gegenüber den fachwissenschaftlichen Schulen zu rechnen sein, und des weiteren wieder das besonders ungünstige Verhalten der Gymnasien und Realgymnasien gegenüber den eigentlichen Realschulen.

Daß sich diese Einflüsse nicht überall gleichmäßig bemerkbar machen, kann bei der Vielgestaltigkeit der in Betracht zu ziehenden Faktoren nicht überraschen und auch den allgemeinen Eindruck kaum verwischen.

Es sei hier noch eingeschaltet und besonders hervorgehoben, daß die unserer Statistik zugrunde liegenden jungen Leute zum großen Teil noch die Schule in einer Zeit besucht haben, in denen die jetzt gültigen Bestimmungen über die Berechtigung der verschiedenen Schularten hinsichtlich Studium noch nicht in Kraft waren. Die Aenderungen, welche in dieser Beziehung in den letzten Jahren eingetreten sind, durch welche die Oberreal- und Realschulen wesentlich an Bedeutung gegen früher gewonnen haben, können sich natürlich erst im Laufe der Zeit bemerkbar machen: es ist aber nicht unwahrscheinlich, daß hierdurch manche Verschiebungen, in der Frequenz, der Länge des Schulbesuches usw. bei den verschiedenen Schularten eintreten werden, wodurch natürlich auch der Einfluß der Schulen auf die Gestaltung des Gesundheitszustandes der Schüler gewisse Aenderungen erfahren kann. Späteren Untersuchungen muß es vorbehalten bleiben, hierüber Aufschluß zu bringen.

Aber unsere Untersuchungen haben auch ergeben, daß der Schulbesuch auf die Gestaltung der Gesundheitsverhältnisse der zum einjährigen Dienst Berechtigten nicht allein und wohl nicht einmal an erster Stelle von maßgebender Bedeutung ist — viel größer und nachhaltiger scheint die Wirkung zu sein, welche die Zeit nach der Schule auf die körperliche Entwickelung und die Entstehung und Verschlimmerung mancher Krankheiten und Fehler auszuüben vermag.

Auch hier stellen sich ja einer sicheren statistischen Erfassung der fraglichen Verhältnisse nicht unerhebliche Schwierigkeiten entgegen, die zum Teil in der Eigenart des Materials an sich, namentlich in der freiwilligen Wahl des Termins zum Eintritt in den Dienst, begründet sind, worüber im Text ausführlich berichtet ist. Aber die Konstanz der Erscheinungen, die große Regelmäßigkeit, mit welcher die Untauglichkeit im allgemeinen sowohl wie hinsichtlich fast aller Fehler und Gebrechen zunimmt, je länger die Zeit zwischen Schulbeendigung und Meldung zum Dienst gewährt hat, drängen doch zu der Annahme, daß hier eine der Hauptursachen für das in vieler Beziehung so wenig günstige Verhalten der jungen Leute aus den höheren sozialen Schichten liegt.

Besonders bemerkenswert erscheinen in dieser Richtung die Feststellungen über die mit der Länge der Zeit nach der Schule anwachsende Zahl der wegen allgemeiner Schwächlichkeit und schwacher Brust für untauglich Erklärten — im Gegensatz zu der Abnahme des gleichen Untauglichkeitsgrundes, je länger der Schulbesuch gedauert hat; ferner die Ergebnisse hinsichtlich der geringeren Größenzunahme nach Abschluß der Schuljahre, das beträchtliche Ansteigen der Herzerkrankungen u. a. m.

Es kann nicht der Zweck dieses Schlußwortes sein, nochmals alle die Einzelheiten, welche für die besprochenen Annahmen anzuführen wären, hier zu wiederholen, es muß dieserhalb auf die Ausführungen im Text verwiesen werden — ebenso wie hinsichtlich der mutmaßlichen Gründe für diese Erscheinungen auf die Erörterungen S. 55 ff. Bezug genommen sei. —

Leider fehlen ja jegliche Anhaltspunkte dafür, ob der Körperzustand der zum einjährigen Dienst Berechtigten, wie er sich nach unseren Untersuchungen darstellt, eine Verbesserung oder eine Verschlechterung gegenüber früheren Zeiten bedeutet.

Angesichts der vielen hygienischen Verbesserungen und des wachsenden schulhygienischen Verständnisses sollte man meinen, daß gegen früher sich manches zum Bessern gewendet und geändert hat. Aber diesen Fortschritten stehen ja so zahlreiche schädliche Einflüsse und Nachteile des heutigen, modernen Lebens gegenüber, daß dadurch etwaige Vorteile auf ersterem Gebiete wohl ausgeglichen werden können. —

Man darf aber auch die Tragweite der Ergebnisse unserer Erhebungen nicht allzusehr überschätzen. Denn die bei den militärärztlichen Untersuchungen festgestellten Krankheiten haben bei den verschiedenen Einzelpersonen auch eine sehr verschiedene Bedeutung hinsichtlich ihres Einflusses auf die Tüchtigkeit des Individuums in sozialer, biologischer und hygienischer Beziehung.

Wenn es ja auch zu beklagen ist, daß so viele Angehörige der gebildeten Klassen dem Heeresdienst verloren gehen, so besagt die Feststellung eines die Militäruntauglichkeit bedingenden Fehlers noch nicht, daß der Betreffende nun auch in sonstiger Hinsicht körperlich minderwertig und weniger leistungsfähig sei. Dafür sind unter den Krankheitsgruppen, welche behufs statistischer Erfassung und Bearbeitung zusammengefaßt werden müssen, doch zu verschiedenartige und verschieden zu bewertende Zustände vertreten, welche auf die weitere gesundheitliche Entwickelung des Einzelnen von sehr verschiedenem Einfluß sein können.

So werden sich z. B. unter den wegen allgemeiner Schwächlichkeit und schwacher Brust für untauglich erklärten jungen Männern viele befinden — und die Erfahrung bestätigt das täglich —, die später nichts mehr von einer solchen Schwächlichkeit erkennen lassen, sondern völlig gesund und körperlich tüchtig sind. Es handelt sich, wie noch neuerdings von Prinzing[1]) betont, eben vielfach nicht um eine mangelhafte, sondern nur um eine verlangsamte Entwickelung — ganz abgesehen davon, daß sich unter den hier verrechneten Zuständen auch zahlreiche Schwächezustände nach vorher überstandenen, akuten Krankheiten befinden, welche nach absehbarer Zeit wieder völliger Gesundheit Platz machen.

Auch unter den zahlreichen und zu besonderer Beachtung zwingenden Herzkrankheiten dürften sich manche Störungen vom Regelrechten befinden, welche nach Aufhören der ursächlichen Faktoren wieder verschwinden und ausheilen können.

So ließe sich Aehnliches für noch andere der gefundenen Fehler anführen — andererseits soll aber nicht verschwiegen werden, daß, wie schon früher betont, manche Krankheiten, besonders auf dem Gebiete des Nervensystems, bei der einmaligen Untersuchung auf Dienstuntauglichkeit bei weitem nicht in ihrer tatsächlichen Häufigkeit erfaßt werden können und in Wirklichkeit wohl eine wesentlich ernstere Bedeutung beanspruchen müssen, als unsere dafür gefundenen Zahlen erkennen lassen.

Diese kurzen Ausführungen dürften gezeigt haben, wie überaus schwer es ist, die aus derartigen Untersuchungen wie der vorliegenden sich ergebenden Resultate hinsichtlich ihrer allgemeinen Bedeutung richtig zu würdigen und einzuschätzen.

Aber selbst wenn man von den gefundenen Zahlen einen Teil als ohne ernstere Bedeutung in allgemeiner Beziehung in Abzug bringen kann, so bleibt doch die Tatsache, daß in militärischer Hinsicht die besprochenen Krankheiten und Gebrechen zur Dienstuntauglichkeit geführt haben und daß auch ein gut Teil davon an dauernden schweren Schäden ihres Gesamsorganismus leidet, welche sowohl für sie selbst in sozialer Beziehung von Nachteil als auch für die etwaige Nachkommenschaft nicht ohne Gefahren sind. Und gerade das Ueberwiegen der organischen Krankheitszustände bei unseren den höheren sozialen Ständen entstammenden Militärpflichtigen läßt für die weitere Entwickelung dieser Schichten doch manche Bedenken aufsteigen.

So drängt sich natürlich die Frage auf, ob und was geschehen kann, um eine Verbesserung der gesundheitlichen Verhältnisse des zum einjährigen Dienst berechtigten Teiles unserer männlichen Jugend herbeizuführen.

---

1) Prinzing, Der Prozentsatz der Militärtauglichen als Maßstab der körperlichen Entwickelung einer Bevölkerungsgruppe. Zeitschr. f. Sozialwissenschaft, XI. Bd. 1. Heft. 1908.

Es hieße, einen Abriß der gesamten Hygiene hier geben, wollte man versuchen, die Frage erschöpfend zu behandeln.

Abgesehen von der gesundheitlichen Ueberwachung der Kinder vor dem schulpflichtigen Alter, von der Heranziehung eines gesunden und widerstandsfähigen Nachwuchses — wobei wohl schon der Säuglingsernährung keine untergeordnete Rolle beizumessen ist — stehen in erster Linie natürlich die Bestrebungen auf schulhygienischem Gebiete in des Wortes weitester Fassung. Licht und Luft für die Schulklassen, in denen die Kinder mehrere Stunden des Tages hintereinander zuzubringen gezwungen sind, richtige Verteilung von Arbeit und Erholung, dauernde Ueberwachung der Körperhaltung und vieles mehr — alles Forderungen, die ja heutzutage eigentlich als selbstverständlich gelten, auf die immer erneut hinzuweisen aber nicht ganz überflüssig sein dürfte. Daß neben der geistigen Ausbildung die körperliche Fortbildung, das Turnen und ein vernünftiger Sport nicht vernachlässigt werden soll, braucht ebenfalls kaum gesagt zu werden — es sei aber auf das gesperrt gedruckte Wort besondere Betonung gelegt, denn jede Uebertreibung von sportlichen Uebungen, welche nicht die harmonische Durchbildung des ganzen Körpers bezwecken, sondern in der mehr oder minder einseitigen Ausbildung einzelner Körpergeschicklichkeiten bestehen und wohl gar in der Erreichung von Höchstleistungen gipfeln, können gerade in den Jahren der Entwicklung mehr schaden als nützen. Daher dürften auch Wettbewerbungen, so sehr sie der Liebe und Begeisterung zur Sache dienen können, nur mit großer Vorsicht und unter Anpassung der zu erreichenden Ziele an den Grad der möglichen Leistungsfähigkeit der Teilnehmer zuzulassen sein.

Von hoher Bedeutung würde auch die weitere Ausdehnung der Einrichtung der Schulärzte auf die höheren Schulen und eine tiefer gehende Vertrautheit des Lehrerpersonals mit den allgemeinen hygienischen Grundsätzen und Forderungen sein. Wenn ja auch wohl die Tätigkeit der Schulärzte in den Kreisen, aus denen sich die höheren Schulen rekrutieren, in vielen, ja den meisten Fällen durch die im allgemeinen bessere häusliche Beaufsichtigung und die größere Aufmerksamkeit, welche den Kindern im Elternhause gewidmet wird, ersetzt wird, so bleiben doch sicher noch manche Fälle übrig, in denen ein Eingreifen von schulärztlicher Seite nicht unangebracht wäre.

Ein weiteres Eingehen auf diese schulhygienischen Forderungen an dieser Stelle erscheint um so weniger erforderlich, als Nicolai bereits im Abschnitt VII diese Dinge näher berührt und ausführlicher besprochen hat.

Hierzu kommen nun aber, und nicht an letzter Stelle, Maßnahmen zur gesundheitlichen Förderung der männlichen Jugend nach dem Verlassen der Schule. Wir sind damit zu einem Gebiet gelangt, auf dem bisher wohl mit am wenigsten getan ist, auf dem aber Aenderungen der bestehenden Verhältnisse und Verbesserungen ganz besonders notwendig sind.

Es liegt allerdings in der Natur der Sache, daß eine Fürsorge in sozialhygienischer Hinsicht gerade für diese Zeit auf ganz besondere Schwierigkeiten stößt, zumal die Lebensverhältnisse der von den Schulen kommenden jungen Leute je nach dem ergriffenen Beruf, nach Neigungen und Gewohnheiten sehr verschieden sind und eine einheitliche Beurteilung unmöglich machen.

Erfreulicherweise hat sich ja auch auf diesem Gebiete im Laufe der Jahre schon manches geändert, namentlich ist die Bedeutung von körperlichen Uebungen als Gegengewicht gegen die doch meist angestrengte geistige Arbeit mit ihrem Mangel an Bewegung immer mehr erkannt — aber gerade hier gilt ganz besonders das bereits oben Gesagte über das Maßhalten bei allen sportlichen Betätigungen und die Vermeidung von allen Ueberanstrengungen; ob z. B. nicht ein gut Teil der zahlreichen Herzstörungen auf Ueberanstrengungen beim Radfahren, Wassersport usw. zurückzuführen sind, dürfte jedenfalls ernster Erwägung wert sein.

Für viele der hier in Betracht kommenden Gesichtspunkte wird ja eine Einwirkung zum Besseren sich im wesentlichen auf die Erziehung zu einem gesundheitsgemäßen Leben, auf eingehende Belehrungen und die Verbreitung allgemeinhygienischer Kenntnisse beschränken müssen. Aber auch manche praktisch-hygienische Maßnahmen, z. B. auf dem Gebiete des Wohnungswesens, der Arbeitsräume usw. dürften in Frage kommen.

Es würde zu weit in das Gebiet sozialer Probleme führen, wollte man alle Faktoren auch nur erwähnen, welche auf die Gestaltung der Gesundheitverhältnisse der der Schule entwachsenen gebildeten männlichen Jugend von Einfluß sein können.

Daß es sich bei dieser ganzen Frage nicht nur um militärische Interessen handelt, sondern um die wichtigsten Güter des Gesamtvolkes, kann niemand leugnen.

Mens sana in corpore sano — wenn das Wort irgendwo Geltung hat, so ist es ganz besonders für den unserer Statistik zugrunde liegenden Teil der Bevölkerung der Fall, der als Träger der höheren Bildung berufen ist, auf allen Gebieten des öffentlichen und privaten Lebens tätig zu sein und an der Weiterentwickelung unseres Volkes mitzuarbeiten.

Daß dazu ein gesunder Sinn, geistige Spannkraft und Leistungsfähigkeit bei jedem Beteiligten, welchen Posten er auch später einnehmen möge, nötig ist, bedarf keiner Begründung — hoffen wir, daß es der so regen sozialen Betätigung aller maßgebenden Kreise gelingen möge, die Vorbedingung für einen gesunden Geist, die körperliche Gesundheit immer mehr zu bessern und zu heben.

Anhang.

Verzeichnis derjenigen Nummern der Anlage 1 A bis E der Heerordnung, welche unter den im Text angeführten Krankheitsgruppen usw. zusammengefaßt sind.

1. Allgemeine Schwächlichkeit, schwache Brust: Anl. 1 C, D 1; D 46.
2. Krankheiten des Herzens und der großen Gefäße: Anl. 1 C, D, E 49.
3. Augen-(Brechungs-)Fehler: Anl. 1 A, D, E 25; A, D 26.
4. Krankheiten der Gliedmaßen und Gelenke: Anl. 1 D, E 59; E 60 u. 61; D, E 62; C 63; A, B 64; D, E 65; A, B, D, E 66; D 67 u. 68; A, D 69; A, B, D, E 70; B, E 71; A, B, C, D 72; A, D, E 76; A, B, D, E 77 u. 78.
5. Krankheiten der Lungen und des Brustfells: Anl. 1 C, D, E 47.
6. Unterleibsbrüche: Anl. 1 A, B, D, E 51.
7. Krankheiten der Ohren: Anl. 1 A, B, C, D, E 31, D, E 32.
8. Plattfuß: Anl. 1 A, B, D, E 75.
9. Narben: Anl. 1 A, D, E 7.
10. Fettleibigkeit: Anl. 1 D, E 2.
11. Krampfadern: Anl. 1 A, D, E 73.
12. Kropf: Anl. 1 A, D, E 41.
13. Verkrüppelungen und Mißbildungen: Anl. 1 E 1, 37, 44, 45, 46 u. 50.
14. Verbiegungen der Wirbelsäule: Anl. 1 A, C 44; A, B, D 45.
15. Krankheiten der Harn- und Geschlechtsorgane: Anl. 1 C, D, E 54; A, D 55; B, D 56; A, D 57; D, E 58.
16. Blindheit eines oder beider Augen: Anl. 1 D, E 27.
17. Krankheiten des Nervensystems: Anl. 1 C 15; E 17; D, E 18.
18. Unterleibsleiden: Anl. 1 C, D, E 52; D, E 53.
19. Andere Augenkrankheiten: Anl. 1 C, D, E 20; E 21; D, E 22; A, B, C, D, E 23; A 24; A 28; E 29.
20. Epilepsie: Anl. 1 E 16.
21. Schlechte Zähne: Anl. 1 A, B, D, E 39.
22. Geisteskrankheit und geistige Beschränktheit: Anl. 1 E 15.
23. Stottern: Anl. 1 A, D 40.

Additional material from *Ueber die Körperbeschaffenheit der zum einjährig-freiwilligen Dienst berechtigten Wehrpflichtigen Deutschlands*
ISBN 978-3-662-34183-4, is available at http://extras.springer.com

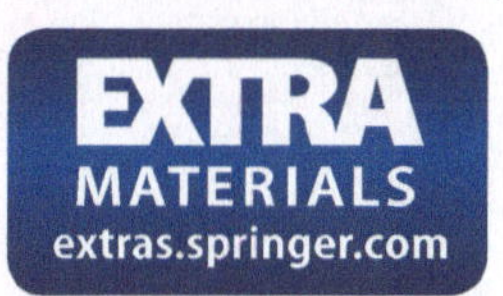